山东中医药大学
九大名医经验录系列

陶汉华
　张苏颖　贾士安
　徐凤琴 编著

刘献琳

中国医药科技出版社

内 容 提 要

　　刘献琳教授是山东中医药大学九大名医之一。本书除了介绍刘献琳教授的从医从教经历外，系统总结了刘老的学术思想和特色、治学方法、临证经验、验方等，还介绍了刘老对《金匮要略》研究的独特见解。全书旨在让广大读者更好地传承名老中医的学术思想，适合中医临床工作者、中医院校师生及中医爱好者阅读。

图书在版编目（CIP）数据

　　山东中医药大学九大名医经验录系列．刘献琳 / 陶汉华等编著．— 北京：中国医药科技出版社，2018.5
　　ISBN 978-7-5214-0052-6

　　Ⅰ．①山…　Ⅱ．①陶…　Ⅲ．①中医临床—经验—中国—现代
Ⅳ．① R249.7

　　中国版本图书馆 CIP 数据核字（2018）第 046653 号

美术编辑　陈君杞
版式设计　也　在

出版　　中国医药科技出版社
地址　　北京市海淀区文慧园北路甲 22 号
邮编　　100082
电话　　发行：010—62227427　　邮购：010—62236938
网址　　www.cmstp.com
规格　　710×1000mm $\frac{1}{16}$
印张　　15 $\frac{1}{4}$
字数　　214 千字
版次　　2018 年 5 月第 1 版
印次　　2018 年 5 月第 1 次印刷
印刷　　三河市百盛印装有限公司
经销　　全国各地新华书店
书号　　ISBN 978-7-5214-0052-6
定价　　**46.00 元**

丛书编委会

　　山东是中华文明的重要发祥地之一，在此诞生和发展起来的齐鲁文化是中国传统文化的主干与核心，对中医药理论体系的形成产生了重要影响，对中医药学术发展发挥了重要推动作用。齐鲁大地名医辈出，从古代的扁鹊、淳于意、王叔和、钱乙、成无己、黄元御，到近现代的罗止园、孔伯华、刘惠民等享誉国内外的名医大家，在我国医学发展史上占有重要地位。

　　创建于1958年的山东中医药大学是山东省唯一一所综合性中医药大学，1978年被确定为全国重点建设的中医院校，1981年成为山东省重点高校，是教育部本科教学工作水平评估优秀学校、山东省首批五所应用基础型人才培养特色名校之一，山东省首批高等学校协同创新中心。学校在省属高校中拥有国家级重点学科最多，最早获得硕士、博士学位授权，最早设立博士后科研流动站，最早成为国家"973"项目首席承担单位，现已成为集中医药教学、科研、医疗于一体的，学科优势明显、学术特色鲜明、人才队伍雄厚、平台布局合理的中医药高等学校。

　　20世纪50年代，以首任院长、毛泽东主席保健医生刘惠民先生为代表的一代师长，筚路蓝缕，在齐鲁大地开拓了中医药高等教育事业，奠定了山东中医药大学独特的学术品格。他们长期活跃在教学、医疗与科研一线，或在理论上独树一帜，或在临床上优势特色明显。

他们以高尚的医德、独特的理论、精湛的医术，赢得了中医药学界乃至社会各界的敬重和钦佩，为新中国高等中医药教育事业的发展做出了卓越贡献，为学校建设发展奠定了坚实基础。

六十载栉风沐雨，六十年春华秋实。学校秉承"厚德怀仁，博学笃行"的校训，发挥中医药优势，狠抓内涵建设，逐步形成了"以文化人，厚重基础，注重传承，勇于创新"的办学特色与核心教育理念。

为了更好地继承和发扬前辈的优良传统，2001年学校组织各专家学术继承人编著出版了《山东中医药大学著名专家学术经验辑要丛书》（8册），系统总结了李克绍、周凤梧、张志远、张珍玉、徐国仟、周次清、张灿玾、刘献琳八位先生的学术经验。这种全面总结老一代专家经验的做法，对继承学术、启迪后学起到了十分重要的作用，形成了传承我校著名中医专家学术经验的珍贵资料，在学术界产生了很大反响。

老一代著名中医专家教学及临证经验不仅具有深厚的学术积淀，更具有浓郁的科学精神，是中医药事业的一笔巨大财富，总结他们的经验，弘扬他们的医德，传承他们的学术，学习他们的治学方法，是历史赋予我们的神圣使命。值此我校六十周年华诞之际，我们决定对该系列丛书进行修订再版，并编纂刘惠民先生分册，集结为《山东中医药大学九大名医经验录系列》。相信在中医药事业发展天时地利人和的大好形势下，此套丛书的发行将对传承创新中医理论、有效指导临床和教学实践、推动中医药学术进步、助力健康中国建设产生积极而深远的影响。

付梓之际，我们谨向先贤致以崇高的敬意！

山东中医药大学校长　武建纲

2018年5月

刘献琳 前言

刘献琳老师离开我们已 18 个春秋，每当忆及先生，其音容笑貌宛如眼前。

1958 年山东中医学院成立不久，先生即来到学校，此时正值而立之年，虽较年轻，但因其具有深厚的中医功底，即为学校首届中医本科生、专科生主讲《中医内科学》和《金匮要略》课程。先生以其娴熟的中医理论，丰富的临床经验，讲课声情并茂，博得学生和同行的好评。"文化大革命"期间，学校停止招生，无课可上，先生坚持临床，刻苦钻研业务，认真做科学研究。1971 年学校开始招收工农兵学员，因教材缺乏，先生又以内科教研室副主任身份主编《中医内科学》教材，并边上课边临床，理论和实践得到进一步升华。1978 年学校评选了首批 7 名副教授，先生位列其中，并开始招收硕士研究生。1979 年中医本科生恢复开设《金匮要略》课程，先生又编写了《金匮要略》教材，并为主开始为本科学生讲授《金匮要略》。先生一生始终坚持在医疗、教学和科研第一线，以其严谨的治学态度和精勤的临床实践，形成了自己鲜明的学术思想和独特的理论见解。

先生经典娴熟，治病善用经方，不但善用伤寒金匮方，也善用温病方。此外持厚古而不薄今之精神，对历代医家方剂也深有研究而兼收并蓄，巧妙化裁应用。如治疗胃脘痛，先生抓住气血、寒热两大法门，常以三合汤加减化裁治疗。三合汤由三个小方组成，即良附丸、丹参饮、百合汤组成。良附丸（《良方集腋》方）由高良姜、香附组成，有温中止痛、行气活血之功；丹参饮（《时方歌括》方）由丹参、檀香、砂仁组成，具有行气活血、芳香化浊作用，对于瘀血痰浊闭阻中焦之胃脘痛颇为适宜。百合汤（《时方妙用歌括》方）由百合、乌药组成，善疗气滞疼痛。其特点是行气止痛而无辛燥伤阴之虞。若胃中灼热，嘈杂泛酸者，可再合用左金丸。

再是坚持继承创新，常常妙选药物组织新方。如对神经衰弱、顽固性失眠患者，症见头晕、头痛、心悸、烦躁易怒、腰膝酸软、舌红、苔薄黄、脉沉弦细，属肝肾阴虚、虚火上扰者，用蒸何首乌、菟丝子、桑椹子、桑叶、菊花、炒酸枣仁、远志、生龙骨、生牡蛎、五味子组方，名为乌菟汤。此方以首乌、菟丝子、桑椹子、五味子滋补肝肾，填精益髓；桑叶、菊花清上平肝，酸枣仁、远志、生龙牡宁志安神，疗效卓著。

另外先生认为西医学发展较快，尤其在诊断方面，西医有其独特优势，先生主张应吸取西医学的长处，在中医辨证论治时，要结合西医学的化验检查。衷中参西，融汇新知而遣方用药。如对肝病的认识和治疗，认为急性肝炎或慢性肝炎活动期，每每出现谷丙转氨酶升高，其原因大致有二：一是肝经湿热，此时必见舌红、苔黄腻，脉弦数或滑数，治宜清泻肝热，佐以利湿化痰，方用龙胆泻肝汤合二陈汤加减。湿热去舌苔退，谷丙转氨酶自会下降。二是肝阴亏虚，多见于慢性肝炎活动期。临床表现胁痛隐隐，心烦，口干咽燥，舌红少苔或无苔。治宜养阴柔肝，可用沙参麦冬汤加减。可配合酸味药物如乌梅、五味子等，酸入肝，酸甘化阴，随着舌质红的逐渐改善，舌苔生，转氨酶自会降至正常。诸如此类心得和经验都在书中详细记载。

先生一生工作到老，学习到老。笃信"三人行，必有吾师焉"之圣训，不仅注重向书本学，向前辈学；还注重向同行学，甚至向晚辈学，先生平常总带一笔记本，对看到的验方或别人介绍感觉有用的东西随时记录，不断充实自己。其治学精神深深地影响着我们，永远是我们学习的楷模。

是书第一版于 2000 年由山东科技出版社出版，出版后得到中医院校师生和广大临床工作者的欢迎。2015 年又被人民军医出版社出版的《现代名老中医珍本丛刊》收录，但仍不能满足广大读者的需求，故中国医药科技出版社决定予以再版。

今在原书内容基础上加以修订，随着医学科学的不断发展，医学知识和理论也在不断更新，书中难免有疏漏之处，诚盼读者及同仁予以指正。

陶汉华

2018 年元月

医家小传 / 001

治学经验 / 003

临床治验 / 074

验方集萃 / 191

《金匮要略》的学术研究 / 207

医家小传

　　刘献琳，字璞亭，1928年12月出生于山东省曹县刘楼村一中医世家。其祖父刘自醒、父亲刘文翰皆行医于曹县安才楼乡榆林集。先生6岁入私塾，苦读经史近10年，1946年考入山东省第一临时师范学校（曲阜师范的前身），1948年以优异成绩毕业，受聘于曹县朱集完小任教。受家庭的熏陶，先生幼时便对中医学产生了浓厚的兴趣，闲暇之余，常在父亲的指导下诵读《医学三字经》《汤头歌诀》《药性赋》《濒湖脉学》《医学实在易》等中医启蒙读物，为日后走上从医之路奠定了基础。

　　1949年，先生为了实现自己的宿愿，毅然放弃教员之职，拜当地名医李光济为师。李老不仅有丰富的临床经验，更有扎实的理论功底，治病尤擅长内科和妇科，慕名前来求诊者络绎不绝。先生白天侍诊李老左右，晚上则遵师命刻苦研读《内经》《难经》《神农本草经》《伤寒论》《金匮要略》《温病条辨》《医宗金鉴》等典籍，寒暑两载，尽得其真传，遂返回故里开业。

　　因先生医术精湛，医德高尚，很快便以擅治杂病而名闻乡里。1952年，先生参加革命工作，任曹县安才楼乡卫生所医生。时值新中国成立初期，农村的医疗卫生条件十分落后，广大人民群众求医问药非常不便，先生急人民之所急，积极协助当地政府开办医学讲习班，为基层大力培养人才。尽管诊务繁忙，先生还是身体力行，结合农村的实际，认真编写教案，并先后主讲《伤寒论》《金匮要略》《传染病学》《中医妇科》等课程，深受学员们的好评。

1958年春，先生奉调到山东省中医进修学校学习，不久，又被推荐至南京中医学院教学研究班深造。1年后，以优异的成绩完成学业，遂被省卫生厅分配至山东中医学院工作。在党的中医政策鼓舞下，先生如沐春风，辛勤耕耘在教学、临床、科研第一线，先后担任山东中医学院附属医院内科副主任兼内科教研室主任、金匮教研室主任，并兼任省卫生厅医学科学委员会委员，山东省中西医结合研究会顾问，光明中医函授大学山东分会顾问等职。

治学经验

刘献琳教授从事中医教学、科研及临床工作近50年，始终遵循"业勤于精而荒于嬉"之古训，兢兢业业，潜心研究，积累了丰富的治学经验。

熟读经典，博采众长

先生常说，学习中医，虽然可将《医学三字经》《医学实在易》《药性赋》《濒湖脉学》等通俗读物作为初学之门径，但是，如果仅仅满足于这些，则会因缺少坚实的理论基础而丧失发展的潜力。要想精通医理，登堂入室，就必须溯本寻源，从四大经典学起。清代医学大师徐灵胎曾指出："一切道术，必有本源，未有不目睹汉唐以前之书，徒记时尚之药数种而可为医者。"古往今来，大凡有所建树的医家，未有不熟读经典而得道者，诚所谓取法乎上，得法乎中；取法乎中，得法乎下。

一、熟读经典

在学习经典医籍的方法上，先生特别推崇《素问·著至教论》中提出的"诵""解""别""明""彰"五个字。

（一）诵

先生认为"诵"就是背诵原文，这也是中医的"看家本领"，尽管开始背诵时，并不一定能理解原文的含义，但是，"读书百遍，其义自见"，如果能将经典著作的内容烂熟于心中，临证时便可触机即发，左右逢源，一生都将受益无穷。

> **案1** 先生早年在农村行医时，曾遇一青年妇女小产之后，7日不食，大便不通，小便点滴而下，小腹膨隆高突，延医数人，皆莫识何病，治之罔效，病情日渐危笃。先生诊其脉证，恰与《金匮要略》"妇人少腹满如敦状，小便微难而不渴，生后者，此为水与血俱结在血室也，大黄甘遂汤主之"一条相合，乃诊为水血互结血室证，拟以大黄甘遂汤治之。但又虑及该方攻逐之性峻猛，患者已异常虚弱，授之唯恐不支。经与患者亲属相商，征得理解及同意后疏方如下：大黄12g（4钱），甘遂6g（2钱），阿胶6g（2钱），水煎顿服。此后2日，未见病家回音，先生不免心中惴惴，至第3日，患者家属上门致谢云：药后二便俱通，腹已不满，且能进食，特邀先生复诊，后经调理数日而安。
>
> **案2** 先生还曾诊一妇人，年30余岁，产后身体虚弱，不能喂乳，因每当授乳时即感心中烦躁闷乱，痛苦之情，难以名状，伴呕恶吐逆。思《金匮要略·产后病》篇有"妇人乳，中虚，烦乱呕逆，安中益气，竹皮大丸主之"之论，遂如法施治，投竹皮大丸，1剂而愈。

在谈到背诵的方法时，先生首先强调的是"背书要趁年少时"。这一阶段，人的精力充沛，记忆力最强，青少年时期背过的东西，往往会终生不忘。的确，先生晚年在授业时，仍能广征博引，将古人的精辟论述信手拈来，释疑解惑，反映出其勤读善记的扎实功底。先生常说，背书是件苦而且枯燥的事，须持之以恒，始能见功。至于背诵的方法，则最好是朗朗诵读。因声出之于口，闻之于耳，有助于其会之于心。为了使在校学生背诵更加方便，在先生的大力倡导下，我们曾精选《金匮要略》重点条文213条编印出袖珍本《金匮要略原文选读》，使同学们能随身携带，随时诵读，深受大家的欢迎。

（二）解

"解"，是指理解经典医籍的基本内容。结合自己从医从教的经历，先生认为，欲准确把握经文的真谛，必须先看白本，熟读后再看注本。因为原文是作者的真实思想，注解则是后人学习经典的所思、所悟，由于受历史条件及注者本人学识水平的限制，难免有违背经旨，以偏赅全之处。如果初学经典时就急于涉读诸家之注，虽然能开启思路，增强悟性，但由于此时尚缺乏独立的判断能力，极易人云亦云，先入为主。

朱熹云："循序而渐进，熟读而精思。"可见熟读是精思的基础。所谓精思，就是对历代医学大家穷毕生精力，从无数临床实践中总结提炼出的带有规律性的东西，从书本到实践，反复揣摸，直至读通弄懂吃透，这一过程，也就是《内经》所倡导的"解"。为了真正达到"解"，首先要勤于思考，善于思考。也就是说，既要知其然，更要知其所以然。

例如：《金匮要略·肺痿肺痈咳嗽上气病脉证治》云："问曰：病咳逆，脉之何以知此为肺痈？当有脓血，吐之则死，其脉何类？师曰：寸口脉微而数，微则为风，数则为热；微则汗出，数则恶寒。风中于卫，呼气不入，热过于营，吸而不出。风伤皮毛，热伤血脉。风舍于肺，其人则咳，口干喘满，咽燥不渴，多唾浊沫。热之所过，血为之凝滞，蓄结痈脓，吐如米粥。始萌可救，脓成则死。"

先生通过反复研读，提出本条是仲景借卫、气、营、血来说明肺痈病的病理变化并揭示其辨证方法的。条文中"寸口脉微而数""微则为风""微则汗出"等三个"微"字，当遵《医宗金鉴》之说作"浮"字解，说明肺痈病初起，邪在卫分，即是"风中于卫""风伤皮毛"，其临床表现是发热恶寒、汗出、脉浮数。再进一步发展，病变则进入气分，虽然仲景在条文中并没有明确提出"气"字，但从"风舍于肺，其人则咳，口干喘满"来看，显然即为邪入气分的明证。因肺主气、司呼吸，外邪停留于肺，肺气不利，肺失清肃，则咳嗽加重，气喘胸满甚至腹满，咽喉干燥，口渴引饮。邪不在表，故不恶寒，但恶热（即壮热）。至于病变到了"热过于营"的阶段，则可见发热不退，午后及夜间尤甚，因热邪蒸腾营阴上承，故由热在气分的口渴引饮，变为"咽燥不渴"，并出现"多唾浊沫"的脓性痰液，提示病变进入成痈期。最后，因"热伤血脉"，使"血为之凝滞，蓄结痈脓，吐如米粥"，则标志着肺痈已进入脓溃期了。清代的叶天士在《外感温热论》中有"大凡看法，卫之后，方言气；营之后，方言血"之说，虽然明确揭示了新感温病辨卫气营血之浅深先后的次序，也提出了相应的治疗原则及用药大法，即："在卫汗之可也，到气才可清气，入营犹可透热转气，如犀角、元参、羚羊角等物，入血就恐耗血动血，直须凉血散血，加生地、丹皮、阿胶、赤芍等物。"但是，不容置疑的是，《金匮要略》中关于肺痈病因病机的阐述已经具备了卫、气、营、血辨证的雏形，也就是说，是医圣仲景开创卫、气、营、血辨证之先河。

（三）别

"别"，即区分、辨别。先生对学习经典著作时遇到的问题从不轻易放过，或求教师友，或认真学习历代医家的有关注释，以开启自己的思路。读注时，先生最喜欢使用"横向比较法"，即同时参阅数家关于同一问题或同一条文的注释，通过横向的对比，择其善而从之。

例如：《金匮要略·血痹虚劳病》篇云："男子平人，脉虚弱细微者，喜盗汗也。"

中医学认为，汗为心液，是阳气蒸化津液出于肌表而成，即《素问·阴阳别论》所说的"阳加于阴谓之汗"。其中，时时汗出，动则尤甚者，谓之自汗，常伴气短、乏力、神疲、恶风怕冷、脉虚无力等症；睡中汗出，醒则即止者，谓之盗汗，多兼潮热、颧红、口干、失眠、脉细数，故有"古云盗汗属阴虚，自汗阳羸卫外疏"之说。然纵观本条，既言"平人"，当是外形无显著病态；而"平人"之前冠以"男子"二字，又隐含房劳伤肾、肾精不足之病机。其脉见虚弱细微，显然与寻常盗汗证之脉象不同，故《医宗金鉴》认为："此节脉证不合，必有脱简。"除此之外，周扬俊认为，本条之盗汗系卫虚阳衰所致，"所虚之卫行于阴，当目瞑之时，无气以庇之，故腠开而汗；若一觉，则行阳之气，复散于表，而汗止矣"；

李彣云："盗汗为阴虚，目瞑则阳气陷入阴中，不能外护皮肤而汗出；醒时阳气复还在外则汗止，如人睡被盗者然，因名盗汗。此属阴虚证，故虚弱细微，亦见阴虚之脉也。"黄树曾指出："盗汗分杂病盗汗、外感盗汗两种。此节所论者，杂病盗汗也。杂病盗汗属阳气虚不能卫外而为固，阳病则阴不能自长，因之阴亦不足而不能内守。人睡去为阳入于阴，今阳不能固，阴不能守，故盗汗出而脉呈虚弱细或微也。"先生认为，以上各家虽从不同角度阐释了本条原文的精神，但皆不及《金匮要略心典》《金匮要略本义》注之成理，令人信服。其中，尤在泾仅以寥寥数语，就阐明此条之病机乃"阴阳俱不足矣"，而魏念庭则由脉及证，指出："男子平人，为形无病者言矣。其形虽不病，而其脉之虚而弱，则阳已损也；细而微，则阴已消也。阳损必驯至于失精，阴损必驯至于亡血，验其外证，必喜盗汗。阳损斯表不固，阴损而热自发，皆盗汗之由，亦即虚劳之由也。"

通过分析比较，先生认为，尤、魏两家之注脉证合参，较为全面地揭示了虚劳盗汗证的病机及发展演变趋势，同时为确立治疗大法提供了依据。据此，临床可酌选桂枝加龙骨牡蛎汤或二加龙牡汤调和阴阳、补阳摄阴。在指导研究生学习经典著作时，先生也要求他们通过这种"横向比较法"释疑问难，并逐条写出简洁的心得体会，以加深对条文的理解。当然，对于旁参注家，先生也并非漫天撒网，而是在重点参阅一二家注释、发挥俱佳者的基础上兼及其他。例如，学习《内经》，高士宗的《黄帝素问直解》是一部很有价值的参考书。它是高氏殚心研注十载，又汲取前人张景岳、马莳、吴崑及师友张志聪等注释《内经》的经验而著成。该书从经文本义出发，以简洁流畅的笔风，理论联系实际，在注释中常仅用寥寥数语，便能中肯地道明经旨，使人一目了然，是名副其实的"直解"，因此，先生将其作为研究生的必读之书。

在学习《金匮要略》时，则要求重点阅读《金匮要略心典》及《医宗金鉴·订正仲景全书·金匮要略注》。先生常说，尤怡素以治学严谨，颇得《金匮要略》要领而著称，《金匮要略心典》一书，虽不足10万字，却是其"发挥正义，朝勤夕思，穷微极本，凡十易寒暑而后成"（徐大椿语）。其学术价值主要体现在：①注解简明，通俗易懂。正如徐大椿所云："其间条理通达，指归明显，辞不必繁而意已尽，语不必深而旨已传。"②释疑解难，实事求是。对"通之而无可通者，则阙之；其系传写之误者，则拟正之；其或类后人续入者，则删汰之"，决不望文生义，人云亦云。而《医宗金鉴·金匮要略注》是吴谦参照赵以德《金匮方论衍义》、徐彬《金匮要略论注》、李彣《金匮要略广注》等十余家善本，亲自删证整理而成。该书对《金匮要略》原文详加注释，并精选各家之说分列于注释之后；对原文中的错简遗误处通过设按语作慎重的订正修改；而对文义不符、绝难意解者，则"另汇二帙：一曰正误，一曰存疑，附之卷末，以备参考"，决不牵强附会；另外，吴谦为启发后学，足裨实用，还依据整体观、脏腑病机等，对原书的个别篇次及条文次序作了适当调整，使之更加条理易学，故有"博采众论，严其去取，不尚新奇，全无偏执"的美誉（徐灵胎语）。

（四）明

学习经典著作，诚然须以反复诵读为基础或前提，但诵读是为了强记，强记则有助于理解。而真正做到发皇古义，学以致用，除了博采众家之长，更重要的是善于动脑筋发现问题，提出问题，并最终解决问题，而这一过程，就是"明"。

例如：《金匮要略·百合狐惑阴阳毒病》篇云："百合病，见于阴者，以阳法救之；见于阳者，以阴法救之。见阳攻阴，复发其汗，此为逆；见阴攻阳，乃复下之，此亦为逆。"

对于该条原文，后世注家多围于"百合病"三字，认为是言百合病的治法，对于文中的"阴""阳"，后世注家或从虚热、虚寒立论，或从表、里着眼，或干脆避而不释。惟先生认为，就临床所见，百合病是一种阴虚内热的疾患，绝少因于虚寒者，故将此条定位于百合病的治疗大法显然不妥。但是，百合病又确属一种虚性病变，仲景由此推衍出杂病虚证的治疗大法也是合乎逻辑的。也就是说，杂病虚证若见到阴（寒）证者，并非阴之有余，而是阳之不足，当扶阳以和阴；因寒证属阴，虚寒便是阳虚，扶阳则寒自除，故云："见于阴者，以阳法救之。"虚性病见到阳（热）证，亦非阳之有余，乃是因阴之不足，治宜补阴以配阳；因热证为阳，虚热便是阴虚，养阴则热自退，故云："见于阳者，以阴法救之。"如果不了解虚热证和虚寒证的临床特征，未掌握虚证的正确治疗原则，见到虚热阳证，不知道是阴不足所致，反以苦寒泄热之品直折其火，燥伤其阴，病必不解；若以其热为表不解所致，复以汗法治之，必伤其阳，这是错误的；见到虚寒阴证，若不知其为阳虚所致，施以辛温散寒法，必徒伤阳气而病不解；若因病不解又辨为寒实内结证而以温药下之，则更伤其阴，故曰"此亦为逆"。仲景所说的阳法救阴、阴法救阳，实为《内经》"用阳和阴，用阴和阳"之法，也就是王冰"益火之源，以消阴翳；壮水之主，以制阳光"之意。要而言之，凡证实体实，治之宜从正面直折；证虚体虚，则必须照顾其反面。宋代大学问家张载曾说过："有可疑而不疑者，不曾学，学贵有疑。"的确，在科学探索的过程中，怀疑常常是获得新知的先导，是打开知识宝库的钥匙，先生在近50年的教学临床实践中正是通过潜心钻研，质疑问难，才一步一步达到理明识清的。

（五）彰

"彰"，是指善于及时总结学习、临证中的所思、所疑、所悟，敢于提出新观点，以发扬经旨，推陈出新。

例如： 中风病舌强语謇者，后世多从风痰、瘀血阻滞舌本脉络立论，以祛风除痰、活血通络法治之，常随证选用《医学心悟》之解语丹或王清任的通窍活血汤，然多有不效者。

先生根据《灵枢·经脉第十》"肾足少阴之脉……其直者，从肾上贯肝膈，入肺中，循喉咙，挟舌本"之论，认为肾为先天之本，主藏精，精能化气，肾气包括肾阴和肾阳两个方面。其中，肾阴是肾阳的物质基础，对脏腑、组织、器官起濡养作用；肾阳则是人体生命活动的基本动力，是肾阴的功能表现，对脏腑、组织、器官有温煦生化作用。若肾虚其气不能上至舌下，亦可致舌强语謇，故常以地黄饮子随证加减，每获良效。

例如：《金匮要略·奔豚气病》篇云："师曰：奔豚病，从少腹起，上冲咽喉，发作欲死，复还止，皆从惊恐得之"；"奔豚，气上冲胸，腹痛，往来寒热，奔豚汤主之。"又云："发汗后，烧针令其汗，针处被寒，核起而赤者，必发奔豚，气从少腹上至心。"

由于条文中多次论及"发作性气上冲"，故后世多认为惟见此者，方可诊为奔豚。然先生认为，奔豚病的特征当为发作性的气机逆乱，其虽有属热属寒、在肝在肾之不同，但典型症状为发作性气从少腹上冲心胸，甚则上至咽喉。只是任何疾病，有常也有变，奔豚病亦有发作时无气上冲胸，而是自觉有物左右攻冲或向下流注者，故临证时不可过分拘泥于"气上冲"一症，抓住"发作性气机逆乱"这一疾病的本质才是最重要的。

案3 患者，男，58岁，因自觉有鸭蛋大肿物阵发性沿肋缘下左右滚动2月余来诊。详问病史，知其因在单位领导班子调整时未能如愿连任，心情不舒所致。症见自觉有鸭蛋大肿物沿肋缘下左右滚动，甚则沿大腿内侧下行，一日数发，发作时伴胸闷、心悸、恐惧不安，多持续数分钟后即自行缓解，平复则一如常人。察其舌淡红，苔白腻，脉弦滑。诊为肝郁气滞痰结之奔豚，拟奔豚汤合二陈汤治之。

处方：

川楝子 15g	黄芩 10g	葛根 15g	肉桂 6g
苏叶 10g	当归 15g	白芍 15g	川芎 6g
茯苓 20g	陈皮 10g	清半夏 10g	生姜 3 片
甘草 6g			

服药3剂，发作次数明显减少，6剂诸症皆平。

先生指出，此证虽然并无气上冲胸之症，但阵发性自觉有物在体内横行下注，皆气机逆乱之征，符合奔豚病的基本病理特征，故当按此病辨证治疗。李根白皮是古人治疗奔豚的主药，如《外台秘要》中治疗奔豚的13首方剂中以此为主药者达8首，且多与肉桂相伍，说明二者相伍可增强平冲之功效。惟其临床多缺，故常以川楝子代之。上方中降逆平冲与宣散解郁药同用，理气化痰与养血柔肝药相伍，可使痰开结散，肝气条达，气机之升降出入有序，诸症自已。

二、博采众长

在学术上，先生虽然十分注重遵经守法，但是，并不排斥隋唐以后历代医家的医学成就，特别是对李东垣的《脾胃论》、朱震亨的《丹溪心法》、叶天士的《温热论》、吴鞠通的《温病条辨》以及唐容川的《血证论》都有着精深的研究。例如，先生通过多年潜心钻研，总结出在《未刻本叶氏医案》中叶天士常用的治疗大法有二，一是金水同治法，二是乙癸同治法。

（一）金水同治法

金水同治，全书约计 31 例，涉及内热咳嗽、梦泄、发热、音哑、腰痛、行动气喘、失血、咳呛痰血、色痿、咽干口燥、咽痛、秋燥失血等病证。

[常见脉象] 数、细数、细、虚数、弦数、弦劲、弦、弦涩。

[组方原则] 补肾阴，滋肺阴，健脾气。

[用药规律] ①补肾阴，用熟地、石斛、天冬、女贞子、龟甲、绿豆衣，最常用者为熟地、石斛、天冬。②滋肺阴，多以沙参、麦冬。③健脾气，常选茯神、扁豆、莲子、山药、人参、芡实，犹以茯神最常用。

[加减规律] 咳血者，加阿胶、旱莲草、藕汁、三七，或配二至丸；火升咳逆者，用五味子、牡蛎；梦遗者，合水陆二仙丹；失血者，合二至丸。

此法临床可用于治疗肺痿、阴虚型的肺气肿、肺心病、支气管扩张、糖尿病，以及久病燥咳、失血等。金水同治法的理论依据是：肺肾为母子之脏，在生理上相互资生、濡养，在病理上亦相互影响、传变。肺为五脏之华盖，居于上；肾藏精，主水，居于下。肺主呼气，肾主纳气，脾为其枢纽，故治肺肾阴虚者，不忘健脾益气。叶氏善佐茯神，是因其味甘性平，除健脾益气宁神外，尚能淡渗利湿，防止阴柔之品滋腻碍胃，胃气充足，气血津液生化有源，则肺肾之虚易于康复。

（二）乙癸同治法

此法共涉及约 29 则病案，计有头晕头胀、耳鸣、肢麻、咳嗽失血、盗汗、气逆呛咳、梦泄、鼻衄、咽痛、心悸、不寐等病证。

[组方原则] 滋补肾阴，平肝潜阳，佐以健脾益气。

[用药规律] ①滋肾阴，常用熟地、石斛、天冬、女贞子、枸杞子、桑椹子、绿豆衣、山萸肉等。②平肝潜阳，多以生牡蛎、白芍、桑叶、菊花、白蒺藜、磁石等。③健脾益气，酌选茯神、山药、人参、莲子、芡实。

[加减规律] 若脉芤者，加人参；失血者，加阿胶、藕节、丹皮，或合二至丸；盗汗者，加绿豆衣；梦泄者，合水陆二仙丹；耳鸣者，加磁石、五味子；心悸者，加炒枣仁、柏子仁。

乙癸同治的理论依据是，肝肾同源，肾为肝之母，肝为风木之脏，内寄相火，体阴用阳，其性刚，主动主升，全赖肾水以涵之，血液以濡之，肺金清肃下降之气以平之，中宫敦阜之土气以培之，则刚劲之质，得为柔和之体，遂其条达畅茂之性。若肾精有亏，母病及子，则肝阴亦不足，阴虚阳亢，木失涵养则风动，故见眩晕、跌仆、痉厥等疾。叶氏所谓"缓肝之急以息风，滋肾之液以驱热"，主要是指乙癸同治法，用药特点是介以潜之，厚味以填之，并酌用桑叶、菊花、钩藤、夏枯草等清上实下之品。

通过上述总结归纳，使叶氏辨证用药的规律更易把握，极大地方便了临床应用。

清代医家陈修园说过："读仲景书，当于无字处求字，无方处索方，才可谓之能读。"柯韵伯也说："读仲景书，不仅知其正面，须知其反面，应知其侧面，看出底版。"先生认为不惟读仲景书，读其他书亦然。一切豁然开朗的"顿悟"，都源于日积月累的苦学苦思。例如，赵献可创"水生金"的理论，是从"金生水"的对面悟出，认为肺为五脏之华盖，主呼气；肾居下焦，主纳气。凡气从脐下上逆者，多由肾虚不纳所致。此时，治肺不如治肾，通过壮水之主或益火之源，使肾虚得补，纳气归根，肺气自降。遵赵氏"水生金"之法，先生常以参蛤散加味治疗反复发作、久治不愈的哮喘，疗效颇佳。

案4 孟某，女，68岁。1995年12月11日因反复发作性哮喘10余年，加重1周来诊。

10多年来，患者每因气候骤变或劳累致哮喘发作，症见胸闷气急，喉中痰鸣，甚则张口抬肩喘促不得平卧。西医诊为支气管哮喘。1周前，患者因感冒哮喘又作。刻诊：胸脘满闷，咳嗽气促，喉中痰鸣，不发热，纳差，背寒冷，手足不温，舌淡，苔白润，脉弦紧。此风寒袭表，肺失宣肃，痰气交阻所致。急则治其标，先以苏子降气汤加味宣肺化痰、降逆平喘。

处方：

苏子 15g	清半夏 12g	当归 15g	橘红 10g
前胡 10g	麻黄 10g	川朴 10g	肉桂 9g

> 云苓及皮各 30g　　炒白术 15g　　　炮附子 10g　　白芍 10g
>
> 防己 10g　　　　沉香（后入）6g　　甘草 6g
>
> 6 剂后，胸脘满闷缓解，咳喘及喉中痰鸣明显减轻，上方继用 3 剂，另以红参 60g、蛤蚧 1 对、冬虫夏草 30g、紫河车 1 具，焙干，共为细粉，每次 2g，1 日 3 次。1 个月后来诊，言服药后喘咳皆平，诸症消失。继用上方 1 料，补肾纳气，水中生金。随访半年，哮喘未再发作。

躬身实践，积累经验

先生笃信"纸上得来终觉浅，绝知此事要躬行"，40 多年来，无论教学工作如何繁忙，不管形势怎样变化，始终不曾放弃临床，一直坚持在医院上班，并结合临证中遇到的问题潜心读书，撰写了大量的心得体会。在他看来，能尽自己的绵薄之力为广大人民群众解除疾病的痛苦，是自己的天职。

一、坚持临床，躬身实践

先生不仅自己临证诊病，身体力行，还反复告诫教研室的青年教师："大家都知道实践是检验真理的唯一标准，而对于一个医生来说，衡量其业务水平高低的唯一标准应该是疗效。你们是中医院校的老师，肩上的担子更重，不仅要有坚实的理论功底，较高的专业水平，还要有尽可能多的实践经验。如果脱离临床，缺乏对疾病的感性认识，只是一味地闭门读书，纸上谈兵，就会使课堂教学与临床实际的距离越来越大，长此以往，不仅难以担负起'传道、授业、解惑'的重任，误人子弟，甚至影响中医学的发扬光大。"为此，先生多次呼吁，基础学科的教师，尤其是青年教师一定要克服困难，多下临床，通过理论与实践的有机结合，不断提高业务水平，做一位合格的教师。

先生诊病，同样是精于思而敏于行，无论外感、内伤，往往能通过娴熟地运用望、闻、问、切四诊，全面、准确地把握其病机、病位、病性及发展演变趋势，施以恰当的治法。

（一）治病机圆法活做到胸中有方

方剂是治法的重要载体，没有方药，治法就无从体现，也就难以完成辨证论治的全过程。方剂虽然由药物组成，但它决不是药物的简单堆砌，也不是单一药味药效的叠加，而是根据病情的需要，在辨证立法的基础上，按君、臣、佐、使的组织原则，选择适当的药物组合而成的。通过药物的这种有机配合，可以增强或综合药物的作用，大大提高临床疗效，正所谓"药有个性之特长，方有合群之妙用"。基于此，先生一贯反对那种"胸中无方"，临证时广络原野，恣意拼凑药物的组方方式；反复强调"胸中有方而又不泥于成方"是临证必不可少的基本素质，所谓"胸中有方"，是指对《伤寒论》《金匮要略》中各病证的主治方剂以及后世医家经千锤百炼而创制的一系列确有实效的方剂（如六味地黄丸、补中益气汤、逍遥散、平胃散、二陈汤、四物汤、四君子汤、一贯煎、升阳益胃汤、血府逐瘀汤、补阳还五汤等），从药物组成、剂量、规格、煎服方法、药后调护到其主要适应证，都能了然于胸中，这样，在教学或临证过程中便可一触即发，运用自如。为了培养学生熟记方剂并灵活运用的能力，先生临证时常常要求侍诊的学生根据望、闻、问、切四诊所得资料，迅速作出诊断并说出应使用的方剂及药物组成，凡加减变化，须有理有据，若方药不熟或加减变化没有章法，平素性情极为敦厚的先生便会勃然变色，毫不留情地予以指正，令跟随他的学生无不心存敬畏，不敢有丝毫懈怠。

由于先生在实践中潜心钻研，反复揣摸，注意掌握历代名方的配伍精髓，故临证时善用成方，但又决不泥于成方，正所谓"圆通活法医家诀，不即不离是津梁"。而对纷繁复杂的疾病，先生有时集中一方之药力直捣病所，以迅速收功；有时则将数方合用，从多个层面祛邪扶正。

案1 1983年春，日本一友好参观团来我院访问。代表团成员横关美智子因身体有恙慕名求治于先生，询问其病史，言形体日渐消瘦，疲乏无力，周身不适，食少纳差已半年有余，常觉背部发凉，然在日本经多方检查均未见异常，因而精神十分紧张。查其舌淡胖，苔薄白，脉虚弱无力，此乃脾胃虚弱，饮邪阻遏，阳气不宣所致，拟温阳散寒、化饮降逆法治之，方用苓桂术甘汤加味。

处方：

茯苓 30g　　　桂枝 9g　　　炒白术 9g　　　党参 15g

清半夏 9g　　　陈皮 9g

每日 1 剂，连服 6 日，休息 1 日。1 个月后，患者从日本来信，言服药后体力渐增，饮食知味，背寒冷减轻。药已中病，效不更方，嘱上方继服 30 剂，务求脾阳复，饮邪尽除。遵医嘱服药月余，患者诸证悉除，精神胃纳俱佳，恢复健康，特寄来一封热情洋溢的感谢信，再三称颂先生的高尚医德及精湛医术。

先生治病，对病因病机较为单纯者，不论其病程长短，多以一方为主，随证加减之；反之，则喜用"连环方"调治之。

例如：治疗肋软骨炎，常用自拟的"肋软骨炎汤"，方药组成为：瓜蒌 24g，薤白 15g，木香 9g，郁金 15g，丹参 30g，白檀香、砂仁各 3g，生百合 30g，乌药 9g，玄胡 9g，川楝子 9g。水煎服，日 1 剂。

该方融合古代五张名方而成，即张仲景的栝楼薤白白酒汤、刘河间的金铃子散、《医宗金鉴》之颠倒木金散、丹参饮及陈修园的百合汤。肋软骨炎临床以胸痛、初起有微热、肋软骨隆起、疼痛、按之益甚、咳嗽、深呼吸及病侧上肢活动时疼痛加剧为特征，中医辨证常与气滞饮停、血行不畅有关，先生将温阳化饮、行气活血之品同炉共治，使温化水饮而无燥伤阴津之弊，行气活血而无耗气之忧，堪称有制之师。对于以胸痛、胸骨烧灼感、吞咽梗阻感或咽下困难为主要临床表现的食管裂孔疝，先生亦常使用上方合二陈汤，每每收到令人满意的效果。

胃脘痛是临床常见的病证，其病机复杂，临床分型亦较繁琐，先生抓住气血、寒热两大法门，以"三合汤"加减化裁治之，屡起沉疴。三合汤由良附丸（良姜 10g，香附 10g）、丹参饮（丹参 30g，檀香 10g，砂仁 10g）、百合汤（百合 30g，乌药 9g）三方组成。其中，百合汤善疗气痛，陈修园《时方妙用歌括》云："久痛原来郁气凝，若投辛热痛频增；重需百合轻清品，乌药同煎亦准绳。"其特点是行气止痛而无辛燥伤阴之虞；良附丸有温中止痛、行气活血之功；丹参饮行气活血、芳香化浊，对瘀血痰浊阻闭中焦之胃脘痛颇为适宜。若胃中灼热、嘈杂吞酸者，则再合左金丸（黄连10g，吴茱萸15g），组成"四合汤"。

案2 郝某，女，40岁。1996年1月12日初诊。

胃脘痞闷胀痛3天，自觉有气上下攻冲，呃逆频作，声音低缓，呃逆后胃脘胀闷更甚，纳差，大便略干，日一行，小便正常。舌红，苔薄微黄，脉弦。此肝郁气滞，胃失和降所致。治宜疏肝理气、和胃降逆。三合汤加减。

处方：

香附 10g	柴胡 6g	良姜 6g	丹参 15g
檀香 6g	砂仁 6g	百合 30g	乌药 9g
元胡 10g	白芍 15g	柿蒂 10g	沉香（后入）6g
甘草 6g			

复诊：1月15日。服药3剂后呃逆止，气体攻冲感消失，胃脘痞闷疼痛亦减，舌红，苔薄白，脉弦细。上方去柿蒂、沉香，继服3剂。

（二）治病既熟用经方又重视时方

几十年如一日的潜心读书及躬身实践，使先生的学术造诣逐渐达到了炉火纯青的境界，积累了丰富的临床经验，尤以善治杂病、怪病闻名遐迩，为许许多多的患者解除了病痛。

案3 患者，女，60岁。因反复发作性眩晕10余年，加重3天来诊。

自述10年来常有间歇发作的强烈眩晕，睁眼时感天旋地转及周围景物转动，闭目则觉自身旋转，伴耳鸣、恶心、呕吐。平素体倦乏力，纳谷不香，舌淡，苔白滑，脉弦滑。西医诊为内耳性眩晕，多方治之不效。先生认为，此属脾失健运，饮邪停聚，上蒙清窍之眩晕。急则治其标，当化饮降逆，以五苓散加味治之。

处方：

云苓 30g	白术 18g	泽泻 18g	猪苓 15g
天麻 10g	钩藤 30g	桂枝 9g	生牡蛎 30g
半夏 15g	陈皮 9g	磁石 30g	五味子 9g
甘草 6g			

服药 4 剂，诸症皆平。患者拟停药静养，先生以为不可，因本病脾虚为本，饮盛上逆为标，服药后饮邪虽平，但脾虚未复，若就此停药，极有可能因饮邪复聚而再度发作，患者未遵医嘱，仅服药 4 剂便自行停药，果如先生所言，不久，前证复作，又延先生诊治，仍以上方加味调治之，服药 30 剂，诸证皆愈，未再复发。

案 4 李某，女，56 岁，工人。1985 年 6 月 4 日初诊。

[主诉] 眩晕、呕吐 3 天。

[病史] 素有眩晕病史，10 余年来经常发作，曾服中西药治疗，效不显。3 天前，眩晕又作，自觉天旋地转，周身景物回转如走，伴精神恐惧，不敢睁眼，恶心呕吐，耳中鸣响，不思饮食，大、小便正常。

[检查] 精神倦怠，闭目不开，形体肥胖，舌质淡，苔白滑，脉弦滑。

[诊断] 耳源性眩晕（美尼尔综合征）。

[病机] 水饮内停，风痰浊邪上蒙清窍。

[治则] 化饮降逆，息风定眩。

[处方] 半白麻钩定眩汤。

天麻 10g	钩藤（后入）15g	半夏 15g	茯苓 30g
陈皮 10g	白术 18g	泽泻 18g	生牡蛎 30g
猪苓 15g	桂枝 9g	五味子 9g	磁石 30g
甘草 6g			

以上 13 味，先以清水泡药 1 小时，煎 2 遍，汤成去滓，早晚分 2 次温服。日 1 剂。

二诊：6 月 11 日。服药 6 剂，眩晕大减，恶心呕吐止，耳鸣亦减轻，食欲增加，舌淡，苔白，脉弦滑。效不更方，嘱继服上方 6 剂。

三诊：6 月 18 日。药后诸症已平，胃纳恢复。为巩固疗效，防止复发，又将上方去五味子、磁石，加党参 30g，以 10 倍之量，共为细粉，水泛为丸，每次 9g，日 2 次。1 料药尽，饮邪未再萌动，后随访 2 年，病未再发。

耳源性眩晕，常见于美尼尔综合征及迷路炎等。其中前者以间歇发作的强烈眩晕，睁眼时感天旋地转、周围景物转动，闭目则感自身旋转不停为主要临床特征，且多伴有耳鸣、耳聋、恶心、呕吐等。对于该病，中医学多从痰饮论治。如《金匮要略·痰饮病》篇云："夫心下有支饮，其人苦冒眩，泽泻汤主之。""假令瘦人脐下有悸，吐涎沫而颠眩，此水也，五苓散主之。"李东垣《兰室秘藏·头痛门》所论之痰厥头痛，亦与本证相似。李氏云："吐逆，食不能停，痰唾稠黏，涌出不止，眼黑头眩，恶心烦闷，气短促，上喘无力，自言心神颠倒，目不敢开，如在风云中……与半夏白术天麻汤（即六君子汤去甘草加天麻、黄芪、黄柏、干姜、泽泻、苍术、神曲）治之"；"痰厥头痛，非半夏不能疗；眼黑头眩，虚风内作，非天麻不能除。"先生遵张、李二家之说，将五苓散与东垣之半夏白术天麻汤合方略作变通，名"半白麻钩定眩汤"，用于治疗该病，屡试不爽。方中以半夏、白术、桂枝温阳化饮；天麻、钩藤息风定眩；茯苓配白术健脾化饮，配猪苓、泽泻淡渗利湿，引饮邪下行；陈皮理气化痰和胃，生牡蛎镇潜降逆；五味子、磁石镇静安神，善疗耳鸣。诸药合用，共奏化饮降逆、息风定眩之功。

案5　张某，男，45 岁，工程师。1986 年 4 月 3 日初诊。

[主诉] 失眠健忘，头晕头痛半年余。

[病史] 患者于 1985 年 7 月患中毒性脑炎，经住院治疗月余基本向愈，但遗有头晕头痛、心悸、失眠、健忘，工作时很难集中精力，深感痛苦。

[检查] 精神不振，面色萎黄，语言清晰，舌红少苔，脉沉细弱。

[诊断] 不寐（神经衰弱）。

[病机] 肝肾阴虚，风阳上扰，心神失守。

［治则］清上培下，宁心安神。

［处方］乌菟汤加减。

蒸首乌 15g	菟丝子 15g	女贞子 15g	枸杞子 15g
桑叶 9g	炒枣仁 30g	夜交藤 30g	菊花 9g
五味子 10g	夏枯草 9g	远志 6g	

以上 11 味，以清水适量泡半小时，煎 2 遍，分 2 次早晚温服。

二诊：4 月 10 日。服药 6 剂，头晕头痛减轻，睡眠好转，仍多梦、健忘，舌红、无苔，脉细弱。上方加生地 15g，生龙齿 30g，石菖蒲 9g。继服 6 剂。

三诊：4 月 18 日。药后头痛、头晕若失，睡眠转佳，夜梦亦少，健忘好转。嘱上方继服 24 剂。1 个月后患者专程前来告之：诸症已平，神清气爽，精力充沛，已恢复正常工作。

二、积累经验，创制新方

（一）神经衰弱论治

神经衰弱，是指精神容易兴奋，脑力容易疲乏，睡眠障碍，并常伴有情绪烦恼和一些心理、生理症状者。随着社会的发展，生活节奏的不断加快，此类患者日渐增多，严重影响人们的工作、学习及生活质量。先生认为，本病尽管证候繁杂，可按中医的百合病、不寐、脏躁、头痛、眩晕等多种疾病辨证，但概括起来，总以忧思恼怒、情志过用，心、肝、脾、肾精血暗耗为基本病机。据此，先生自拟"乌菟汤"清上培下、宁心安神，疗效颇佳。

乌菟汤中用蒸首乌、女贞子、菟丝子、枸杞子滋养肝肾之阴以培下；桑叶、菊花辛凉散风以清上；远志、炒枣仁、夜交藤、五味子交通心肾，宁心安神；甘草调和诸药。多梦者，可加石菖蒲、生龙齿、生龟甲镇静安神健脑；头晕、头痛者，常加天麻、钩藤平肝泻热，亦常收到满意疗效。

（二）头痛论治

案6　张某，女，35岁，农民。1982年6月5日初诊。

[主诉] 反复发作性头痛8年，加重7天。

[病史] 8年前，患者因产后受风而致头痛，此后每因天气变化或受风而致头痛发作，痛势剧烈，以颠顶及前额为甚，1周前头痛又作，伴呕吐、失眠。曾做脑电图检查，未见异常。舌淡，苔薄白，脉弦细。

[诊断] 头风。

[病机] 风邪阻络，痹阻清阳。

[治则] 疏风通络，清利头目。

[处方] 川芎茶调散加减。

川芎15g	白芷15g	羌活9g	芥穗9g
防风9g	薄荷（后入）6g	细辛6g	蔓荆子9g
半夏15g	炒枣仁30g	甘草3g	

水煎服，日1剂。

二诊：6月12日。服药6剂，头痛大减，呕吐已止，失眠好转。上方去半夏，继服6剂。

三诊：6月19日。头痛若失。本着除邪务尽的原则，将上方略作变通，令患者继进12剂，诸症皆平，追访2年，未见复发。

凡头痛日久不愈，时发时止者，谓之头风。先生认为，本病初起多与感受风邪有关，由于治疗不当或透发不彻底，风邪留滞经络，因而易被气候变化及情志刺激等因素诱发，以致时发时止，经久不瘥。该病"初病在经，久病入络"；"初病在气，久病入血"。故通络为必用之治法，具体又有疏风通络、活血通络及虫类搜剔通络之别。凡头痛遇风冷即发者，以疏风通络法治之，川芎茶调散为基本方。方中川芎、羌活、白芷疏风散寒止痛，为主药；若头顶及两颞部疼痛者，重用川芎；后头痛牵扯项背者，重用羌活；前额及眉棱骨疼痛为主者，重用白芷；荆芥、防风、薄荷、细辛辛散上行，疏风散邪，可增强主药通络止痛之功，甘草调和药性。伴呕吐者，加半夏和胃降逆；偏头痛者加蔓荆子、柴胡；兼目痛鼻干、项背强急不舒者，加葛根。头痛经久不瘥，痛如锥刺，固定不移，舌紫黯，有瘀斑、瘀点，脉细或涩者，为风邪入络，与瘀血、痰浊相结所致，宜活血通络、搜风祛痰，方用通窍活血汤加全蝎、蜈蚣、僵蚕、地龙等虫类搜剔之品。另外，细辛辛温性烈，能外散风寒，内化水饮，上疏头风，下通肾气，长于止痛，又能开窍，为治疗头风的必用之品。若兼热者，宜配重剂生石膏。虽然有"细辛不过钱"之古训，但在治疗头风，细辛入汤剂使用时，其用量一般在 3~9g，久煎半小时以上，未见其毒副作用。

总结归纳，执简驭繁

中医学术源远流长，上下数千年，不仅形成了一套独特的理论体系，同时，也积累了极其丰富的临床经验，历代医家著述之多，内容之丰富，令人叹为观止。一个人的能力、精力毕竟有限，而古今之医理难穷，故先生常谆谆告诫自己的学生：无论读书，还是临证，都要学会总结、归纳。提纲挈领，执简驭繁，可事半功倍。

先生善治杂病，《金匮要略》为"方书之祖，而治杂病之宗也"。通过多年的潜心研究，先生从理、法、方、药等方面对《金匮要略》加以总结归纳，做出了一系列有益的探讨。

一、肺系疾病辨证论治经验

例如，在《论〈金匮要略〉的脏腑辨证及治疗要点》一文中，着眼于脏腑之间阴阳和表里的关系，系统地概括了仲景脏腑辨证的特色及治疗要点。其中，将肺的辨证归纳为风寒束肺、风热犯肺、肺气亏虚、肺阴不足、寒饮犯肺、痰浊壅肺、饮热犯肺、风水相搏等 8 种不同证型。指出肺主气而司呼吸，外合皮毛，若风寒束肺，肺失宣肃，必有恶寒、发热、无汗等风寒表证，在此基础上，兼口噤、颈项强急，甚则背反张者，为刚痉；兼肌肉关节疼痛沉重者则为寒湿痹证；若风热犯肺，肺失清肃，则见发热、恶寒、汗出、咳喘气促、胸痛、脉浮数，见于肺痈之初期。肺为五脏之华盖，主宣发肃降，五味所入，辛入肺，故仲景治疗外邪犯肺者，喜以轻清辛散之麻黄与苦辛温散之杏仁为主药，惟风寒者配以桂枝，如治疗刚痉之葛根汤；风热者配石膏，如治疗风水挟热之越婢汤；兼湿者，配薏苡仁，如治疗风湿日晡发热之麻杏薏甘汤。若肺气不足或上焦有寒，上虚不能制下，则见吐涎沫清稀而不咳、不渴、头眩、遗尿或小便数之虚寒肺痿，由于病起于肺中虚冷，不能布散及摄纳津液，故仲景治之以甘草干姜汤辛甘化阳，培土生金。若气虚明显者，可加"性禀中和，不寒不燥，气冠群草，能回肺中元气于垂绝之乡"的人参以及"味甘性温，质轻皮黄肉白，故能入肺补气，入表实卫，为补气诸药之最"（《本草求真》）的黄芪。肺居上焦而喜清肃，若肺阴不足，或胃阴不足，虚热内生，上熏于肺，灼津为痰，则见咳嗽气逆、咽喉不利、口中浊唾涎沫黏稠难出、脉虚数的虚热肺痿，治用麦门冬汤止逆下气、润肺化痰。若心肺阴虚，百脉失养，则致精神恍惚，欲行不能行，欲卧不能卧，欲饮食或有美时，或有不用闻食臭时，如寒无寒，如热无热，灸刺诸药不能治，口苦、小便赤、脉微数之百合病。该病临床表现虽然繁杂多变，但只要抓住心肺阴虚内热这一根本，以百合地黄汤随证加减治之，常可使阴复热清，百脉调和，诸证自已。肺主气而司呼吸，若寒饮犯肺，阻塞气道，可致咳嗽气喘、喉中痰鸣、胸中胀满之肺胀，或见咳逆倚息，短气不得卧，其形如肿之支饮。对此，仲景善用辛温宣散之麻黄，配温化水饮之半夏、干姜（或生姜）、细辛等，如治疗寒饮郁肺肺胀之射干麻黄汤及治疗支饮兼表寒之小青龙汤等。若饮郁化热者，可酌配生石膏。在治疗此类肺系病变时，须注意散中有收，开阖有度，酌情配伍五味子、芍药等酸敛之品，以防发散太过，耗伤肺气，但其用量不宜过重，通常应少于细辛、干姜之量，以防其酸收敛邪。肺为贮痰之器，若患者咳嗽气喘，时时吐稠痰胶黏，胸闷如窒，或痰多色白，端坐呼吸不能平卧者，为痰浊壅肺之证，可见于肺胀、悬饮、支饮等，治宜泻肺涤痰，宜酌选皂荚丸、十枣汤、葶苈大枣泻肺汤等。

二、脾系疾病辨证论治经验

《金匮要略》所论杂病涉及脾脏者颇多，然概括起来，不外乎脾阳（气）虚、脾虚水聚、湿热蕴脾、寒湿困脾、脾不统血、脾阴不足六端。

其中脾气虚、脾阳虚者，既可见于虚寒性胸腹满痛，又可见于因脾虚带脉不坚，寒湿着于腰部而致的肾着。在治疗上，仲景多以人参、白术、甘草为主甘温益气，代表方剂为人参汤；若阳虚阴盛者，加蜀椒、干姜，如大建中汤；兼寒湿者，主以甘姜苓术汤。脾主升清，又主运化水谷和水湿。若脾虚不运，不仅容易招致外湿的侵袭，也可因水液代谢输布障碍而导致内湿或水气病。如四肢沉重或浮肿、腹大、口干少津、少气乏力、小便困难之脾水；"心下坚，大如盘，边如旋盘"之气分等。若湿热蕴脾，脾失健运，土壅木郁，"脾色必黄，瘀热以行"，则见目黄、身黄、小便黄的黄疸病。其中热重于湿者，偏重阳明，当以茵陈、栀子、大黄为主药，清热利湿通便，使黄毒从大、小便而去；湿重于热者，偏在太阴，当伍茯苓、泽泻等淡渗利湿之品，如茵陈五苓散。至于脾不统血之吐血、衄血或下血，则立足于温中摄血，可酌情选用柏叶汤及黄土汤、胶姜汤等。《金匮要略》所论杂病虽有 60 种之多，证型也较为复杂，先生认为，通过运用脏腑辨证，有助于把握病位主体，从而使遣方用药更具有针对性。

三、心系疾病辨证论治经验

在临床实践中，先生一向十分注意及时总结治疗各类疾病的规律。例如，在《中医对心脏疾患的认识及辨证论治》一文中指出，心脏病的发病原因虽多，临床表现亦很复杂，但可归纳概括为四种基本证型进行治疗。

1.心气（心阳）不足

[主症] 心悸气短，疲倦乏力，面色苍白，舌淡苔白，脉虚弱。
[治则] 益气养心。
[处方] 养心汤。

黄芪 15~30g　　党参 15~30g　　云苓 15g　　五味子 9g
川芎 6g　　　　当归 9~15g　　　柏子仁 9g　　酸枣仁 15~30g
远志 6g　　　　半夏 9g　　　　　肉桂 3~9g　　甘草 6~9g。

若畏寒肢冷、脉结代者，可用炙甘草汤加减：炙甘草 9~15g，桂枝 3~15g，党参 15g，酸枣仁 15g，丹参 15g，干姜 9g，大枣 5 枚。

2. 心阴（心血）亏虚

[主症] 心悸心烦，口干健忘，失眠，舌尖红少苔，脉细数。

[治则] 养阴补心。

[处方] 补心丹加减。

党参 15g	玄参 15g	丹参 15g	沙参 15g
茯苓 12g	五味子 9g	远志 6g	当归 12g
天麦冬各 9g	柏子仁 12g	枣仁 15~30g	生地 15g
桔梗 9g	朱砂（冲）3 分		

本证多见于心律失常，可根据病情，酌加生龙骨、生牡蛎、苦参等；亦可配合针刺内关、间使，或强刺激耳穴心区。此外，还应结合病因辨证论治。若为风湿热痹引起，伴低热、关节疼痛、血沉快者，治宜养阴凉血、祛风除湿，可用丁氏清络饮加减：生地 30~45g，白薇 9g，赤芍 15g，海桐皮 12g，当归 12g，秦艽 15g，忍冬藤 30g，灵仙 15g，地龙 12g，丝瓜络 6g，枣仁 15g。

若为甲状腺功能亢进所致者，治宜疏肝化痰、养阴宁心，方用舒肝化痰汤：柴胡 9g，黄芩 9g，海蛤壳 30g，胆草 9g，半夏 9g，海浮石 15g，云苓 15g，陈皮 9g，夏枯草 30g，昆布 30g，海藻 30g，生牡蛎 30g，玄参 30~45g，枣仁 15~30g。

若为贫血而引起者，则宜以益气养血之八珍汤为主方治之。

3. 气滞血瘀

[主症] 胸闷、胸痛，短气，或心痛彻背，舌紫黯，苔薄白，脉细涩或弦细。

[治则] 活血化瘀，理气宽胸。

[处方] 瓜蒌薤白白酒汤合冠心Ⅱ号方加减。

瓜蒌 15~30g	薤白 9g	当归 15g	红花 9~15g
赤芍 15g	川芎 15g	桃仁 9~15g	降香 15g

憋气者，可合生脉散。

4. 心肾阳虚

[主症] 胸闷、气短，肢冷，唇青，面浮足肿，舌淡苔白，脉微欲绝。

［治则］温肾回阳。

［处方］真武汤加减。

附子 6~30g	黄芪 15g	白术 15g	云苓 30g
干姜 6g	肉桂 9g	车前子（包）15g	当归 12g
丹参 12g	甘草 6g		

若阳气虚脱，大汗淋漓，血压下降者，急用独参汤（人参 15~30g）或参附汤（人参 15g，附子 15~30g），水煎顿服。

对于心力衰竭的患者，先生主张以阴阳为纲，分心阳虚与心阴虚两大类型辨证论治。凡心悸气短，息微，面色苍白，肢冷汗出，口唇紫绀，舌淡苔薄，脉沉细数或脉微欲绝者，属心阳虚，治宜温阳复脉，方用四逆汤或真武汤加减：附子 9~30g，干姜 9g，炙甘草 9g，人参 9~30g，肉桂 9g。

若心肾阳虚而水肿甚者，加猪苓 15~24g、泽泻 15~24g、云苓 30g、车前子（包）15g，亦可加服金匮肾气丸；水气凌心、痰涎壅盛而喘促欲绝者，用真武汤加葶苈子 15~30g、白芥子 9g、黑锡丹 6~9g；胸部憋闷者，加丹参 30g；疼痛者，合失笑散；若汗多息微、遗尿者，加人参、五味子。

若患者心悸，呼吸迫促，烦躁不安，颧红，汗多，舌红少津，脉细数或结代者，属心阴虚，治宜益气敛阴。方用生脉散加味：人参 9~30g，麦冬 12g，五味子 9g，炙甘草 9g，生地 12g，当归 12g。兼咯血者，加仙鹤草 15g，大小蓟各 10g，参三七粉（冲）3g；胸闷、胸痛者，加丹参 15g、赤芍 12g。

此外，对阴阳两虚、心血瘀阻者，先生常以参附汤合生脉散加味温阳益气、养血活血：人参 9~15g，黄芪 15~30g，五味子 9g，生龙骨 15~30g，生牡蛎 15~30g，麦冬 12g，附子 9~15g，丹参 30g，当归 12g，桃仁 12g，红花 9g。

四、肺痈治疗注意事项

对于肺痈，先生除了按其病理阶段分表证期、成痈期、溃脓期、恢复期辨证论治之外，还根据自己多年的临床经验，总结出四条治疗肺痈应注意的事项，对于提高临床疗效，防止并发症有重要的作用。

（一）清热解毒贯穿始终

肺痈是外邪犯肺，蕴发为热，或挟湿热痰涎垢腻，蒸淫肺窍，壅滞肺络，腐败血肉，使肺内形成痈肿脓疡的一种疾病。清代医家喻昌曾在《医门法律·肺痿肺痈门》中明确指出："肺痈由五脏蕴崇之火，与胃中停蓄之热，上乘于肺，肺受火热熏灼，即血为之凝，血凝即为痰之裹，遂成小痈。"在此基础上，喻氏强调治疗肺痈当以"清肺热，救肺气"为首务。其中，清肺热是救肺气的前提和基础，而清热解毒则是清肺热最直接有效的手段，理应贯穿肺痈的整个治疗过程中，只是在不同的病理阶段，清热解毒药在方剂中占的比例有所区别而已。先生认为，肺痈初期，虽有肺中蕴热，但毕竟以外邪束表、肺失宣肃为主要矛盾，因此，治之当以辛凉解表为主，兼以清热解毒；在成痈期，其主要病机为邪热蕴肺，热壅痰结血瘀，蓄结痈脓，因热毒炽盛，壮火食气，故治之当以泻热解毒为主，兼以行气化痰、凉血活血祛瘀；溃脓期以热邪亢盛、腐败血肉为主要病机特点，因脓血为热毒所化，故此时当以消痈排脓为主，使邪毒外泄，兼以清热解毒；进入恢复期，虽然病情由实转虚，但往往会因余邪未尽而使病变缠绵难愈。因此，应在益气养阴扶正的基础上少佐清热解毒之品，邪去则正自安。

（二）注意使咯痰爽利

咳痰量多、气味腥臭是肺痈的主症之一，其痰乃邪热蕴郁肺中，煎灼津液而成。在治疗肺痈的过程中始终保持咯痰爽利，有助于使热毒外泄，亦为"清肺热，保肺气"的有效措施。先生在临证中常将桔梗、橘络用于肺痈的各个阶段，目的是借其宣通、开提之性，涤痰通络，痰去热孤，则邪毒易散。

（三）注意大便

脓溃之前，注意保持大便通畅；脓溃后，则应防止大便溏泄。因肺与大肠相表里，大便通畅，有助于肺中热毒通过其所合之腑外泄；脓溃后，由于病变由实转虚，若大便溏泻，则易伤人体正气，不利于肺痈患者的恢复。

（四）慎用敛肺止咳之品

虽然咳嗽是肺痈病人自始至终伴随的症状之一，但由于其主要病机为邪毒蕴肺，肺失宣肃，故一般不宜使用五味子、罂粟壳等敛肺止咳之品，以免闭门留寇。先生治疗肺痈，脓溃之前喜用杏仁、瓜蒌，认为其与清热解毒药同用，有清热化痰、理气开结、降逆止咳之功，而无留邪之弊，且能润肠通便，导肺中热毒下行，一举而数得。

五、泄泻辨证论治经验

泄泻，是指大便次数增多，粪质溏薄或完谷不化，甚至泻出如水样而言。泄泻起病有急、慢之分，先生依据急性泄泻多见于夏秋两季、发病急骤、病程较短的特点，提出寒湿泄泻与湿热泄泻是该病的两大基本证型。

（一）寒湿型

寒湿型者，以泄泻清稀，甚则如水样，腹痛肠鸣，脘闷食少，或恶寒，发热，头痛，身痛，舌淡，苔白腻，脉濡或滑为辨证要点，治宜芳香化浊、解表和中，方用藿香正气散加减：藿香9g，白芷9g，陈皮9g，紫苏9g，半夏9~12g，云苓15~30g，苍术9g，厚朴9g，大腹皮9g，生姜9g，甘草3g。若表证明显者，加香薷9g、杏仁9g；水泻不止者，加车前子15、猪苓15、泽泻18g；兼食滞者，加焦三仙各10g、莱菔子15g。

（二）湿热型

湿热型者，以腹痛泄泻，泻下急迫，或泻而不爽，肛门灼热，粪色黄褐，气味臭秽，身热，口渴，心烦，小便黄，舌红，苔黄腻，脉濡数为辨证要点，治宜芳香化浊、清利湿热，方用王孟英《霍乱论》之燃照汤加减：半夏9g，黄芩9g，山栀9g，淡豆豉9g，厚朴9g，佩兰9g，藿香9g，滑石18g，车前子（包）10g。

这种简约的辨证方法，不仅有利于识证，还大大方便了随证进退加减用药。

六、面神经麻痹辨证论治经验

先生在总结自己多年来治疗面神经麻痹的经验时指出：本病俗称"吊线风"，属《金匮要略》中风病范畴。是因风寒之邪，侵犯太阳、阳明经脉，气血津液运行不畅、筋脉失养所致，即所谓"贼邪不泻，或左或右，邪气反缓，正气即急，正气引邪，喝僻不遂"，属外风；而目前临床上所说的中风病（脑血管意外），多因调摄失宜，气血阴阳逆乱，阳亢风动所致，属内风。对于面神经麻痹的治疗，方法很多，就内治法而言，最有效的方剂仍首推牵正散。在临床使用该方时，若能把握以下几点，则会大大提高临床疗效，缩短病程。

（1）改散剂为汤剂：古人云："汤者荡也。"该病初起，以邪气盛为主要矛盾，汤剂药力宏大，有利于速去其邪。

（2）白附子用量宜大：牵正散出自《杨氏家藏方》，原方由白附子、僵蚕、全蝎（去毒）各等份，共为细末，每服1钱，温酒送下。古人认为，方中之白附子、全蝎皆有毒之品，故牵正散剂量不宜过大。尤其是白附子，历代本草对其用量多规定为1~1.5钱。先生认为，白附子长于祛风化痰，通络止痉，为阳明经药，善治头面诸疾，主行药势，是治疗面神经麻痹的主要药物。经过多年的临床实践，牵正散中白附子用至30g疗效颇佳，从未出现不良反应。

（3）配合驱风药：因本病系风寒之邪侵袭太阳、阳明经脉所致，风自外入，当散而祛之，故宜配荆芥、防风、薄荷、羌活，以散太阳经之风邪；葛根、白芷以祛阳明经之风邪，风邪散，气血津液畅行，经脉得养，口眼歪斜等症自解。

（4）配息风止痉之蜈蚣，以增强全蝎、僵蚕祛风通络之功。

案1　王某，男，34岁。1995年6月22日初诊。

患者1周前晨起洗漱时发现右侧口眼歪斜，面肌麻痹，遂去医院就诊，诊为右侧面神经炎，给予加兰他敏、维生素B_1、B_{12}等治疗，效不显。查：右侧额纹消失，眼裂扩大，鼻唇沟平坦，口角下垂，面部被牵向健侧。病侧不能做蹙额、皱眉、闭目、露齿、鼓气和啜嘴等动作，伴泪液外溢、流涎等，舌淡红，苔薄白，脉弦细。

[诊断] 面神经麻痹。

[病机] 风邪侵袭，经络阻滞。

[治则] 祛风化痰通络。

[处方] 牵正散加味。

白附子 20g	僵蚕 18g	全蝎 10g	薄荷 9g
白芷 12g	蜈蚣 3 条	羌活 9g	葛根 30g
芥穗 10g	防风 10g	地龙 15g	甘草 6g

以上 12 味，加水适量煎药，汤成去滓，分温二服。

二诊：6 月 25 日。流涎减轻，上方改白附子 30g、僵蚕 24g，加半夏 12g、云苓 20g、橘红 10g、南星 15g。6 剂。

三诊：7 月 1 日。服药后口眼歪斜明显减轻，流涎止，上方继服 6 剂。

此后，患者又复诊两次，前后共服药 26 剂，诸症皆愈。

案 2 李某，女，42 岁。1977 年 11 月 18 日初诊。

口眼歪斜 11 天。左侧面部肌肉感觉迟钝，左眼不能闭合，头晕，无寒热。素有高血压病史，舌淡红，苔薄微黄。血压 187.5/132mmHg。

[诊断] 面神经麻痹；原发性高血压病。

[病机] 肝阳上亢，风痰阻络。

[治则] 平肝潜阳，祛风通络。

[处方] 牵正散合天麻钩藤饮加减。

钩藤 30g	菊花 9g	黄芩 12g	寄生 30g
夏枯草 15g	白附子 30g	全蝎 9g	僵蚕 9g
蜈蚣 3 条	荆芥穗 9g	葛根 30g	川芎 9g
生龙牡各 30g			

以上 14 味，以适量水煎药，汤成去滓，分温二服。日 1 剂。

二诊：11 月 21 日。服药后口眼歪斜好转，余同前。上方加地龙 24g，继服 3 剂。

三诊：11 月 26 日。口眼歪斜明显减轻，左侧面部已有知觉，舌脉同上。上方继服 3 剂。

服药 9 剂，病已痊愈。

七、对肺系疾病病机的认识

内伤杂病，种类繁多，但许多病证之间存在着一定的联系，有的病证则有这样或那样的相似之处。因此，正确把握疾病的病机特点及治疗要点是至关重要的。例如，《金匮要略》第 7 篇讨论了肺痿、肺痈、咳嗽上气三种肺系病变，先生认为，肺痿主要是肺气萎弱、津液布散失常所致，以正虚为主。其中，对虚寒肺痿，治当温肺复气；对虚热肺痿，则宜养阴生津、降逆化痰。而肺痈为风热毒邪袭肺，肺失宣肃，热壅痰结血瘀，蓄结痈脓而成，脓溃前以邪实为主要矛盾，故治宜清热解毒、化痰祛瘀，虽有咳嗽，亦应慎用敛肺止咳之品，以免留邪。至于咳嗽上气，也就是肺胀，即咳喘类疾病，多因水饮痰浊阻肺、复感外邪所致，其急性发作时虽以邪实为主，但治之不可徒用发散祛邪之品，以免徒伤肺气。仲景在治疗肺胀的方剂中，或配伍芍药、五味子等收涩之品敛肺气，以制约麻黄、细辛、干姜、半夏温散耗气，或以人参、大枣、甘草、小麦、蜜等健脾益气，培土生金。要而言之，虽然肺痿、肺痈、咳嗽上气三者病位皆在肺，临床表现均可有咳嗽、气喘、咳痰（或吐涎沫），但因病机不同，故治疗原则各异。治肺痿，应以扶正为本，或温肺复气，或养阴生津；治肺痈，宜始终注意清热解毒；而治疗咳嗽上气，最重要的原则是处理好宣肺散邪与敛肺降逆的关系。

八、对黄元御学术思想总结

清代著名医家黄元御尊经崇古，对中医理论素有精深的研究与较高的造诣，对《内经》《难经》《伤寒论》《金匮要略》及《千金要方》等更是有许多独到的见解。先生通过认真阅读黄氏的《素灵微蕴》《玉楸药解》《伤寒悬解》《金匮悬解》《伤寒说意》《长沙药解》《四圣心源》《四圣悬枢》等，将其主要学术思想概括为六个方面。

（1）强调气是万物之源。所谓"阴阳未判，一气混茫，气含阴阳，则有清浊。清则浮升，浊则沉降；升则为阳，降则为阴，阴阳异位，两仪分焉"。

（2）认为人体维持脏腑功能动态平衡的关键是相生之中寓有相克。

（3）指出阴阳升降，互根互用，升降颠倒，疾病乃生。

（4）重视中气。认为中气即脾胃之气，为后天之本，气机升降之枢纽。中气旺盛，则脏腑气机升降有序，故健康无病。同时指出："中气者，经络之根本；经络者，中气之枝叶。根本即茂，枝叶即荣；枝叶若萎，根本必枯。肝脾主荣，肺胃主卫，皆中气所变化也。"发展了《内经》"人以胃气为本"的理论。

（5）认为土湿是百病之原。"凡内伤诸病，如气鼓水胀，咳嗽痰饮，泄痢淋浊，吐衄崩漏，瘕疝带下，黄疸消渴，中风癫狂，惊悸遗精，反胃噎膈，泄秽吞酸，骨蒸毛热，闭经绝产，霍乱腹痛，伤风齁喘，种种幻怪，百出不穷，究其根源，悉源土湿。"故力倡"崇土扶阳"之说。

（6）精通药物配伍。黄氏用药，多本仲景。其加减配伍之法，亦多宗《伤寒论》《金匮要略》之精神变化。其所著之《长沙药解》《玉楸药解》中精辟之论颇多。如"甘草体具五德，辅以血药，则左行己土，而入肝木；佐以气药，则右行戊土，而入肺金。肝血温升，则化神气；肺金清降，则化精血。脾胃者，精神气血之中皇，凡调剂气血，交媾精神，非脾胃不能，非甘草不可也。肝脾之病，善于下陷，入肝脾者，宜佐以升达之味；肺胃之病，善于上逆，入肺胃者，宜辅以降敛之品"；"上逆者，养中补土，益以达郁而升陷，则呕吐与胀满之家，未始不宜甘草，前人中满与呕家之忌甘草者，非通论也。上行用头，下行用梢，熟用甘温，培土而补虚；生用甘凉，泻火而消满"。又如："白术性颇壅滞，宜辅之以疏利之品。肺胃不开，加生姜、半夏以祛湿；肝脾不达，加砂仁、桂枝以宣郁，令其旋补而旋行，则美善而无弊矣"；"凡祛湿之品，每伤于燥，白术气味浓郁，浆汁淳厚，既养胃气，亦补脾气，最生津液，而止燥渴。"

衷中参西，融会新知

先生虽出身中医世家，近50年来一直从事中医教学与临床工作，却十分尊重西医，认为无论中医、西医，其面对的都是患者，工作的最终目的都是为患者解除病患疾苦，因此，没有理由"鸡犬之声相闻，老死不相往来"，更没有理由相互对立，甚至相互诽谤。中西医各有所长，亦各有不足之处，只有互相学习，取长补短，才能不断促进各自学术体系的完善。

尽管早在东汉末年，医圣仲景就创立了辨病与辨证相结合的诊病方式，但是，随着社会的发展，科学技术的进步，人们发现由于中医诊"病"，"实质上是以突出的临床症状和体征为依据，作为临床纵的归类联系的一种方法"（《从脏腑学说来看祖国医学的理论体系》人民日报 1962年 5 月 29 日），与西医病名相比，显得比较笼统，缺少客观指标，有时较难操作。若仅以此为依据遣方用药，难免会影响疾病的治疗效果。例如，水肿在中医看来是一种病，无论是风水、皮水、正水、石水，还是"五脏水"，或者阴水、阳水，经过治疗，只要水肿消退即为治愈。但是，在西医看来，水肿只是一个症状，可以见于多种不同的疾病，如急性肾小球肾炎、慢性肾小球肾炎、肾病综合征、肝硬化、风湿性心脏病、甲状腺功能减退等等。以急性肾小球肾炎为例，仅消除外观的水肿、血尿及其他症状并不意味着治愈，只有尿常规化验正常 1 年以上，血压正常，肾功能正常，才达到治愈标准。基于此，先生临证时常将中医的辨病、辨证与西医的辨病有机地结合起来，最大限度地提高临床疗效。从先生治疗病毒性肝炎及肝硬化的经验亦可大致了解其衷中参西的治学特点。

一、病毒性肝炎论治

先生在《治疗病毒性肝炎的几点体会》一文中指出：急性病毒性肝炎，西医依据其有无黄疸分为急性无黄疸型肝炎和急性黄疸型肝炎两类。中医所讨论的黄疸属于后者，其病因主要是脏腑功能失调，感染外邪（湿热时邪）。《素问·玉机真脏论》云："风者，百病之长也，今风寒客于人，使人毫毛毕直，皮肤闭而为热，当是之时，可汗而发也……弗治，肝传之脾，病名曰脾风，发瘅，腹中热，烦心，出黄。"《金匮要略·黄疸病》篇曰："寸口脉浮而缓，浮则为风，缓则为痹，痹非中风。四肢苦烦，脾色必黄，瘀热以行。"因风为六淫之一，古人所说的六淫之邪致病，除了物理性致病因素外，还包括生物性致病因素在内，故《千金翼方》卷十八认

为："凡遇时行热病，多必内瘀着黄。"《温病条辨》亦明确指出：夏秋疸
病由"湿热气蒸，外干时令"而成。另外，《素问·气交变大论》云："岁
金太过，燥气流行，肝木受邪，民病两胁下少腹痛"；"岁火太过，炎暑流
行，甚则胸中痛，胁发满，胁痛。"《灵枢·刺热》篇云："肝热病者……
胁满痛。"可见古人已经认识到一些以胁痛为主的疾病是由于气候不正，
感染邪毒引起的。古人所说的热病，应该包括西医所说的多种传染病。因
此，无黄疸型肝炎的证治可从古籍中"胁痛门"内探求。

至于病机，主要是肝脾失和，肝病传脾，穷则及肾。其中黄疸型肝炎
是湿热蕴结脾胃，熏蒸肝胆，胆汁外溢所致。在病理上有热重于湿与湿重
于热之不同。正如蒋式玉所云："阳黄之作，湿从火化，瘀热在里，胆热
液泄，与胃中之浊气共升，上不得越，下不得泄，熏蒸郁遏，治在胃；阴
黄之作，湿从寒水，脾阳不能化湿，胆液为湿所阻，渍于脾，侵淫肌肉，
溢于皮肤，治在脾。"

无黄疸型肝炎是时疫毒邪侵及于肝，肝失疏泄，乘脾犯胃所致。《金
匮要略·脏腑经络先后病》篇云："见肝之病，知肝传脾。"故此类肝炎在
临床上除表现为胁肋胀痛外，多兼腹胀、倦怠乏力、舌淡胖、苔薄白，或
食欲不振、胃脘胀满、恶心、呕吐、嗳气、苔厚腻等。肝为风木之脏，主
藏血，性喜条达，又主疏泄；肾为肝之母，主藏精，为水火之宅，性命之
根。肝肾同居下焦，精血互化，乙癸同源，肝病日久，穷则及肾，可兼
见腰痛、口干、手足心热、舌红无苔等，掌握了病毒性肝炎的这些病理特
点，对于有效地治疗该病有十分重要的意义。

在治疗病毒性肝炎的过程中，先生始终坚持"中学为体，西学为用"，
注意把握以下三个要点。

（1）认清标本。因急性黄疸型肝炎多以邪实为本，正虚为标，且以阳
黄居多，故治疗大法为清利湿热、利胆退黄，佐以解毒，基本方为茵陈蒿
汤合四苓散，且方中茵陈用量宜重，一般在30~60g，而大黄的用量应以服
后保持大便微利（即2~3次/日）为度，这对于及时排出体内的毒素，提
高退黄效果是至关重要的。若病属热重于湿者，可酌加黄连、黄芩、黄
柏，并适当减少淡渗利湿药的药味及剂量；湿重于热者，则增加四苓散的
分量，减少清热解毒药的药味及剂量；脘腹胀甚者，加半夏、厚朴、陈
皮；右胁胀痛者，加香附、木香、郁金。本着除邪务尽，祛邪即所以安

正，邪去正自复的原则，先生特别强调：治疗急性黄疸型肝炎，不可一见虚象即妄用温补，以免"炉烟虽熄，灰中有火"，使病情反复。而无黄疸型肝炎，无论急性还是慢性，多以正虚为本，邪实为标，以肝郁脾虚型最为常见，故其治疗大法为疏肝健脾，当以逍遥散为基本方随症加减。有郁热者，加黄芩、山栀、龙胆草等泻火以解毒；脾虚甚者，加黄芪、党参；肝气犯胃者，加苍术、厚朴、枳壳；肝区痛甚者，加丹参；肝阴不足者，加沙参、麦冬以柔肝养阴。

（2）整体治疗，调养为主。本病的病变部位虽主要在肝，但由于人体是一个有机的整体，脏腑之间相互联系，相互影响，如华岫云所说："肝为风木之脏，因有相火内寄，体阴用阳，其性刚，主动主升，全赖肾水以涵之，血液以濡之，肺金清肃下降之令以平之，中宫敦阜之土气以培之，则刚劲之质，得为柔和之体，遂其条达畅茂之性。"因此，在治疗上尤应从整体出发，协调各脏腑功能，进而使肝脏恢复其条达之性，诸症自已。在治疗无黄疸型肝炎时，更需调养为主，即使呈现肝大而质韧，亦不可徒用攻破逐瘀之品，以免诛伐无过，影响病体康复。

（3）对肝功能化验异常的认识和处理。先生通过多年的临床观察，总结出一套针对肝功能化验异常选择性用药的经验。例如，黄疸指数高者，多属湿热毒邪蕴蒸，治之必用茵陈蒿、田基黄、玉米须，并酌选黄芩、黄连、黄柏、山栀、大黄等清热解毒之品，配茯苓、车前子、泽泻等淡渗利湿之品。

二、谷丙转氨酶升高论治

急性肝炎，或慢性肝炎活动期，每每出现谷丙转氨酶升高。从中医病因病机学分析，其原因大致有二：一是肝经湿热，此时必见舌红、苔黄腻、脉弦数或滑数。治宜清泄肝热，佐以利湿化痰，方用龙胆泻肝汤合二陈汤加减。湿热去，舌苔退，谷丙转氨酶自会下降。

案1　许某，女，47岁。1977年7月11日初诊。

自述4个月前患急性肝炎入院治疗。5月3日临床治愈出院。10余天前又感胁痛，昨日发热，体温38.5℃，恶寒，面部烘热，口苦，纳可，大便稀，日二行，便前腹痛，小便黄，口渴欲饮水，脉弦细，舌尖红，苔白腻。查肝功：谷丙转氨酶（ALT）348U/L，硫酸锌浊度试验（ZnTT）6U/L。白细胞 $1.67 \times 10^9/L$，中性粒细胞0.86。证属肝经湿热，横逆犯脾所致，治宜疏肝泄热，利湿解毒。

处方：

柴胡12g	黄芩9g	白芍15g	半夏9g
云苓18g	陈皮9g	白术12g	龙胆草6g
板蓝根30g	秦艽15g	银花30g	连翘15g

水煎服，日1剂。服药6剂，恶寒止，体温降至正常，腹痛亦缓解，惟觉恶心、乏力，于上方中去连翘、金银花，龙胆草改为9g，加藿香、木香各9g，继服。进退用药25剂，诸症皆除。谷丙转氨酶亦降至正常。

谷丙转氨酶升高的原因之二是肝阴亏虚，多见于慢性肝炎活动期，临床表现除胁痛隐隐、心烦、口干咽燥外，最有特征的是舌红、少苔或无苔。治宜养阴柔肝，可用沙参麦冬汤加减。

案2 患者，男，36岁。1977年12月31日初诊。

患胃脘疼痛1个月余，伴右胁胀痛、恶心、纳差、神疲乏力，大便略稀，日一行，小便正常。查：巩膜及皮肤黏膜无黄染，舌质鲜红，有齿印，苔薄白，脉弦细。实验室检查：谷丙转氨酶97U/L，谷草转氨酶172U/L，谷氨酰转肽酶74U/L。诊为急性无黄疸型肝炎。辨证属肝郁脾虚，津液不足。治则：疏肝健脾，养阴和胃。

处方：

黄芪30g	党参30g	白术12g	柴胡9g
香附9g	木香6g	沙参30g	麦冬12g
焦三仙各9g	甘草6g		

水煎服，日1剂。另以五味子120g，研细粉，每次3g，日3次，温开水冲服。

服药2个月，诸症消失，肝功能亦恢复正常。后因劳累，肝区胀痛又作，乏力，口干，舌嫩红，苔薄白，脉弦细。仍以上方加减治之：柴胡9g，党参15g，沙参30g，麦冬12g，生地12g，川楝子12g，丹参15g，黄芪15g，佛手9g，焦三仙各9g，甘草3g。服药10剂，诸症皆平。

据临床观察，急性肝炎或慢性肝炎活动期谷丙转氨酶持续不降属肝阴不足者，经配用沙参、麦冬、生地、当归、乌梅、五味子等，随着舌质红的逐渐改善，舌苔生，转氨酶自会降至正常。

三、肝硬化腹水论治

肝硬化腹水多由慢性肝炎迁延不愈所致。腹水的出现，常提示肝硬化已进入晚期。患者除食欲减退、倦怠乏力、体重减轻、腹胀、腹泻等常见症状以及肝脏质韧或坚硬，表面呈粒状或结节状，脾肿大，面色黧黑，黄疸等体征外，肝功能检查往往突出表现为蛋白质代谢异常。如血清总蛋白尤其是白蛋白降低而球蛋白升高，甚至白蛋白与球蛋白比例倒置；血清蛋白电泳白蛋白减少，γ-球蛋白增加。此时，最佳治疗方案应是扶正与利水并施，常常通过疏肝养血，益气健脾，使肝气条达，脾气健运，进而达到消除腹水的目的。倘若不能认识到腹水乃肝脾功能失调的病理产物，只是病之标，而徒以利水逐邪法治之，必然会更伤正气，正气无力抗邪，腹水终难消除。

另外，白蛋白属人体的精微物质，离不开脾的化生与健运，故先生在治疗肝硬化腹水时，除了以当归、白芍配柴胡养血疏肝外，常重用黄芪、党参、白术配甘草益气健脾，因培土可以荣木，健脾亦有助于利水。

案3 一张姓男子，42岁，患肝硬化2年余。

近3个月来，腹部逐渐胀大。就诊时，症见腹如抱瓮，脐突，阴囊肿大似茄，明亮如水晶，下肢浮肿，足心已平，小便短少，唇色紫暗，舌红少苔，脉弦细。肝功能检查：谷丙转氨酶（ALT）48U/L，硫酸锌浊度试验（ZnTT）20U/L，血清总蛋白50g/L，其中白蛋白

18g/L，球蛋白 32g/L，白／球蛋白比值倒置。古人所说的水肿病"六绝"——唇黑、脐突、阴囊腐、足心平、缺盆平、脊背平，患者已占其四，预后实属不良。先生以其正值壮年，且为第一次出现腹水，认为只要治之得当，犹能挽狂澜于既倒，遂以疏肝健脾、养阴利水法治之。

处方：

当归 15g	白芍 9g	柴胡 9g	白术 18g
茯苓及皮各 30g	泽泻 24g	猪苓 18g	车前子（包）18g
黄芪 40g	党参 30g	北沙参 30g	麦门冬 15g
陈皮 9g	甘草 3g		

每日 1 剂。先以冷水泡药 30 分钟，用武火煮沸后，再以文火煎 10 分钟，滤出药液之后仍加冷水，武火煮沸，再以文火煎 30 分钟。二煎药液混匀，分两次早晚空腹服用。连服 6 剂，空 1 日，1 个月后复查。

患者依法服药 1 个月，腹水全消。实验室检查，除硫酸锌浊度试验为 16U/L 外，其余均已正常。因恐过用淡渗利湿之品损伤肝肾阴液，遂减去原方中之泽泻、车前子、猪苓，令其再服 1 个月。复诊时，患者面色红润，行动如常，肝功能已全部正常。

传统方法治疗腹水，往往本着急则治其标的原则，侧重于攻逐水饮或淡渗利水。先生通过向西医学习，认识到若一味地借助攻逐或渗利来消除腹水，极易因损伤肝肾之阴而诱发肝昏迷或大出血，不可不慎。基于这一认识，先生治疗肝硬化腹水时，十分注意逐水与养阴并举，喜随证配伍沙参、麦门冬润肺以滋肾，使利水消胀而无伤阴之虞，实属上工之治。

根据临床报道，肝硬化腹水的临床疗效与证型有明显的相关性。一般而言，脾虚、气虚型的疗效较佳，通常有效率可达 80% 以上；而阴虚型疗效最差，只有 38.5%，其中显效率几乎为零。原因在于此类患者腹水多有经久不愈或多次复发的特点，临床表现往往以腹胀、腹水、黄疸、全身衰弱、口唇及皮肤干燥、尿短而赤、舌鲜红或嫩红、苔少或光剥、脉沉细数为主，或兼低热、五心烦热、眼干涩或夜视不清，或有出血倾向。在治疗上，若着眼于腹水而攻其水，必更伤其阴，阴不涵阳，厥阳独行，不仅上述诸症加重，还会酿生出血、烦躁不宁甚至昏迷等祸端；若以其阴虚而但滋其阴，则易阻碍气机，气不得行则水亦难消。对肝硬化腹水属阴虚者，前人多从肾论治，以六味地黄丸加味治之。先生根据自己的临床经验提出了"滋肾不如润肺"的观点，喜用沙参麦冬汤加减润上焦以通下焦。因肺主气，为五脏之华盖，为水之上源，主宣发、肃降、通调水道；肾主开合，通过气化作用于膀胱，机体的水液代谢须通过肺的宣降作用，使"水精四布，五经并行"，敷布身体各部，而其中之浊者下输膀胱，在肾的气化作用下变为尿液排出体外。对肝硬化腹水之属阴虚者，若一味地滋肾，因此类药物性多滋腻，易与肾中之虚热相合酿生痰浊，影响肾的气化；而北沙参、麦门冬、玉竹等，既可以入胃经生津润燥，又能清润上焦，增强肺宣发肃降之功，且无滋腻之弊。通过润肺，使阴虚得复，脏腑功能协调，腹水自能消除。

四、慢性肾小球肾炎论治

在多年的临床实践中先生深切地体会到，随着科学技术的飞速发展，中医已不能满足于仅仅凭借传统的望、闻、问、切四诊来获取有关疾病的信息，进而根据中医理论辨病论治或辨证论治，应力争与时代的发展同步，及时掌握先进的诊疗技术，作为感官望、闻、切诊的延伸，以便更准确地把握疾病的本质及其发展演变的规律。例如，风水表虚证在临床上既可见于慢性肾小球肾炎，亦可见于慢性肾盂肾炎。对此，先生常借助西医的诊察手段作为诊断参考，指导用药，并作为观察疗效的重要指标。其中，慢性肾小球肾炎，尿常规检查以蛋白尿和管型尿为主，多与肾虚不能封藏，精脂下泄有关，故以防己黄芪汤合五子衍宗丸为治；而慢性肾盂肾炎，尿常规检查一般为白细胞尿或脓尿，可有少量蛋白尿。此时虽无明显的湿热表现，但尿细菌学检查多为阳性，随时可能引起病变的急性发作。因此，治之宜在扶正气、调阴阳的同时，酌加解毒清利之品，寓祛邪于扶正之中，常随证选用防己黄芪汤加金银花、野菊花、紫花紫花地丁、炒山栀、车前草等。经过治疗，除浮肿等临床症状消失外，还须待尿常规正常、尿细菌培养三次阴性后，才可停药。

五、乙型脑炎论治

乙型脑炎属中医温病范畴。从发病季节及临床表现来看，相当于暑温、暑风、暑厥、暑痫、暑痉等病证。由于其病因为夏秋季节暑热毒邪由口鼻、皮毛而入，先入上焦卫分，次传中焦气分，再传下焦而入营入血，传变快且危证多，故先生对本病一方面根据病情轻重尤其是神经系统症状表现分为轻型、中型、重型及暴发型，以便随机配合西医对症治疗及相应的急救措施，以免贻误病情；另一方面，则按卫、气、营、血分证，以辛凉透邪、清热解毒、镇肝息风、芳香开窍、养阴清热法分别治之。其中，邪在肺卫，发热、微恶寒、头痛、无汗、口渴、轻度嗜睡者，以辛凉平剂银翘散透邪外出。邪入气分，发热、不恶寒、头痛、烦躁、呕吐、舌红、苔黄、脉洪数者，治以辛凉重剂白虎汤；伤津者，加人参；兼湿身痛重者，加苍术；若表实无汗、面赤口渴、右脉洪大、左脉反小者，则以二香饮（香薷、藿香、苏叶、厚朴、陈皮、半夏、茯苓、桔梗、大腹皮）加减；身热、便秘、烦躁谵语者，以凉膈散加味治之。清热解毒法用于"乙脑"表里俱热、气营两燔者，多见于病变极期，除壮热不退、剧烈头痛外，还可见狂躁、谵语、不寐，或吐血、衄血，治宜清热解毒凉血，方用清瘟败毒饮、清营汤及化斑汤加减。若热极生风，或热陷厥阴，症见全身抽搐、强直性痉挛或强直性瘫痪、昏睡甚至昏迷者，治宜镇肝息风或芳香开窍，方用钩藤息风散（钩藤、僵蚕、全蝎、蜈蚣、蝉蜕、天麻、胆南星、地龙）合至宝丹或紫雪丹；若热盛灼津为痰，上蒙清窍，神识昏蒙者，可用琥珀抱龙丸或牛黄抱龙丸；热象不著者，则以苏合香丸温散开窍。若邪居下焦，消灼真阴，肢体挛急或震颤、失语痴呆、神志不清者，可用三甲复脉汤化裁。至于乙脑恢复期，则应以存津液为要务，多随证选用沙参麦冬汤、生脉散、增液汤及竹叶石膏汤等。

六、胆囊结石论治

胆囊结石，是指胆道系统（包括胆囊和胆管）的任何部位发生结石的疾病。根据结石的不同部位及临床表现，分属于中医的胁痛、腹满、黄疸等病证。先生认为，本病若单纯按中医理论辨证施治，则会因缺乏针对性而收不到令人满意的效果，所以必须以胆囊结石为病名论治。临床上，该病属实者多，尤以肝胆湿热、蕴结化火者居多。在治疗上，除疏肝利胆外，必须配清热解毒排石之品，可以大柴胡汤合颠倒木金散加栀子、黄连、金钱草、鸡内金等治之。基本方如下：柴胡9~15g（发热者宜重用），杭芍24g，黄芩、黄连、半夏、枳实各9g，郁金、炒山栀各15g，大黄6~9g，金钱草30g，鸡内金粉（冲）6g。体虚者，加黄芪30g，党参、白术各15g。

案4 梁某，女，45岁。1985年12月15日初诊。

素有胆石症病史。近来右胁胀痛、脘腹胀满、嗳气、纳差、疲倦乏力、巩膜及皮肤轻度黄染，舌淡红、苔黄腻、脉弦滑。B超示：胆囊结石；实验室检查：黄疸指数32U，硫酸锌浊度试验（ZnTT）18U/L。蛋白分类：白蛋白3.2%，球蛋白3.6%。中医辨证：肝胆湿热，肝郁脾虚。以疏肝利胆、清热解毒、祛湿排石法治之。

处方：

当归15g	白芍9g	柴胡9g	云苓30g
白术15g	茵陈30g	山栀9g	大黄9g
黄连9g	枳实9g	木香9g	郁金15g
金钱草45g	鸡内金粉（冲服）6g		黄芪30g
党参15g			

水煎分2次温服。每日1剂，连服6日，休息1日。治疗月余，复查B超，胆囊结石消失，肝功好转。上方略作加减，继服20剂，诸症皆平，肝功恢复正常。

淡泊名利，以德统才

《千金要方·序》云："人命至重，有贵千金，一方济之，德逾于此。"说明医乃仁术，欲为良医，有德为先。清代医家吴鞠通亦云："天下万事，莫不成于才，莫不统于德。无才固不足以成德，无德以统才，则才为跋扈之才，实足以败，断无可成。"在几十年的从医生涯中，先生始终坚持热情地对待患者，谦虚真诚地对待同道，锲而不舍地追求真理，实事求是地对待成败，以精良的医术，渊博的学识，更以高尚的品德赢得了广大患者及师生的尊敬和爱戴。

一、同情患者，热情以待

（一）应诊中注意耐心倾听患者主诉，详细询问病史

尽管先生诊务繁忙，每日求治者络绎不绝，但先生从不因此而敷衍患者，特别是对初诊的患者，总是注意通过恰当的问诊，了解其发病原因及过程，了解前医的诊断处理及患者的反应。结合望诊、闻诊及切诊，全面收集临床资料，运用中医基本理论去分析、归纳病机，以做出精确的诊断，据此拟定最为恰当的治法及方药，并且一一详细记录在案。先生十分反对那种故弄玄虚，对自己诊病过程，尤其是所处方药秘而不宣，以沽名钓誉的做法。他认为医生有义务为每一位就诊的患者写出规范的病历，使患者由此能了解自己的病情，了解医生的治疗措施，了解生活起居中的宜忌，进而取得最佳的治疗效果。观先生书写的病历，不仅字迹清晰工整，格式正确规范，理、法、方、药环环相扣，就连煎药的方法及药后调护也有明确的记载。

> **案**　张某，男，70岁。1993年12月12日初诊。
>
> ［主诉］左侧小腿肌肉拘挛冷痛1个月余。
>
> ［病史］入冬以来，患者左侧小腿肌肉出现持续性拘挛冷痛，夜间尤甚，难以入眠。行走时疼痛加重，且感左足麻木。怕冷，纳可，大便干，4~5日一行，小便调。查：形体消瘦，面色欠润泽，手足不温。舌质暗苔白，脉弦紧。
>
> ［诊断］痛痹。
>
> ［病机］寒邪侵袭，痹阻气血，经络不通。
>
> ［治则］温阳散寒，宣痹止痛。
>
> ［处方］乌头汤加减。

制川草乌各 10g	黄芪 30g	白芍 15g	川牛膝 15g
麻黄 6g	桂枝 15g	海桐皮 15g	木瓜 15g
甘草 6g	片姜黄 10g	番泻叶（后入）10g	

以上 11 味，以水适量浸泡半小时后煎药，武火煮沸后改文火煎40 分钟，汤成去滓。以同法煮二煎，后入番泻叶，二煎药汁相合，分二次兑入蜂蜜 30g，早晚温服。

（二）对患者一视同仁

热情地对待患者，还表现在无论患者地位之高低，性别之男女，年岁之长幼，相貌之妍媸，家境之贫富，关系之亲疏，皆一视同仁。在门诊时，常遇到本校职工带熟人看病，而先生却从不因此而照顾他们先看。先生认为排队候诊是天经地义的，若分亲疏而打破正常的候诊秩序，对其他患者是不公平的。对于一些家境不好的患者，先生更是给予极大的同情和关心，不仅精心为他们诊治疾病，还注意尽量使用简、便、廉、验的方药，为其节约开支。一次，一位来自外地农村的急性黄疸型肝炎患者，赶到门诊时，先生已经下班。后经多方打听，寻至家中，先生不仅热情接待，耐心寻问病史，认真察色按脉，遣方用药，当看到患者一脸疲惫，口唇干焦时，还主动为他倒上一杯水，令患者十分感动。事后，有人嗔怪他不该在家看这种病，可先生却说："医生的职责就是治病救人，传染病也是病，人家上门求治，是对我的信任，我能有什么理由拒之门外呢？再说，农村经济还比较落后，农民进城看病更不容易，千万别烦，我们自己多注意些就是了。"

（三）从不接受患者礼物

先生热情地对待患者，还表现在他几十年如一日，从不以任何理由、任何方式接受患者的礼物。他始终认为能为患者解除病痛，是医生的天职和责任，决不能以此作为索取和收受患者钱物的砝码，老老实实地行医，更要清清白白地做人。

二、虚心好学，孜孜以求

先生禀性谦和厚道，严于律己，宽以待人，在学术上孜孜以求，从不搞唯我独尊，尤其鄙视"文人相轻"，"同行是冤家"的陋习，笃信"三人行，必有我师焉"。不仅注意向前辈学，向书本学，还经常就学术上的问题与包括西医在内的同行执经问难，以不断地充实自己。先生平时总是随身带着个小本子，做到有师即学，有闻即录，运用于临床后，有所心得便随时总结，并分门别类地加以整理，以备临床检用。例如，"五参汤"（党参、玄参、苦参、北沙参、丹参）是他人治疗"房颤"的一张方子，先生通过临床应用，反复验证，发现该方不仅对"房颤"有较好疗效，经过适当加减化裁，还可治疗多种心律失常的疾患。如合银翘散治疗感冒后心动过速伴全身明显乏力者；合生脉散治疗心肌炎频发早搏属心肺气阴两虚者。

三、对待学术，遵古不盲从

学无止境，要想成为一名合格的中医，必须靠锲而不舍地努力。几十年来，先生凭着顽强的毅力，勤求古训，博采众长，在不断充实、提高自己的同时，又注意将教学、临证中的体会及时加以总结，撰文著书，指导后人。在学术上，先生遵古，但决不盲从。对在读书或临证中发现的问题，都能旗帜鲜明地提出自己的观点。例如，在讲授《金匮要略·水气病》篇时，指出仲景未能就正水和石水提出治法方药，这是《金匮要略》的不足之处，应结合后世医家及现代中医内科学治疗阴水的有关内容，以补充《金匮要略》之未备。在学习《温病条辨》时，既充分肯定了吴鞠通对温病学说的突出贡献，又客观地指出了其存在的不足之处。例如，《温病条辨·上焦篇》第2条云："凡温病者，始于上焦，在手太阴。"自注曰："温病由口鼻而入，自上而下，鼻通于肺，始手太阴。温者火之气，风者火之母，以未有不克金者，故病始于此。"众所周知，温病有新感与伏邪之分，前者是邪自上受，初起即肺卫表证，其传受是由外入里，自上而下，治法以辛凉透邪为主；而后者为邪伏于里，热自内发，初起即见里热症状，其传变是由里达表，治法以苦寒直清里热为主。由此可见，吴氏"凡温病者，始于上焦，在手太阴"是极不恰当的。

又如，《温病条辨·上焦篇》第4条曰："太阴风温、温热、温疫、冬温，初起恶风寒者，桂枝汤主之；但恶热不恶寒而渴者，辛凉平剂银翘散主之。"并自注云："盖温病忌汗，最喜解肌，且桂枝芳香化浊，芍药收阴敛液，甘草败毒和中，姜、枣调和营卫。温病初起，原可用之……盖寒水之病，冬气也，非辛温春之气不足以解之，虽曰温病，既恶风寒，明是温自内发，风寒从外搏，成内热外寒之证，故仍旧用桂枝辛温解肌法，俾得微汗，而寒热之邪皆解矣"；"本论第一方用桂枝汤者，以初春余寒之气未消，虽曰风温，少阳紧承厥阴，厥阴根乎寒水，初起恶寒之证尚多，故仍以桂枝为首……"先生认为，上述议论颇值得商榷。

（1）风温初起，决不能用桂枝汤。因手太阴温病，邪在肺卫，最忌辛温发汗，只宜辛凉疏解，且桂枝辛温动血，实温病之所当禁，所谓"桂枝下咽，阳盛则毙"。

（2）银翘散证亦当有恶寒。吴鞠通在《温病条辨·上焦篇》第3条也有"太阴之为病，脉不缓不紧而动数，或两寸独大，尺肤热，头痛，微恶风寒"之说。盖温邪上受，首先犯肺，肺主卫而外合皮毛，故太阴温病初起当有恶寒之证。叶天士曾明确指出："肺主气，其合皮毛，故云在表，在表初用辛凉轻剂。""在卫汗之可也。"而《临证指南医案·温热门·谢案》："温邪上受，内入于肺，肺主周身之气，气窒不化，外寒似战栗……用辛凉轻剂为妥"及《风温门·郭案》中"风温入肺，气不肯降，形寒内热，胸痞，皆脘郁之象，辛凉佐以微苦，手太阴主治"之论，皆说明太阴温病初起，必有恶寒之证。观银翘散之荆芥穗、豆豉、薄荷、牛蒡子有辛散表邪、透热外出之功，俾营卫和调，恶寒发热自止。

（3）"温自内发，风寒从外搏，成内热外寒之证"，只宜散寒解表，兼清里热，可随证选用仲景之麻杏石甘汤或河间表里双解之防风通圣散，若用桂枝汤，则有以火济火之弊。

（4）伤寒与太阴温病初起，虽然均有恶寒之象，但二者产生的机制大不相同。前者系因风寒外束皮毛，卫气不能行温分肉之职，故虽感恶寒，决无内热之象；舌质偏淡而苔见薄白，脉必浮紧或浮缓；而后者系温邪侵犯肺卫，营卫不和，正邪交争所致，故必有热象，症见舌边尖红、脉浮数等。在治疗上，前者宜辛温解表，后者则应辛凉疏散，临床切不可混淆。对太阴温病初起恶寒甚、身体疼痛者，先生每以银翘散加羌活 9g、板蓝根 30g，盖羌活配荆芥穗、豆豉、炒牛蒡子、薄荷可增强解表散邪之力，而板蓝根、金银花、连翘与羌活相伍，可使羌活解表而无温燥伤津助热之弊。

再如，《温病条辨·上焦篇》第 18 条云："温毒咽痛喉肿，耳前耳后肿，颊肿，面正赤，或喉不痛，但外肿，甚则耳聋，俗名大头瘟、虾蟆瘟者，普济消毒饮去柴胡、升麻主之；初起一二日，再去芩、连，三四日加之佳。"先生认为，此说亦属不妥。因大头瘟、虾蟆瘟已非普通温病，而属温毒之类。既为温毒，清热解毒当是基本治法，黄芩、黄连焉有不用之理？另外，本病的病位在耳前、耳后及颊部，耳前、耳后属少阳经，颊属阳明经，《灵枢·经脉》篇云："手少阳之脉，其支者，从膻中，上出缺盆，上项，系耳后，直上出耳上角，以屈下颊至㶊。""手阳明之脉，其支者，从缺盆上颈贯颊，入下齿缝中。"柴胡为少阳经药，升麻为阳明经药。普济消毒饮不用升、柴，则难使药力直达病所，因此，吴鞠通治疗大头瘟、虾蟆瘟用普济消毒饮而不用柴胡、升麻是不恰当的。

《温病条辨·上焦篇》第 22 条曰："形似伤寒，但右脉洪大而数，左脉反小于右，口渴甚，面赤，汗大出者，名曰暑温，在手太阴，白虎汤主之。"吴氏自注云："此标暑温之大纲也……形似伤寒者，谓头痛，身痛，发热恶寒也。水火极不同性，各造其偏之极，反相同也。故经谓水极而似火也，火极而似水也。伤寒，伤于水气之寒，故先恶寒而后发热，寒郁人身卫阳之气而发热也，故仲景《伤寒论》中，有已发热或未发热之文。若伤暑则先发热，热极而后恶寒，盖火盛必克金，肺性本寒，而复恶寒也。然则伤暑之发热恶寒虽与伤寒相似，其所以然之故实不同也。"先生通过反复研读，认为暑温未必有形似伤寒之证，而白虎汤亦不能治形似伤寒者。盖暑温病邪，易从口鼻直入气分，往往病初即见壮热、烦渴、汗出、脉洪大等热盛阳明之证，正如叶天士所云："夏暑发自阳明，古人以白虎汤为主方。"查《临证指南医案·暑门》载病例 54 个，却并无 1 例暑温兼发热恶寒、头痛身痛等形似伤寒者。另外，应该清楚的是，暑温虽可兼恶寒，但这里的恶寒，乃壮热耗气，毛孔开泄，卫气失护所致。当用白虎加人参汤清暑益气，而非白虎汤所能治。至于暑湿兼寒者，虽可见发热恶寒、头痛身痛之证，但亦非白虎汤所能治。俞根初云："暑湿兼外寒者，初起即头痛发热，恶寒无汗，身重而痛，四肢倦怠，手足逆冷，小便已，洒洒然毛耸，但前板齿燥，气粗心烦，甚则喘而嘘气；暑湿兼内寒者，一起即头痛身重，凛凛畏寒，神烦而躁，肢懈胸满，腹痛吐泻，甚则手足厥冷，或两胫逆冷，小便不利。暑湿兼外寒，治当辛温解表、芳淡疏里，藿香正气汤加香薷、杏仁为主。暑湿兼内寒，法当温化生冷，辛淡渗湿，胃苓汤加丁香、木香为主。"对于暑温初起兼恶寒者，何廉臣主张察病势之轻重而治之。凡"势轻者，但先轻宣上焦，如桔梗汤加杏仁青蒿露，或五叶芦根汤（薄荷叶、佩兰叶、藿香叶、枇杷叶、干莲叶、芦根）加西瓜翠衣银花露之类；势重者，必肃清中上二焦，如荷杏石甘汤、竹叶石膏汤之类"。

另外，先生根据自己多年的临床经验指出：香薷味辛微温芳香，为祛暑之佳品，尽管古人有夏季之香薷乃冬月之麻黄的观点，但不可据此妄言香薷为峻汗之药，亦不可拘泥于吴鞠通"手太阴暑温，服香薷饮，得微汗，不可再服香薷饮重伤其表"之说。新加香薷饮及香薷饮决非峻汗之剂，故暑温服之得微汗而表证不彻者，仍可再服，若汗多者，可加生石膏，常能收到满意的效果。

患者服药后的病情变化常常是检验医生辨证立法处方是否妥当的一面镜子。为了掌握第一手资料，先生在患者复诊时总是特别注意询问其服药后的反应，实事求是地在病历上记录治疗效果。尤其是对疗效不佳的病例，更是反复探究，力求及时找出先前遣方用药之不当而修正之。遇到自己经验较少的病证，先生从不敷衍患者，而是主动将其推荐至有专长的医生处诊治。

崇尚整体观念指导下的治未病

先生以为《金匮要略》开篇即云"上工治未病"是有其深意的。众所周知，作为一种先进的医疗卫生思想，治未病早在秦汉以前就已具雏形，《黄帝内经》中也已有"是故圣人不治已病治未病，不治已乱治未乱"及"见赤色者刺之，名曰治未病"的论述。但是，将这一思想融入临床实践，主动地以此为指导解决实际问题的，当首推仲景。可以说，"治未病"不仅是仲景学说的精髓，也应是每一个业医者追求的目标及境界。

一、治未病观念

对于疾病，应以预防为主，防重于治，张景岳曾说过："圣人预防之道始于未形，故用力少而成功多"，"祸始于微，危因于易，能预此者，谓之治未病；不能预此者，谓之治已病。"治未病，首先要注意养生防病，具体来讲，包括以下内容。

（一）首重养慎

所谓养，是指调养正气；慎，则是指慎情志刺激及生活起居。人的情志，是大脑对于客观世界的刺激所作出的反应，是通过人体正气发生作用而产生的。一般情况下，情志变化有助于人体对客观外界事物变化的适应，并不会引发疾病，只有当喜怒不节，使情志的变化急剧发生并持久存在，超出脏腑功能的调控范围时，才会导致疾病。因此，只要人们能注意保持心情愉快，乐观开朗，避免情志过用，就可以防止许多心因性疾病的产生。另外，注意精神情志的调养，还可以保持人体正气的充足旺盛，使抵御各种疾病的能力得到增强，正所谓"恬淡虚无，真气从之，精神内守，病安从来"。至于注意生活起居，是强调在工作和生活中，应劳逸结合，弛张有度，这对于当今社会中生活节奏日益加快的人们来说，尤其具有指导意义。

（二）不令邪风干忤经络

邪风，即六淫：风、寒、暑、湿、燥、火。在正常情况下，它们是自然界的六种不同的气候变化，是一切生物赖以生长发育的必要条件，称之为六气。人生活在自然界中，对各种气候变化具有一定的适应能力，一般情况下不会因此而发病。但是，如果自然界气候突变或剧变，超出了人的适应能力，或由于机体正气亏虚，不足以适应自然界气候变化时，六气则会残害人体使之发病。这时，六气则为"六淫"，即"邪风"。先生在临证时，十分注意针对患者的不同病情指导其采取相应的措施，对"虚邪贼风，避之有时"，例如，在使用解表剂时，先生总是耐心地告诉患者：发汗之时，腠理空疏，外邪极易乘虚而入，故服药后要注意避风，以防旧邪未尽，复感新邪。另外，先生以为，避免外邪，决非单纯而被动的"避"，重要的是通过行之有效的方法和措施，扶助人体正气，主动地抵御外邪的侵袭，也就是《内经》中所说的"正气存内，邪不可干"。比如，体虚尤其是表虚卫外不固之人，极易感受外邪并由此而引发多种疾病，对此类人，先生常授之以玉屏风散，令其平时坚持服用，服药 1~2 个疗程，多能使患者腠理致密，有效地防止邪风干忤经络。

（三）房室勿令竭乏

节色欲，养精气，对养生防病有非常重要的意义。因为肾为先天之本，主藏精，肾精的盈亏，决定着人的生长发育、强壮衰老以及寿命长短。故《素问·金匮真言论》云："夫精者，生之本也。"《金匮要略》在论述消渴、虚劳、黄疸等疾病时，条文中每每提及"男子"，其意义在于揭示房劳伤肾是导致这些疾病的重要因素，而养生防病焉能不重视节制房事，保存肾精？基于此，先生在治疗疾病时常叮嘱患者，病愈前应远房帏，目的是保存正气，防止病邪的传变。

（四）服食节其冷热，五味不偏

服，是指服饰；食，指饮食。由于季节有春夏秋冬的不同，气候有寒热温凉的差异，所以，服饰应随气候的冷暖而增减，以适应自然界的寒热变化；另外，服饰还应根据个人的实际情况选择适宜的质地及款式，这些都是养生防病应注意的环节。饮食是摄取营养，维持身体健康的必要条件，而饮食失常又是导致疾病发生的重要因素。因此，养生防病必须做到饮食有节，包括：①忌饥饱无度。②忌饮食不洁。③忌饮食偏嗜。倘若过饥，会因气血津液化生乏源，使脏腑组织因得不到滋润濡养而功能减退，抗病能力减弱，进而导致疾病发生；而过饱，则会因超越了机体的消化能力而损伤脾胃的功能，亦可导致疾病，即所谓"饮食自倍，肠胃乃伤"。若饮食不洁，特别是误食腐败变质或有毒之物，轻则损伤胃肠，导致呕吐、腹痛、腹泻、下利脓血等，重者会因毒邪内攻而导致神识昏迷，甚至死亡。人以五谷五味为养，饮食只有合理搭配，才能全面合理地摄取营养。若过于偏食某些食物，不仅会因营养摄取不全而致正气不足，还会因过嗜某一性味而损伤脏腑，导致阴阳的偏盛偏衰，故《素问·五脏生成》云："多食咸，则脉凝泣而色变；多食苦，则皮槁而毛拔；多食辛，则筋急而爪枯；多食酸，则肉胝䐢而唇揭；多食甘，则骨痛而发落，此五味之所伤也。"另外，饮食有节，还包括节其冷热，因过食生冷，易伤脾胃，而致腹痛腹泻等；过食辛辣大热之物，则可化火生热，致疔疮肿毒等疾患，故《灵枢·师传》云："食饮者，热无灼灼，寒无沧沧。寒温中适，故气将持，乃不致邪僻也。"

二、早期治疗思想

尽管通过养生防病，颐养天年是医学的最高境界，但由于人生活在气交之中，受自然及社会等多种因素的影响，真正能无疾而终，尽享其天年者终属少数，因此作为医生最重要的当是在患者患病之后，能准确地把握其病因病机以及传变趋势，及时采取有效措施，迅速治愈疾病，这也正是《金匮要略》中所倡导的早期治疗及治未病的脏腑。

早期治疗对于患者来说，应是在邪气"适中经络，未流传脏腑"之际就及时求医问药，以赢得治疗的宝贵时间；对医生来说，则是在对疾病做出及时准确的诊断之后，尽快施以正确的治疗，使之止于萌芽阶段。这也正是《素问·阴阳应象大论》中所说的"故邪风之至，疾如风雨，故善治者治皮毛，其次治肌肤，其次治筋脉，其次治六腑，其次治五脏，治五脏者，半死半生也"。基于这一点，先生十分重视外感病的治疗，经常告诫我们切不可认为感冒发热只不过是小病而延误治疗，否则不仅使病程延长，还会使变证迭出，正所谓"伤风不醒便成劳"也。

由于人体是一个有机的整体，脏腑之间、脏腑经络之间在生理上是相互资生、相互联系的，在病理上也必然会相互影响，相互传变。也就是说，一脏有病，可影响相互关联的它脏，一腑有病，亦可影响相互关联的它腑；脏病可影响所合之腑，腑病亦可累及相合之脏。仲景根据脏邪惟实则能传，虚则不传以及脏气惟虚者善受，实则不受的特点，以肝病为例，分虚实两端，提出了治未病脏腑的具体方法。其中，对于肝实证，应注意"见肝之病，知肝传脾，当先实脾"；而对肝虚证，则需"补用酸，助用焦苦，益用甘味之药调之"。

（一）肝病传脾之治疗

仲景提出肝病传脾的观点，一是依据整体观念及五行学说，一是源于其丰富的临床实践。临床上肝脏有病时，无论是肝郁气滞，还是肝气横逆、肝火上炎，都常伴有纳呆、腹痛腹胀、恶心、呕吐等脾胃功能失调的症状。倘若单以疏肝、泄肝法治之，效果往往不佳；而当疏肝健脾和胃、肝脾同治、肝脾并调时，始能收到满意疗效。先生在治疗慢性肝炎、肝硬化时，常以此法收功。

案1 王某某，男，50岁，患肝病数年，多方治疗效不佳，于1983年3月12日来诊。

[症状] 症见肝区胀痛，脘闷纳呆，倦怠乏力，舌淡胖有齿印，苔薄白，脉弦无力。肝肋缘下4cm处可触及，质韧。谷丙转氨酶正常，硫酸锌浊度试验20U/L。

[辨证] 诊为肝郁脾虚、胃失和降之证。

[治法] 拟疏肝健脾、益气和胃法治之。

[处方]

当归 15g	白芍 9g	柴胡 9g	云苓 15g
白术 12g	香附 12g	木香 9g	黄芪 30g
党参 24g	陈皮 9g	焦三仙各 9g	甘草 6g

水煎服，日1剂，连服6日，休息1日。1个月后复诊，症状明显减轻，守方继服1个月，自觉症状全部消失，肝功亦恢复正常。

先生在分析先前诸医治之不效的原因时指出：问题出在诸医皆囿于患者肝大质韧为肝脏气血郁滞之明证，而单以当归、赤芍、川芎、桃仁、红花、三棱、莪术、鳖甲等攻破之品行气散结、活血祛瘀，欲求速见其功，完全忽略了脏腑病变的传变规律，以致愈用攻破，正气愈虚；正气愈虚，肝脏气血愈难条畅通达。应该看到，肝脾二脏除了与血液的运行调节有关外，还存在着疏泄与运化的关系。肝藏血而主疏泄；脾统血而主运化，且为气血生化之源。脾胃的升降、运化，有赖于肝气的疏泄；肝气条达，则脾胃升降得宜，运化健旺；肝之疏泄异常，则脾胃之升降、运化亦随之异常。例如，肝之疏泄太过时，肝气常横逆犯脾或乘胃，以致胸胁满痛、急躁易怒与脘腹胀满疼痛、恶心、呕吐、嗳气、呃逆等并见；而肝之疏泄不及时，亦常因肝郁气滞，木不疏土，导致脘闷、纳呆、体倦乏力等。因此，先生在治疗此类病变时，始终遵守仲景"见肝之病，知肝传脾，当先实脾"的古训，遣方用药，多以当归、白芍、柴胡为君，养血疏肝而无伤正之虞；辅以黄芪、党参、白术、茯苓健脾益气，以杜滋蔓之祸；香附、木香理气解郁，助柴胡疏达肝气；佐陈皮、焦三仙等和胃助消化，且可使参、芪、术、苓等补而不滞；甘草调和药性，共奏疏肝健脾、调畅补益气血之功。

（二）肝虚证治疗

在论及肝虚证的治疗时，仲景指出："夫肝之病，补用酸，助用焦苦，益用甘味之药调之。"阐明肝虚证若不及时治疗，也能影响其他脏器，发生传变。其传变的规律如《素问·五运行大论》所云："其不及，则己所不胜侮而乘之，己所胜轻而侮之。"

仲景治疗肝虚证，力倡"补用酸"，是因酸入肝，为肝之本味，以本脏之味补已虚之本脏，是最为简捷的方法，故《素问·阴阳应象大论》云："酸生肝。"《难经·七十四难》亦云："喜酸者肝也。"《金匮要略》中以酸枣仁汤治疗肝血不足、虚热上扰心神而致的"虚劳虚烦不得眠"，方中重用酸枣仁，即是"补用酸"之意。而治疗肝虚证"益用甘味之药调之"则是因甘味药能入脾补脾，培土则可以荣木，故《难经·十四难》云："损其肝者缓其中。"另外，酸甘合用可以化阴，后世医家常将酸甘合用作为治疗肝阴虚的重要组方原则。例如，《医宗金鉴·杂病心法要诀》中，对肝之阴血不足、筋脉清窍失养而致的头目眩晕，视物不清，夜卧少寐，肢麻转筋，爪甲不荣等症，施以补肝汤（四物汤加酸枣仁、木瓜、炙甘草）；张景岳治疗"肝脾虚损、精血不足及营虚失血等证"主以三阴煎（当归、熟地、芍药、酸枣仁、人参、炙甘草）皆酸甘化阴、补虚养肝的典范。

至于"助用焦苦"，从理论上讲，是因焦苦入心，而心为肝之子，子能令母实，子不盗母气，则肝虚易于恢复。另一方面，由于临床上肝虚证以体虚（阴血不足）多见，阴虚者易生内热而化火，仲景在酸味药的基础上少佐焦苦，既可清解虚热、虚火，又可避免因酸味药阴柔酸敛滞碍气机。由此可见，对于肝实证"当先实脾"为治未病，对于肝虚证"助用焦苦，益用甘味之药调之"亦属治未病。

（三）肝病治法补充

由于脏腑之间的关系属立体网络式结构，而非单纯的线性联系。先生又在仲景肝病治法的基础上做了进一步的补充。

①疏肝和胃法：用于肝气犯胃，症见胸胁胃脘胀满疼痛、牵引两胁，嗳气，纳呆，遇情志刺激加重，舌淡苔白腻或厚浊，脉弦细或弦滑者，方用柴胡疏肝散合平胃散。

②抑肝扶脾法：用于肝气横逆，克乘脾土，症见腹痛即泻，泻后痛减，腹胀纳呆，倦怠乏力，舌淡胖有齿印，苔薄白，脉弦者，以痛泻要方为基本方。

③清金制木法：用于肝火上炎，木火刑金，用清肝法治之不效者，临床主要表现为呛咳口干，气上冲逆，舌红少苔，脉弦细而数。方用沙参麦冬汤加天冬、枇杷叶、生石决明等清金制木，肝肺同治。

④乙癸同治法：适用于肾阴不足，肝失所养，肝阳上亢或肝风内动。症见头晕头胀，耳鸣肢麻，梦遗盗汗，舌红少苔或无苔，脉弦细或弦数者。可以滋水清肝饮或杞菊地黄丸加减治之。

⑤辛散补肝法：用于肝气虚和肝阳虚，症见胁痛，胁下筋急，不得太息，目昏不明，爪甲枯青，遇劳即甚，或忍饥即发者，方用滑氏补肝散（酸枣仁、熟地、白术、当归、黄肉、山药、川芎、木瓜、独活、五味子），亦可以肉桂、川椒、肉苁蓉补肝阳；以天麻、白术、菊花、细辛、杜仲、羊肝补肝气。

先生认为，既病防变就是强调凡病只宜图于萌芽之先，不可拖于大危之后，其具体措施除了早期治疗，治未病的脏腑之外，还应包括欲病防作，进行预见性治疗。例如，《金匮要略》所讨论的疾病，是指因外感风寒，邪阻筋脉，津液受伤或运行受阻，筋脉失养而致的以发热、项背强急、口噤不开、甚则角弓反张为主症的疾病，与西医所说的高热惊厥相似，临床上多发于小儿。之所以如此，一方面是因小儿腠理薄弱，易受外邪侵袭；另一方面，则与小儿阳常有余、肝常有余有关。基于这一认识，先生对有高热惊厥史的患儿，常疏当归、白芍、桑叶、菊花、生地、丹皮、栀子、龙胆草等清肝凉血之品令其服 6~9 剂，有很好的防痉之功。

（四）急性黄疸型肝炎的治疗

急性黄疸型肝炎，是临床上较为常见的传染病，尤以目黄、身黄、小便黄色鲜明者为多见，属"阳黄"范畴。《金匮要略·黄疸病》篇云："寸口脉浮而缓，浮则为风，缓则为痹。痹非中风，四肢苦烦，脾色必黄，瘀热以行。"说明外感温热毒邪，蕴郁中焦，影响到脾的升清及胃的降浊，进而使土壅而木郁，肝之疏泄不利，脾之本色外见，而症见身黄、目黄、小便黄。风为百病之长，常挟寒、挟湿为患，疾病初期而寸口脉浮，多提示外邪为患，故曰"浮则为风"；临床上急性肝炎初期，常与感冒相似，"三黄"并不突出，易被患者及医生忽视而延误治疗。因此，先生在临床上，凡遇到患者微寒发热，周身困倦乏力，食欲不振，小便黄者，必特别重视病史的询问及望诊，尤其是望目，同时指导患者做相关的实验室检查，使许多急性黄疸型肝炎的患者早期就得到及时救治，大大缩短了病程。先生认为，阳黄以脾胃湿热者为多见，肝胆湿热者次之，在临床上，必须首先确定病变的主要脏腑，然后分清湿热的孰轻孰重以及是否挟痰、兼瘀，进而采取最为恰当的治疗方案，选择最有针对性的方药，以迅速有效地控制病情的进展，促进患者的康复，这也正是《金匮要略》所倡导的"治未病"。

案2 李某，1989年7月13日初诊。

[症状] 1周前出现发热、微恶寒，体温38.2℃，伴头重、头晕、周身困倦不适、胸脘痞闷、恶心欲吐、不思饮食、厌油腻。自服银翘解毒丸及大青叶合剂，寒热止，余症同前，小便黄，大便干。查：舌红，苔黄腻，脉细滑，巩膜轻度黄染，肝大约肋下1.5cm，质软而触痛，肝区叩击痛，实验室检查：谷丙转氨酶213U/L，谷草转氨酶192U/L，黄疸指数38U。此脾胃湿热，蕴郁中焦，土壅木郁，必发黄疸。

[治则] 清热解毒，健脾利湿。

[处方]

茵陈蒿30g	栀子10g	大黄（后入）10g	陈皮10g
清半夏9g	云苓30g	厚朴15g	白术15g
板蓝根20g	郁金10g	车前子（包）30g	滑石30g
焦三仙各10g	甘草6g		

日1剂，水煎分温二服。

二诊：3日后。患者巩膜及周身皮肤皆黄如橘子色，而身倦神疲、脘闷、纳呆、厌油、头眩等症均已减轻，小便仍黄，大便略溏，日2次，舌红，苔黄腻，脉细滑。上方大黄改6g，加龙胆草20g、玉米须

15g、猪苓 20g，继用 6 剂。

三诊：黄疸已减轻，仍感轻度乏力，腹胀，后以上方略作变通继服 10 剂，黄疸退净，诸症消失，1 个月后复查肝功，已恢复正常。

案3 林某，女，18 岁，1993 年 4 月 6 日初诊。

[症状] 面目黄、身黄、小便黄 3 日，伴口苦，口中黏腻，恶心，纳呆，右胁胀痛，大便黏滞不爽，舌红，苔黄腻，脉弦数。此肝胆湿热，胆汁排泄异常所致。

[治则] 清热解毒，利湿退黄。

[处方] 方用茵陈蒿汤合龙胆泻肝汤加减。

茵陈蒿 30g	山栀 15g	大黄（后入）6g	柴胡 10g
黄芩 10g	当归 12g	车前草 30g	木通 6g
泽泻 20g	枳实 15g	金钱草 30g	白芍 10g
郁金 10g	川楝子 15g	黄连 10g	甘草 6g

服药 6 剂，黄疸明显减轻，上方继进 6 剂，目黄、身黄已退，诸症缓解，惟感轻度腹胀、小便黄少，上方去黄连、木通，加云苓 30g、白术 15g。治疗月余，诸症皆平。

先生认为，治未病不仅应注意养生防病，预防为先，作为一个临床医生，更应在既病防变上下功夫。除了早期治疗，图于萌芽之先，以及治未病的脏腑，防止传变，还应重视合理用药，谨防医误；并注意指导患者做好病后调摄，以防愈后复发。例如，在治疗慢性支气管炎、肺心病、慢性肾小球肾炎等疾病时，针对患者易感受外邪，以致病变反复发作的特点。先生常指导其在交节时分服用玉屏风散，取炒白术 60g、防风 60g、黄芪 180g，共为粗末，每次 6g，开水泡代茶饮，日 2 次。通过益气固表实卫，使"病则无由入其腠理"。

案4 王某，女，24 岁，患过敏性鼻炎 4 年余，每于受凉发作，冬季尤甚，发则喷嚏连连，伴鼻塞，鼻痒，涕泪俱下，舌质淡、苔薄白，脉细无力。此肺卫气虚，肌表不固，治宜益气固卫、宣通鼻窍，玉屏风散合苍耳子散加减。

处方：

炒白术 10g　　　生黄芪 30g　　　防风 10g　　　辛夷 15g

苍耳子 10g　　　白芷 6g　　　鹅不食草 15g　　　川芎 6g

薄荷（后入）6g

服药 3 剂，诸症已平。复以玉屏风散 1 料，令患者每日取 6g 冲泡代茶饮，日 2 次，药尽 2 料，鼻炎未再复发。

望、闻、问、切，尤重舌诊与脉诊

《难经·六十一难》云："经言望而知之谓之神，闻而知之谓之圣，问而知之谓之工，切而知之谓之巧，何谓也？然，望而知之者，望见其五色，以知其病；闻而知之者，闻其五音，以别其病；问而知之者，问其所欲五味，以知其病所起所在也；切脉而知之者，诊其寸口，视其虚实，以知其病，病在何脏腑也。"指明了四诊的应用范围及目的。中医诊病，强调四诊合参，而四诊之中，先生尤为重视的是舌诊与脉诊。这是因为心为君主之官，为五脏六腑之大主，而舌为心之苗，心气通于舌，故心及其他脏腑的病理改变最容易通过舌体形色质态的变化客观地表现出来，因而望舌最能直接而准确地了解脏腑的虚实寒热及气血津液的盛衰。脉是人体血液运行的隧道，心主血脉，《素问·经脉别论》云："食气入胃，浊气归心，淫精于脉，脉气流经，经气归于肺，肺朝百脉，输精于皮毛。毛脉合精，行气于腑，腑精神明，留于四脏，气归于权衡。权衡以平，气口成寸，以决死生。"说明寸口脉象的变化不仅可以客观地反映人体气血津液的盛衰行止以及脏腑的病理改变，还能揭示疾病的寒热虚实及表里深浅。

先生诊脉十分认真，屏息静思，澄神内视，不存丝毫杂念；三部九候，单诊总按，必在五十动以上。带教过程中，他发现有的学生当患者甫一落座，便一边诊脉一边询问病史，认为这有悖于"持脉有道，虚静为保"的古训，指出"虚静"并非但言环境的静谧，还应包括患者神气安定及医者心平气静。边切边问，医患双方都难以"虚静"，又如何能客观准确地通过脉象变化了解病情呢？医圣仲景在《伤寒杂病论·自序》中曾一针见血地批判那些"省疾问病，务在口给，相对斯须，便处汤药。按寸不及尺，握手不及足，人迎跌阳，三部不参，动数发息，不满五十"的庸医作风，我们应该引以为戒。正确的诊脉方法是在明确六部脉与脏腑相应、各有所属的基础上，通过医生三指静与动的变化体察脉象的正常与否。其中，"静"是指医生屏息纳神，置三指于寸、关、尺三部，以了解脉搏的频率、节律，如迟、数、缓、疾、促、结、代等；"动"则指医生三指平布，分轻、中、重三种不等的力量，同切脉，或单用一指按一部脉，以了解脉形、脉位、脉势及脉管的通畅程度，如浮、沉、散、芤、伏、牢、滑、动、涩、洪、弦、紧、濡等。这种动静结合的诊脉方法，对于深入了解疾病的性质，确定病变的部位及遣方用药都有十分重要的意义。一心肌炎患者因心悸、怔忡、疲乏无力、失眠多梦来诊，随先生实习的学生经察色按脉并未发现明显异常，便在病历上写下"舌脉正常"，拟用益气补血、健脾养心之归脾汤治之。先生重新察看患者之后，认为其诊断有误，便耐心地予以指正："诊察患者一定要认真仔细。问诊固须详尽，察色按脉更是丝毫马虎不得。你看，这个患者虽然舌苔薄白属于正常，但其舌尖偏红，而整个舌质却偏暗，前者提示心阴不足，而后者则为气血运行不畅之征。结合其脉象虽至数分明，但势如丝线，往来不甚流畅及心悸、怔忡、乏力、眠差等，当属气阴两虚、血行不畅所致，治宜益气养阴、活血安神，方用天王补心丹合丹参饮加减。"患者依法服药 6 剂，诸症明显减轻。

案 1　一患者因劳心过度致心悸失眠，心烦不宁，耳鸣如蝉，劳则益甚，诸医皆以肾精亏虚、相火妄动治之，服药年余罔效。先生接诊后，察其舌质偏暗，苔薄黄腻，而脉无虚象，随即舍症从舌从脉，辨为肝经郁火，挟痰兼瘀，上扰清窍，以龙胆泻肝汤合黄连温胆汤加川芎、赤芍、桃仁、红花清肝泻火，化瘀祛痰。服药 10 剂，耳鸣即止，心悸、失眠、心烦等症亦减。

案 2　一女性患者，因经期先后不定来诊。然询问病史，并无经前及经期腹痛，且月经来潮时量色亦属正常。先生观其下眼睑发暗，舌边尖有瘀点，遂诊为瘀阻经脉，冲任不通，用活血调经治法治之而愈。

精于辨证，首重病因病机

临床上，大凡有效的治疗，多源于正确的辨证；而准确把握病因病机，则又是辨证的关键。《素问·至真要大论》云："必伏其所主，而先其所因。"指出探求疾病发生的原因与机制，是治疗疾病的首要条件。为了准确而客观地获取第一手临床资料，了解、分析病因、病机，先生特别重视四诊的灵活运用。其临证时，或在望、闻、切诊之后，再进行有针对性的问诊；或径以"您哪儿不舒服？""多长时间啦？""怎么引起的？"等简捷而亲切的话语，引导患者自然而客观地叙述病史，然后再进行相应的检查。对初诊患者，无论外感、内伤、新病、痼疾，先生都要询问其治疗经过及药后的反应，以便全面了解和把握病情，及时借鉴他人的经验或教训。

一、膨胀论治

案1 王某，1988年4月8日初诊。

患者因乏力8年，加重伴腹胀，小便不利1个月来诊。先生问之，其言患慢性肝炎8年，肝功持续异常。近1个月来，腹部胀大，小便短少，倦怠乏力，口舌干燥，不欲饮水，纳差，大便正常。曾服用双氢克尿噻及中药利尿剂月余，效不佳。刻诊：面色青晦，腹如抱瓮，按之如囊裹水，未见青筋暴露，肝肋下未触及，脾肋下3cm，双下肢浮肿，按之没指，阴囊稍肿大。舌质红，苔薄白，脉细数。肝功：谷丙转氨酶58U/L，谷草转氨酶62U/L，硫酸锌浊度试验18U/L，梅毒螺旋体58g/L，A 24g/L，G 34g/L。四诊合参，并结合其曾使用利尿剂效不显的病史，诊为肝郁脾虚水阻、化热伤阴之臌胀（肝硬化腹水），拟益气养阴、健脾利水法治之。

处方：

当归15g	白芍9g	柴胡9g	茯苓及皮各30g
白术18g	泽泻18g	猪苓18g	麦冬18g
黄芪30g	党参24g	鸡内金9g	甘草6g

水煎，分2次温服，6剂。

二诊：4月16日。服药后小便增多，腹胀、口干等症减轻，胃纳稍增，下肢浮肿略减，舌红，苔薄白，脉弦细滑。上方加陈葫芦30g，6剂。

三诊：4月23日。下肢浮肿明显减轻，阴囊肿消，腹部胀满亦减，食欲渐佳，仍感疲乏无力，舌质略红，苔薄白，脉弦细。上方黄芪改为40g，继服15剂。

四诊：5月12日。腹水已消大半，下肢已无浮肿，气力渐增，纳可，口不渴，小便量多，大便正常。舌淡红，苔薄白，脉弦细。复查肝功：谷丙转氨酶44U/L，谷草转氨酶56U/L，硫酸锌浊度试验14U/L，梅毒螺旋体62g/L，A 32g/L，G 30g/L。效不更方，以上方略为增减，继用60剂。

7月14日再诊时，腹水已全消，肝功亦恢复正常。随访2年余，未再复发。

二、胸痹论治

胸痹是临床常见的内伤杂病，其病机特点为本虚标实，虚实互见。所谓本虚，主要是气血阴阳之不足，尤其是心肺阳气的亏损；而标实，则指因脏腑功能失调而致的气滞、血瘀、痰饮阻痹、阴寒凝滞等。胸痹之发作，除可因情志刺激、过度劳累诱发外，与饮食失调、气候变化等亦有密切关系。因此，必须明辨病因，抓住病机，才能进行正确的治疗。

案2 王某，男，43岁。因发作胸闷、胸痛半年余，加重3天于1993年5月12日来诊。

患者半年前因经常在凌晨驾驶拖拉机进城卖白菜，触冒风寒，出现胸部痞闷疼痛，伴喘息咳唾，痰多，色白，质稀，纳寐可，大小便调。曾在当地医院多次行心电图检查，均未见异常，先后服中、西药治疗，效不佳。此后，患者每因劳累、受凉或情志刺激而诱发胸痛，3天前，因生气胸痛又作，伴胸闷，气短，心悸，喘息咳唾，甚则胸痛彻背，舌淡胖，苔白润，脉弦细。此阳虚气滞饮停、痹阻胸阳所致，故拟枳实薤白桂枝汤合颠倒木金散及二陈汤温阳化饮，宽胸降逆。

处方：

瓜蒌 30g	薤白 15g	枳实 15g	厚朴 15g
桂枝 10g	茯苓 30g	杏仁 10g	木香 10g
郁金 10g	陈皮 10g	半夏 10g	甘草 6g

服药 3 剂，胸痛缓解，胸闷、短气等亦减。守方继服 6 剂，诸症已瘥。

案 3 鞠某，男，56 岁。

患者有冠心病史 6 年，常在活动或劳累时出现胸骨后闷痛，休息或含服硝酸甘油后可迅速缓解。入冬以来，患者胸闷胸痛发作日趋频繁，伴短气，乏力，纳呆，便溏。刻诊：舌淡胖，边有齿痕，苔薄白腻，脉沉细无力。心电图示：慢性冠状动脉供血不足。四诊合参，此乃心脾阳虚、饮邪上乘阳位所致。当以人参汤合瓜蒌薤白白酒汤温阳益气，化饮宣痹。

处方：

人参 15g	炒白术 15g	干姜 10g	瓜蒌 30g
薤白 15g	茯苓 20g	桂枝 10g	郁金 10g
丹参 24g	甘草 9g

服药 6 剂，胸痛发作明显减轻，食欲转增，大便正常。上方加酒炒黄芪 30g、当归 15g、炮附子 10g，守方继服 20 剂，诸症皆除。

以上二例，虽皆为胸痹，但病因不同，病机迥异，故治之有别。前者责之于寒邪伤阳，饮停气滞，胸阳不展，故以温阳散寒、化饮降逆之剂治之，所谓"祛邪之实，即以安正"（《金匮要略心典》）；后者因于久病心脾阳气亏虚，胸阳不得展布，则以温阳益气、化饮宣痹之剂治之，所谓"养阳之虚，即以逐阴也"（同上）。正因为先生临证时能结合病因辨证，紧扣病机立法用药，故每每收到令人满意的效果。

三、呕吐论治

呕吐，是以食物或痰涎水液等从胃中上逆而出为主要临床表现的病证。尽管呕吐之病位多在胃，与胃气上逆有直接关系，但先生治呕，却从不囿于和胃降逆止呕，认为对呕吐，不仅应询问其呕吐物的性状及伴随的症状，还应了解其起病的急缓及病程之短长，以判断病变的虚实寒热及所在脏腑。

案4 高某，女，40岁，1989年11月23日初诊。

患者因无痛性吞咽困难10年，加重伴呕吐2个月，在外院行上消化道钡餐透视示：贲门失弛缓症，住院治疗月余，病情略有缓解。刻诊：进食时吞咽困难，伴胸骨后堵塞感，偶有灼痛，嗳气，口渴，常于进餐后呕吐，量不多，混有稠黏痰液，呕吐后觉舒，大便干，小便正常，舌红，苔黄厚，脉弦细。证属痰热中阻、胃失和降，治宜清热化痰、和胃降逆。

处方：

清半夏 30g	党参 18g	旋覆花（包）9g	代赭石 30g
白芍 15g	茯苓 18g	陈皮 10g	竹茹 9g
黄连 6g	枳实 6g	苏叶 6g	甘草 3g

以水适量，和蜜30g，扬之240遍后煎药。服药10剂，吞咽困难较前减轻，呕吐黏液痰涎明显减少，嗳气亦减，大便已调。上方改党参为人参12g，加当归、地龙各15g，川芎9g，全蝎（研，冲）6g。继服30剂，诸症皆愈。

案5 王某，男，50岁，1979年5月20日初诊。

患者患十二指肠球部溃疡多年，经治疗上腹疼痛已缓解，近1个月来经常出现朝食暮吐，暮食朝吐，呕吐物量大，为宿食，有腐败酸味，伴神疲乏力，手足不温，舌淡苔白，脉细弱。证属中焦虚寒，胃失和降。治以大半夏汤加味温中健脾，和胃降逆。

处方：

清半夏 30g	党参 18g	木香 9g	砂仁 9g
白术 9g	茯苓 15g	甘草 3g	蜂蜜 30g

嘱患者以水和蜜扬之240遍后煎药取汁，分2次温服。6剂后诸症大减，继服20剂痊愈。

以上二例呕吐，前例根据呕吐稠黏痰液，伴口渴、舌红、苔黄厚的特点，先生辨为痰热互结、胃失和降，故重用半夏配旋覆花、代赭石、陈皮、竹茹降逆化痰，伍黄连清热泻火，且监制半夏等药的温燥之性；因久病饮食难下，脾气必虚，故辅以党参、蜂蜜益气扶正，白芍养阴解痉缓急；少佐枳实、苏叶宣达气机、化痰散结，甘草调和药性。诸药相合，可使痰浊开，湿热清，脾胃升降有序，诸症自已。对于后例，则抓住其朝食暮吐，暮食朝吐，宿谷不化，神疲乏力，舌淡脉虚的特点，辨为脾虚不运、胃失和降之证，故以半夏30g为君，降逆和胃急治其标；以党参、白术、茯苓、甘草健脾益气，培固其本；少佐砂仁、木香调畅气机，芳香悦脾；更以蜂蜜和水数扬之而后以之煎药，既有补中益气之功，又有缓急润燥之力，且能解半夏之毒。先生辨证之准确，遣方用药之精当，煎服方法之严谨，由此可窥一斑。

四、咳嗽的"三步辨证法"

对于咳嗽，先生常采用"三步辨证法"，即：根据起病之急缓及是否兼恶寒发热等表证，辨外感及内伤；结合兼证，辨病变之脏腑；以痰之有无及其性质，辨病情之寒热虚实。外感咳嗽，起于外邪犯肺，肺失宣肃，治宜宣肺散邪。其中，咳嗽，痰稀白，伴恶寒，发热，无汗，头痛或周身酸楚，舌淡红，苔薄白，脉浮紧者，为风寒袭肺所致，当以杏苏散加味宣肺散寒；若咳嗽，痰黄或稠，口干，咽痛，恶风，发热，汗出，鼻流黄涕，舌边尖红，苔薄黄，脉浮数者，则提示风热犯肺，宜用桑菊饮加味疏散风热；若咳嗽少痰，稠黏难出，或痰中带血丝，咽干痛，唇干鼻燥，舌尖红，苔薄黄而干，脉细数者，为燥邪犯肺，治用桑杏汤清肺润燥止渴；若干咳兼头痛恶寒，发热，无汗，苔薄白而干，脉浮紧者，属凉燥犯肺，则以杏苏散加味治之。

尽管治疗外感咳嗽当以宣肺散邪为首务，但因燥邪干涩，易伤津化热并耗气，故先生对燥邪致咳者，每于润燥散邪剂中酌加沙参、麦冬、百部、炙杷叶等润肺止咳之品及罂粟壳、乌梅等敛肺止咳之品。

案6　张某，女，42岁，1995年10月18日初诊。

患者咳嗽痰少，稠黏难出，咽喉干痒不利，微恶寒，口唇干燥，舌淡红，苔薄白欠润，脉浮。此凉燥犯肺，肺失清肃，治宜宣肺润燥止咳。

处方：方用杏苏散加减。

杏仁 10g	苏叶 10g	清半夏 10g	云苓 15g
桔梗 10g	橘皮 10g	沙参 15g	百部 15g
炙杷叶 10g	罂粟壳 10g	乌梅 12g	甘草 10g

水煎分3次温服。服药3剂，咳嗽大减；又进3剂，遂告痊愈。

内伤咳嗽，多病势缠绵，除肺脏自病外，与肝、脾、肾等脏腑功能失调亦有密切关系。例如，咳嗽痰多色白，胸脘痞闷，纳呆，便溏，体倦乏力者，为脾虚生痰、湿痰犯肺之咳，当以六君子汤健脾益气、化痰降逆；痰浊盛者，可合用葶苈大枣泻肺汤或三子养亲汤。若咳嗽声低气怯，伴自汗，恶风，手足不温者，先生则多按肺肾虚弱辨证论治，方用补肺汤合参蛤散加减。或患者咳嗽气急，连连不已，甚则咳吐鲜血，或痰中带血丝，伴胸胁串痛，急躁易怒，口苦咽干，面红目赤者，则为木火刑金之咳，先生尝以黛蛤散合丹栀逍遥散治之，辄收良效。

施治追求实效，力争法活机圆

先生临证，不务虚名，惟求实效，善于谨守病机，遣方用药。如治疗脾胃病变，重视气机升降及虚实寒热。脾为湿土，以升为健，主运化水谷和水湿；胃为燥土，以降为和，主受纳、腐熟水谷。胃气降，则水谷及糟粕皆得以下行；脾气升，水谷之精微才能上输及四布。脾与胃，湿燥相济，升降得宜，阴阳相合，相辅相成，使饮食物的消化、吸收功能正常进行，使人体生命活动的物质基础——气、血、津、液得以源源不断地化生。先生常说，脾胃病虽然种类繁多，表现形式各异，但其基本病机往往离不开气机升降失调。

一、平胃散合良附丸加减应用

胃失和降者，临床可表现为呕吐、嗳气，胃脘胀满疼痛、呃逆等。其中，属寒邪犯胃者症见胃脘冷痛暴作，痛势剧烈，畏寒喜暖，得热痛减，口不渴，或喜热饮，纳呆，舌淡红，苔薄白或白腻，脉弦紧。治宜温胃散寒、理气止痛，方用平胃散合良附丸加减。

案1 林某，女，42岁，1995年11月3日初诊。

胃脘疼痛每遇寒凉或饮食生冷而发，发则痛连肩背，得温热则疼痛缓解，纳可，无嘈杂泛酸，大小便调。舌淡，苔薄白，脉弦紧。此寒邪犯胃，胃失和降，治以温胃散寒、理气止痛。

处方：

制香附10g	高良姜10g	陈皮10g	制半夏10g
苍术10g	厚朴15g	干姜10g	生姜3片
炙甘草6g			

4剂。

二、陈平汤加减应用

湿热蕴胃，亦可使胃失和降。症见胃中嘈杂灼热疼痛，伴口苦或口中黏腻，嗳气，纳差，舌红，苔黄腻，脉弦数或滑数。治宜清热和胃利湿，可选用陈平汤加味。

案2 尹某，男，52岁。1987年3月13日初诊。

患者反复发作性胃脘疼痛数年。胃镜检查示：慢性浅表性胃炎。1周前胃脘疼痛又作，伴胃中嘈杂灼热，腹满胀痛，不吐酸，舌质红，苔黄厚腻，脉弦滑。此属湿热中阻，胃失和降。以前法治之。

处方：

苍术9g	厚朴9g	陈皮9g	半夏10g
云苓24g	香附12g	木香9g	黄连4.5g

黄芩 4.5g　　　草豆蔻 9g　　　枳壳 9g　　　甘草 3g

水煎服，日 1 剂，连服 6 日，休息 1 天，忌醋及甜食。服药 6 剂，胃痛已止，嘈杂亦减，惟舌质仍红，苔仍黄腻，提示湿热未除。上方去草豆蔻继服。1 个月后，舌质转淡，腻苔悉退，复查胃镜，病已痊愈。

　　湿热中阻型胃脘痛临床最为常见，治疗时尤其应注意的是黄芩、黄连等苦寒之品不可不用，亦不可过用。不用则中焦之湿热难除，过用则极易败胃伤阳，影响疾病的康复。先生认为，其用量一般以 4.5~6g 为宜。另外胃黏膜脱垂中医辨证多属湿热中阻，除依上法治疗外，还可以鲫鱼半斤去肠肚，白豆蔻 6g、砂仁 6g 研碎，装入鱼腹中，用线缝好煮食之，半月为一疗程，每可收到良好效果。

三、柴平汤加减应用

　　胃失和降，亦有因肝气犯胃所致者。临床多表现为胃脘胀痛，牵引两胁，每因情志刺激诱发或加重，伴心烦易怒、口苦或呕吐吞酸、呃逆等。治宜疏肝和胃，理气止痛。方用柴胡疏肝散合平胃散加减。泛酸者，常见于消化性溃疡，可合左金丸，或加煅牡蛎、海螵蛸等。

　　案 3　郝某，女，36 岁。1996 年 1 月 12 日初诊。

　　患者胃脘痞闷疼痛 1 周，自觉有气上下攻冲，呃逆频作，声低缓，心烦，纳差，大小便调。舌淡红，苔腻微黄，脉沉弦。此肝气犯胃、胃失和降，治宜疏肝理气、降逆和胃。

　　处方：柴平汤加味。

柴胡 12g	白芍 15g	香附 15g	木香 10g
枳壳 10g	苍术 10g	青陈皮各 10g	制半夏 10g
云苓 15g	丁香 10g	柿蒂 10g	大刀豆 10g
沉香（后入）6g	甘草 6g		

　　4 剂。

　　复诊：1 月 16 日。服药后胃痛已止，脘闷、气逆渐平，偶有呃逆，仍不思饮食。舌淡红，苔腻，脉弦。上方去丁香、沉香，加焦三仙各10g，继服3剂。

按：肝气犯胃、胃失和降者，多兼气滞、气逆之证，但使用辛香理气之品时应中病即止，不可久用，以免辛温香散，耗气伤阴。

四、其他胃病方剂应用

胃失和降因邪实所致者，还可见于痰浊或宿食中阻。前者临床多表现为胃脘痞闷疼痛，背部寒冷，肠间沥沥有声，呕吐清水痰涎，或伴头眩、心悸，舌淡，苔白滑，脉弦细或沉弦。治宜温阳化饮，降逆和胃。方用苓桂术甘汤合瓜蒌薤白半夏汤；后者则表现为胃脘胀满疼痛，拒按，嗳腐吞酸，或呕吐不消化食物，吐后觉舒，不思饮食，大便臭秽不爽，苔厚腻，脉滑。治宜消食导滞，和胃止痛。方用保和丸加味。

至于胃失和降之因虚者，则有胃（脾）气虚与胃（脾）阴虚之别。胃气虚者，临床表现为胃脘绵绵作痛，喜温喜按，纳少，神疲乏力，舌淡，苔白，脉细弱。治宜补中益气，和胃止痛。方用黄芪建中汤或用六君子汤加枳壳15~30g，以收补中有和、补而不滞之功。若属脾虚气弱、中气下陷者，除了用补中益气汤加枳壳15~30g，升提胃气，还可配以蓖麻子15g捣膏，每晚贴百会穴，以绷带固定，次日清晨取下，7日为一疗程，常能获得满意疗效。而胃阴虚者，多见胃中隐隐作痛，不饥不食，口燥咽干，舌红无苔少津，脉细数。治宜养阴和胃止痛。可用沙参麦冬汤加生地、乌梅、杭芍、元胡、川楝子等。先生认为，此型病变多见于慢性萎缩性胃炎。因病程较长，久痛入络，故兼胃痛固定不移，入夜尤甚，舌有瘀斑、瘀点，脉涩等瘀血之征，故治之宜甘平、甘凉濡润为主，少佐理气通降之品，沙参、麦冬、玉竹、生地、扁豆等润而不腻、养而不燥，少佐元胡、川楝子可使凉而不滞，补中有行，静中有动，津液复来，气血畅行，升降得宜，诸症自已。

总之，先生治疗胃病呕吐者，以降为主，善用清半夏、代赭石、竹茹、生姜、旋覆花等；挟湿者，配伍藿香、佩兰；属热者，加黄芩、黄连。治疗嗳气主和，善以香附、木香、砂仁、陈皮之属理气和胃，有时酌加旋覆花、代赭石以增强和胃之功。胀满者，以通为主，常选厚朴、陈皮、香附、苏梗、大腹皮之辈。若胃脘疼痛为主者，则根据病情或通、或降、或和、或诸法并用，俾胃气得降，气机畅行，疼痛自止。此外，用药时须明辨虚实寒热。虚者，伍党参、白术、茯苓之属；实者伍枳实、莱菔子、鸡内金、焦三仙之属；寒者伍肉桂、高良姜、草豆蔻、益智仁、荜茇；热者配黄连、黄芩、焦山栀。

五、胸痹方剂应用

治胸痹，善辨痰浊瘀血。《金匮要略·胸痹心痛短气病》篇云："夫脉当取太过不及，阳微阴弦，即胸痹而痛。所以然者，责其极虚也。今阳虚知在上焦，所以胸痹心痛者，以其阴弦故也。"指出上焦阳虚，阴寒之邪上乘阳位，痹阻胸阳，是胸痹心痛的基本病机。胸痹与西医所说的冠心病相似，但又不仅仅局限于此。临床上凡以胸膺部位痞闷疼痛，甚则胸痛彻背，伴短气，喘息咳唾，脉弦紧或细涩为主症者，如肺心病、肋软骨炎、食道裂孔疝等，皆可按胸痹辨证论治。

瓜蒌薤白白酒汤是治疗胸痹的基本方。方中以瓜蒌为君，目的是宽胸豁痰、宣痹通阳；配伍味辛苦性温之薤白，则在于通阳散结，行气导滞。《灵枢·五味》曰："心病者，宜食麦、羊肉、杏、薤。"《本草求真》亦云："薤味辛则散，散则能使在上焦寒滞立消；味苦则降，降则能使在下焦寒滞立下；气温则散，散则能使在中焦寒滞立除；体滑则通，通则能使久痼寒滞立解。是以下痢可除，瘀血可散，喘急可止，胸痹刺痛可愈，实通气滑窍助阳之佳品也。"白酒温通气血，主行药势，与瓜蒌、薤白相伍，共奏温阳宣痹、化饮止痛之功。胸痹痰浊盛者，舌苔必腻，可合用二陈汤；兼水饮，胸胁支满，心悸，脉弦者，宜合苓桂术甘汤；胸阳不振，痰浊饮邪偏盛，阻痹气机，血行不畅，必见胸背刺痛，或痛有定处，舌紫暗，脉细涩，宜配丹参饮，或酌加当归、赤芍、川芎、桃仁、红花等活血化瘀之品。另外，无论痰浊瘀血，《医宗金鉴》之颠倒木金散为必用之方。木即木香，金为郁金。所谓颠倒者，是指二味药的剂量。气滞甚者倍木香；血瘀甚者倍郁金。此方行气活血，治疗胸痹、心痛之偏实者，疗效甚佳。

胸痹短气，动则尤甚，心悸、乏力者，多为心气虚，当以人参汤合生脉散治之；若胸痹、胸中气塞、短气，动静如斯者，则为水饮犯肺，气道不利，其证偏于邪实，宜用茯苓杏仁甘草汤，亦可合用瓜蒌薤白半夏汤。

六、肺系疾病方剂应用

治肺胀，虚则补肺、补肾、补脾；实则宣肺为先。肺胀，是因咳嗽、哮喘等证日久不愈，肺脾肾虚损，气道壅塞不利而致的以咳嗽气喘，胸中胀满，甚则面浮肢肿，唇舌紫绀为主症的疾病。该病有虚实之分，先生主张对于肺胀之属虚者，又应分肺虚、脾虚、肾虚，施以不同的治法。

肺气虚者，临床多表现为呼吸气短，动则尤甚，心悸汗出，舌淡红，苔薄白，脉虚弱。治宜补肺益气，方用生脉散合补肺汤加减：党参15~30g、麦冬9g、五味子9g、黄芪9g、百合30g、紫菀15g、炙桑白皮9g，水煎分2次服。

案4 向某，男，68岁。1996年1月8日初诊。

素患肺气肿，胸胀满气喘，动则尤甚，气不接续，痰多色白，汗出神疲，舌淡，苔白腻，脉沉细无力。此肺气虚衰、宣降不利，治宜补肺益气、化痰降逆。

处方：方用生脉散合补肺汤加减。

党参24g　　　麦冬9g　　　五味子9g　　　黄芪18g
百合30g　　　紫菀15g　　　炙桑白皮9g　　陈皮9g
清半夏9g　　　炙甘草6g
3剂。

二诊：1月12日。服药后胸闷、气促减轻，汗出止，舌淡，苔白腻，脉沉细。上方桑白皮改15g，继服6剂。

肺胀之虚证，偏于脾虚者，多表现为胸闷，短气，倦怠乏力，咳嗽吐痰，劳则加重，纳呆，舌淡苔白，脉缓弱。治宜健脾益气，化痰和中。可用六君子汤合生脉散化裁。

案 5 黄某，男，62 岁。1981 年 3 月 15 日初诊。

患慢性咳嗽 20 余载，近因感冒咳喘加重，胸闷气促，微恶寒，咳嗽痰多色白，饮食减少，倦怠乏力，动则心悸气喘，苔白腻，脉浮弱。胸透示：双肺纹理增粗，透亮度增加。诊断：慢性支气管炎合并肺气肿。中医辨证：脾气虚弱，肺失宣肃，风寒束表。急则治其标，先以杏苏散加减宣肺散寒、化痰降逆。

处方：

苏叶 9g	炒杏仁 9g	半夏 9g	云苓 30g
橘红 9g	苍白术各 9g	厚朴 9g	前胡 9g
紫菀 15g	款冬花 15g	甘草 3g	

日 1 剂，水煎分 2 次服。

二诊：服药 9 剂，恶寒止，咳嗽平，吐痰减少，胃纳略增，仍胸闷气喘，心悸动辄尤甚，倦怠乏力，苔薄白，脉虚弱。复以六君子汤合生脉散健脾益气，化痰和中。

党参 15g	白术 12g	云苓 18g	陈皮 9g
半夏 9g	麦冬 9g	五味子 9g	甘草 6g

水煎分 2 次服。服药 15 剂，胸满气喘已平，气力增加，轻微活动，亦无心慌之感，胃纳转佳，遂令其改服香砂六君子丸以善其后。随访 3 年，情况良好。

肺胀之偏于肾虚者，临床亦不少见。主要表现为胸膈满闷，喘促气逆，呼多吸少，动则心悸汗出，腰膝酸软，舌淡，苔白腻，脉沉弱。治宜纳气归肾，降逆化饮。可用苏子降气汤合人参蛤蚧散加减。

案 6 苏某，男，63 岁。1982 年 12 月 14 日初诊。

患肺心病多年，每至冬季病情加剧，需住院治疗。近日胸闷气促又作，呼吸困难，不能平卧，稍事活动则气喘，心悸，难以忍受。喉间痰声辘辘，自汗出，纳差，舌淡，苔白腻，脉沉弱。此肾虚不纳，水泛为痰。治宜补肾纳气，化痰平喘。

处方：苏子降气汤合生脉散加减。

苏子 9g	清半夏 9g	当归 15g	橘红 9g
前胡 9g	厚朴 6g	沉香 6g	人参 9g
麦冬 9g	五味子 9g	怀牛膝 15g	甘草 6g

水煎分 2 次服。另以人参 30g、蛤蚧 1 对、冬虫夏草 30g、川贝母 30g，共研细粉，每次 2g，日 2 次。服药 2 周，病情大为好转，胸闷气促减轻，已能平卧，痰量明显减少，遂停汤药，散剂继服。3 料药尽，次年冬宿疾未作，健康状况良好。

肺胀之实证，多因寒邪束肺所致，内饮外寒，肺气不宣，故见起病急骤，胸闷憋气，咳嗽气喘，痰多色白质稀，脉浮紧或弦紧。治宜宣肺散寒，化饮平喘。以小青龙汤为基本方。喉中痰鸣者加炒苏子、炒莱菔子、白芥子、葶苈子；苔黄、口渴、烦躁者加生石膏。

案 7 朱某，男，42 岁。1984 年 3 月 15 日初诊。

因感受风寒而致胸闷憋气，咳嗽气喘，不能平卧，恶寒，头身疼痛，吐白痰质稀量多，舌质淡，苔薄白腻，脉浮紧。胸透示：肺纹理增多，肺野透亮度增强。诊断为急性支气管炎、肺气肿。中医辨证为风寒袭表。饮邪内停，肺失宣肃。治宜宣肺散寒，化饮降逆。

处方：

麻黄 9g	桂枝 9g	杭芍 9g	干姜 9g
细辛 3g	五味子 9g	半夏 9g	甘草 6g

水煎分 2 次服。服药 6 剂，恶寒头痛身痛止，咳喘渐平，守方继服 6 剂，诸症消失，胸透正常，病告痊愈。

七、肝硬化方剂应用

治疗肝硬化，调补为先，慎用攻破。肝硬化是临床常见的一种慢性进行性肝病，因其早期以肝脏肿大，后期缩小、质硬为特点，属于中医癥瘕、积聚病范畴，故临床上多以软坚散结、活血化瘀法治之。先生根据临床观察，发现许多肝硬化患者，虽屡进活血化瘀之剂，病情却丝毫未见缓解，相反，肝功能损害却日渐加重。由此悟出：肝硬化亦属本虚标实之病，其发生和发展，皆与脏腑整体功能失调、肝主疏泄及主藏血、调节血量的功能失调密切相关。诚如华岫云所言："肝为风木之脏，因有相火内寄，体阴用阳，其性刚，主动主升，全赖肾水以涵之，血液以濡之，肺金清肃下降之令以平之，中宫敦阜之土气以培之，则刚劲之质，得为柔和之体，遂其条达畅茂之性。"也就是说，肝脏的功能正常，是有一定条件的，任何一脏的生理功能障碍都有可能影响到肝，使之功能异常而发生病变。因此治疗肝硬化，应立足整体，调补为主，慎用峻药攻破。若肝硬化患者硫酸锌浊度升高，麝浊、麝絮阳性，血清蛋白异常者，常兼脾气亏虚之证。临床除肝区胀痛，肝脏肿大、质软或韧之外，多伴有食欲不振，倦怠乏力，饭后腹胀，舌淡胖，有齿印，苔薄白，脉弦细。治宜益气健脾，疏肝理血。方用六君子汤合柴胡疏肝散加减，守方服用 1~3 个月，多可使肝功能明显好转或恢复正常。

案 8 韩某，男，34 岁。1992 年 6 月 8 日初诊。

患乙型肝炎 4 年余。肝功能反复异常：谷丙转氨酶波动在 50~80U/L，γ-GT 波动在 80~200U/L。近两个月来，因工作劳累病情加重，肝区持续胀痛，神疲乏力，纳呆食少，心烦，口中黏腻而苦，大便溏，小便不利。肝功：谷丙转氨酶 102U/L，麝香草酚浊度试验 16U/L，胆红素 37μmol/L，γ-GT 120U/L，A/G：35/42；乙肝五项指标：HBsAg、抗-HBe、抗-HBc 均阳性。查：患者面色萎黄，巩膜轻度黄染，可见蜘蛛痣及肝掌，肝肋缘下 2.5cm 处可及，质韧。舌质暗，苔腻微黄，脉弦细。证属肝郁脾虚，气滞湿阻，血行不畅。治宜益气健脾，疏肝理血。

处方：六君子汤合柴胡疏肝散加减。

党参 30g	黄芪 30g	白术 15g	云苓 18g
木香 9g	香附 9g	柴胡 10g	当归 15g
白芍 15g	陈皮 9g	清半夏 9g	焦三仙各 9g
甘草 6g			

每日 1 剂，连服 6 日，休息 1 日，嘱 1 个月后复查肝功。

二诊：6月10日。服药后肝区疼痛明显减轻，饮食增加，口黏口苦止，肝功好转。原方略作变通，继服。两个月后，症状完全消失，肝功恢复正常，乙肝五项除HBsAg外其余皆转阴。

八、腹泻方剂应用

治痛泻，先辨虚实，亦通亦补。肠鸣、腹痛即泻者，谓之痛泻。《医方考》云："泻责之脾，痛责之肝。肝责之实，脾责之虚。脾虚肝实，故令痛泻。"痛泻常见于夏秋季节，临床多从肝旺脾虚、木郁乘土辨证，以痛泻要方为基本方治之，然亦有不效者。先生认为，腹痛即泻，未必皆由肝旺脾虚，当根据其泻后痛止与否分辨其虚实，宜通则通，当补则补。

若腹痛即泻，泻后痛减或痛止，舌淡，苔垢厚者，多系寒积肠胃，大肠传导失司，属实证。当投大黄附子汤或《千金方》温脾汤等温下之剂，寒滞去，痛泻自止；而腹痛即泻，泻后痛减或痛止，舌红，苔黄厚或黄腻者，则为湿热积于肠，传导失序，亦属实证。治宜清利湿热，导滞去积。宜选用芍药汤加减。需要注意的是方中之生大黄为必用之品，与木香、槟榔等调气之品同用，可使肠中之湿热积滞尽去，腹痛腹泻等症自除，此皆通因通用之法。

案9 王某，男，44岁。1996年4月14日初诊。

患慢性细菌性痢疾3年，每于夏秋季节或受寒或饮食不调发作。腹痛即泻，泻后痛减，每日6~8次，泻下赤白，白多赤少，量不多，里急后重，手足不温，纳寐可，小便调，舌质淡，苔白腻，脉沉弦。此肠中寒湿，气机阻滞。治宜温中散寒，导滞去积。

处方：大黄附子汤加味。

大黄10g	炮附子10g	细辛4.5g	干姜、木香各6g
当归15g	杭芍20g	甘草6g	

服药2剂，泻下赤白增多，次数减少，泻后腹中觉舒。上方加炒白术12g、乌药15g，继服6剂，腹痛泻痢止。复以香砂六君丸以善其后。随访两年，病未再作。

案 10 申某，男，24 岁。1996 年 9 月 16 日初诊。

下利、便脓血 3 日，5~6 次 / 日，腹痛即泻，泻后痛减，无寒热，伴里急后重，肛门灼热，自汗出，动辄益甚，周身疲乏无力，口干渴欲饮水，舌质红，苔黄腻，脉弦数。此湿热蕴结肠腑，传导失司。治宜清热利湿，导滞去积。

处方：芍药汤合白头翁汤、小承气汤加减。

白芍 40g	黄连 10g	黄芩 10g	黄柏 10g
槟榔 10g	枳实 15g	厚朴 15g	木香 10g
白头翁 30g	苦参 15g	肉桂 10g	当归 15g
大黄 9g	甘草 6g		

3 剂，水煎分 2 次温服。

二诊：1996 年 9 月 19 日。服药后腹痛明显减轻，腹泻 2~3 次 / 日，挟少许黏液，里急后重、肛门灼热减轻，仍口干，自汗出，舌红，苔腻微黄，脉弦细。上方去白头翁，改肉桂为 4.5g，加薏苡仁 30g，继服 5 剂。

凡腹痛即泻，泻后疼痛不减者，多为肝旺脾虚之痛泻。肝属木，主疏泄，性喜条达；脾属土，主运化，喜燥恶湿，以升为健。而脾的升清与运化，皆离不开肝气的条达与舒畅。若肝木疏泄太过，克伐脾土，脾虚不运，则"水反为湿，谷反为滞"，气机阻滞，大肠传导失司，故见腹痛腹泻，复因泄泻更伤脾气，土虚木乘，则泻后腹痛不减，甚则加重。治当泻肝扶脾。宜痛泻要方加减。先生常重用白芍（30~40g）敛肝泻肝为主药，以制约肝气之疏泄太过；辅以白术（12~15g）、炒薏仁（15~18g）健脾除湿；陈皮和中化湿，芳香醒脾；少佐味辛性温归肝入脾之防风，助芍药、白术以疏肝悦脾。诸药合用，泻肝运脾，疏中寓补，气机调畅，痛泻自止。

感　冒

病例1　霍某某，男，40 岁，工人。1992 年 12 月 10 日初诊。

[主症] 恶寒发热 3 天，身痛无汗，咳嗽痰黄，大便略干，咽痛、充血，舌淡红，苔薄白，脉弦滑。

[辨证] 外感风寒，内有蕴热。

[治法] 疏风散寒，清解里热。

[处方] 荆防败毒散加减。

荆芥 10g	防风 10g	羌独活各 10g
柴胡 10g	前胡 10g	桔梗 10g
白前 10g	银花 30g	连翘 15g
板蓝根 30g	山豆根 15g	锦灯笼 15g
甘草 6g		

水煎服。

服药 4 剂，痊愈。

病例2　王某某，男，14 岁，学生。1993 年 2 月 22 日初诊。

［主症］发热微恶寒 2 天，体温 39℃，打喷嚏，纳呆，口渴欲饮，大便二日未行，咽痛、充血，扁桃体Ⅰ度肿大，舌质红，苔薄白，脉浮数。

［辨证］风热外袭，毒结咽喉。

［治法］疏风清热，解毒利咽。

［处方］银翘散加减。

荆芥穗 9g	炒牛蒡子 9g	薄荷 6g	银花 30g
连翘 15g	板蓝根 30g	山豆根 30g	蚤休 30g
大青叶 30g	大黄（后入）6g	川贝 6g	甘草 3g

水煎服。

二诊：2 月 25 日。服药 3 剂，体温降至正常，咽痛轻，喷嚏除，大便稀，咽部略红，扁桃体Ⅰ度肿大，舌尖红，苔薄白，脉略数。上方加黄芩 6g，大黄不后入，继服 4 剂，痊愈。

病例 3 吕某某，女，15 岁，学生。1993 年 10 月 17 日初诊。

［主症］发热恶风 3 天，体温 38.2℃，咽痛，舌疮，唇周疱疹，大便干，小便黄，舌质红，苔薄黄腻，脉滑。血白细胞 3.8×10^9/L，血沉 50mm/h。

［辨证］风热外袭，心脾蕴热。

［治法］辛凉解表，清泻心脾。

［处方］银翘散合导赤散、泻黄散加减。

荆芥穗 10g	防风 10g	炒牛蒡子 15g	薄荷 6g
银花 30g	连翘 15g	板蓝根 30g	山豆根 15g
蚤休 30g	生地 30g	木通 10g	竹叶 10g
黄连 10g	山栀 10g	藿香 10g	生石膏 30g
大黄 6g	甘草 6g		

水煎服。

二诊：10 月 20 日。服药 3 剂，发热恶风消失，咽痛、舌疮减轻，唇疹结痂，大便稀，舌质红，苔薄白，脉滑。上方去大黄，继服 6 剂，痊愈。

病例 4 于某某，男，23 岁，工人。1993 年 11 月 24 日初诊。

［主症］发热恶寒 5 天，静脉滴注青霉素、口服退烧散后热退复起。刻下体温 38.5℃，微恶寒，喷嚏咳嗽，纳呆恶心，呕吐 1 次，小便黄，舌

质红，苔薄黄，脉浮弦。

[辨证] 风热外袭，肺胃失和。

[治法] 疏风清热，和胃宁嗽。

[处方] 银翘散合藿香正气散、止嗽散加减。

荆芥穗 10g	防风 10g	薄荷 6g	银花 30g
连翘 10g	大青叶 30g	板蓝根 30g	藿香 10g
半夏 10g	陈皮 10g	前胡 10g	白前 10g
甘草 3g			

水煎服。

二诊：11月27日。服药3剂，体温正常，未再恶心，咳嗽减轻，喷嚏除，舌淡红，苔薄白，脉浮。上方继服3剂，痊愈。

病例5 朱某某，女，50岁，会计。1993年11月20日初诊。

[主症] 发热恶寒半月，服中西药未效。刻下发热恶寒，体温38.5℃，头痛身痛，手足欠温，鼻塞涕清，咽稍痛，口不渴，二便调，舌淡红，苔薄白，脉弦细。

[辨证] 气虚外感。

[治法] 益气解表。

[处方] 人参败毒散合温肺止流丹加减。

人参 10g	羌独活各 10g	柴胡 10g	前胡 10g
枳壳 10g	桔梗 10g	茯苓 15g	川芎 10g
锦灯笼 15g	射干 10g	荆芥穗 10g	细辛 4.5g
诃子 10g			

水煎服。

二诊：11月23日。服药3剂，遍身微汗出，发热恶寒、头痛身痛消失，鼻塞流涕轻，咽痛瘥，舌淡红，苔薄白，脉弦细。上方去锦灯笼、射干，继服6剂，痊愈。

病例6 翟某某，女，35岁，工人。1994年3月2日初诊。

[主症] 发热恶寒10余天，自服"感冒药"未愈，平素易感冒。刻下发热恶风，鼻塞涕清，倦怠乏力，精神不振，胃脘时痛，纳呆恶心，头晕目眩，大便干结，舌淡红，边有齿痕，苔薄白，脉浮弦。

［辨证］气虚外感，风痰上扰。

［治法］益气祛风，平肝和胃。

［处方］玉屏风散、苍耳子散合半夏白术天麻汤加减。

黄芪 30g	白术 15g	防风 10g	天麻 15g
钩藤 15g	半夏 15g	云苓 18g	橘红 10g
苍耳子 10g	辛夷 10g	薄荷 6g	白芷 15g
番泻叶 3g	甘草 6g		

水煎服。

二诊：3 月 5 日。服药 3 剂，发热恶寒消失，头晕恶心瘥止，大便已通，仍乏力、纳呆，舌淡红，边有齿痕，苔薄白，脉细。上方去番泻叶，继服 3 剂。并以黄芪 120g、炒白术 90g、防风 60g 共为粗末，每次 6g，水煎服，日 2 次。

按：感冒是风邪侵袭人体而引起的疾病。风为百病之长，每挟寒、热、暑、湿袭表而见恶寒发热、鼻塞咳嗽等肺卫表证。先生治疗感冒，博采伤寒、温病众家之长，遣方用药自成特色。

一是辛温、辛凉灵活配伍。《丹溪心法》说："伤风属肺者多，宜辛温或辛凉之剂散之。"风寒、风热是感冒的常见证型，必须准确辨证，寒、热分治，但还要注意二者之间存在着可相互转化的一面，风寒化热尤为常见。因此，若证属风寒，治以辛温解表，据证配伍适当的辛凉清解之品，以除热化之邪；若证属风热，治以辛凉解表，加入适当辛温之品，可增强发散之力且防冰遏邪气。如例 1 用荆防败毒散辛温散寒，加入银花、连翘、板蓝根、山豆根清解里热；例 2 银翘散方中荆芥穗用至 9g，例 3、例 4 辛凉清解方中荆芥、防风并用，皆为"火郁发之"之意，临床证明确能提高疗效。

二是重视外内合邪的病机与治疗。感冒虽属外感，但外邪多乘人体正气失调之时而致病。《证治汇补》说："肺家素有痰热，复受风寒束缚，内火不得疏泄，谓之寒暄，此表里两因之实证也。"如例 2 为风热外袭，兼见咽痛乳蛾、便秘尿赤，辨为毒结咽喉，以银翘散辛凉解表，重用板蓝根、山豆根、蚤休、大青叶、锦灯笼解毒利咽，大黄泻下热邪，为凉膈散法；例 3 为风热外袭，兼见舌疮唇疹，辨为心脾蕴热，用银翘散辛凉解表，合导赤散、泻黄散清泻心脾之热；例 4 为风热外袭，兼见咳嗽、呕恶，辨为肺胃失和，用银翘散辛凉解外，藿香正气散、止嗽散和胃宁嗽，此案实为《伤寒论》"太阳与阳明合病，不下利但呕者，葛根加半夏汤主之"之法，但不泥其方。尚有"平昔元气虚弱，表疏腠松，卫气不固，即显风证者，此表里两因之虚证也"（《证治汇补》），如例5为气虚外感，以人参败毒散合温肺止流丹取效；例6为气虚外感，兼见头晕恶心、苔腻脉弦，辨为风痰上扰，用玉屏风散合苍耳子散益气祛风，半夏白术天麻汤化痰息风而愈。

三是重用清热解毒之品。对于证属风热、壮热不退者，常据证选用银花、连翘、大青叶、板蓝根、蚤休、鱼腥草、山豆根等30g以上。

四是注意善后调理。柯韵伯说："治风者，不患无以驱之，而患无以御之；不畏风之不去，而畏风之复来。"对肺卫不固、反复感冒的患者，用黄芪、炒白术、防风，按3∶2∶1的比例，共为粗末，每次6g，水煎服，日2次，坚持服用2个月以上，确能收到增强正气、减少复发的效果。

咳　嗽

病例1　朱某某，男，15岁，学生。1993年10月20日初诊。

［主症］咳嗽半月，夜间咳重，痰白质稀，喉中痰鸣，咳甚则呕吐，纳呆，大便略干，舌质淡红，苔白稍厚，脉弦细。

［辨证］风寒外袭，痰浊内蕴。

［治法］疏风散寒，化痰止咳。

［处方］杏苏散合四子降气汤加减。

苏叶子各10g	杏仁10g	半夏10g	云苓10g
陈皮10g	前胡10g	桔梗10g	枳壳6g
莱菔子10g	白芥子10g	葶苈子10g	川贝6g
甘草6g			

水煎服。

二诊：10月23日。服药3剂，咳嗽减轻，痰鸣消失，未再呕吐，纳食好，大便稠，舌质淡红，苔薄白，脉弦细。上方继服6剂，痊愈。

病例2　郭某某，男，28岁，工人。1992年10月28日初诊。

［主症］咳嗽5天，晨起咳重，痰少色黄，质黏难出，咽喉作痒，小

便黄，舌质红，苔黄腻，脉滑。

［辨证］风邪犯肺，痰热内蕴。

［治法］疏风宣肺，清热化痰。

［处方］止嗽散合银翘蚤鱼二根汤加减。

芥穗 10g	白前 12g	陈皮 10g	紫菀 15g
百部 15g	川贝 10g	桔梗 10g	金银花 30g
连翘 10g	蚤休 30g	鱼腥草 30g	板蓝根 30g
丹皮 15g	赤芍 15g	甘草 6g	

水煎服。

二诊：11 月 1 日。服药 3 剂，咳嗽大轻，痰稀易出，咽痛、喉痒瘥，舌质略红，苔薄黄，脉滑。上方去丹皮、赤芍，继服 4 剂痊愈。

病例 3 于某，男，28 岁，干部。1993 年 12 月 20 日初诊。

［主症］咳嗽憋气 10 余天，痰黄质稠，喉中痰鸣，鼻塞涕浊，带有血丝，咽痛，口干欲饮，大便干，2 日一行，小便黄，舌质红，苔薄白，脉浮数。

［辨证］风热犯肺，痰热内盛。

［治法］疏风清热，肃肺止咳。

［处方］麻杏石甘汤合止嗽散加减。

麻黄 6g	杏仁 10g	石膏 30g	白前 10g
陈皮 10g	紫菀 10g	百部 10g	川贝 10g
桔梗 10g	丹皮 10g	赤芍 10g	大黄 6g
知母 10g	苏子 10g	莱菔子 10g	白芥子 10g
款冬花 10g	白茅根 15g		

水煎服。

二诊：10 月 24 日。服药 4 剂，咳嗽减，憋气、咽痛轻，鼻涕已不带血，大便已畅，仍痰鸣、纳呆，舌质红，苔薄白，脉细滑。上方去白茅根、大黄，加葶苈子 10g，水煎服。

三诊：10 月 27 日。服药 3 剂，咳嗽、痰鸣明显减轻，痰少色白，鼻塞时作时止，舌质略红，苔薄白，脉细滑。上方去丹皮、赤芍，加前胡 10g、苍耳子 10g、辛夷 10g，水煎服。

四诊：10月31日。服药4剂，偶有咳嗽，痰少，痰鸣瘥，仍时鼻塞，上方加白芷10g、薄荷10g。继服3剂，痊愈。

病例4 杨某，女，19岁，职工。1993年12月11日初诊。

[主症] 素有咳嗽病史5年，20天前因感冒复发。刻下咳嗽痰少质稠，咽痛，口微渴，纳食可，二便调，舌淡红，苔薄白，脉弦细。

[辨证] 风邪犯肺，痰热内阻。

[治法] 疏风宣肺，清热化痰宁嗽。

[处方] 止嗽散合银翘蚕鱼二根汤、百劳丸加减。

荆芥穗10g	白前10g	陈皮10g	紫菀10g
百部10g	川贝10g	桔梗10g	前胡10g
款冬花10g	银花30g	连翘15g	鱼腥草30g
蚤休30g	甘草6g	罂粟壳6g	乌梅6g

水煎服。

二诊：12月14日。服药3剂，咳嗽减轻，咽稍痛，痰稀量少，舌淡红，苔薄白，脉弦细。上方继服。

三诊：12月20日。服药6剂，咳嗽大轻，咽痛瘥，痰少易出，纳食可，二便调，舌淡红，苔薄白，脉弦细。上方继服6剂，痊愈。

病例5 张某某，男，25岁，工人。1994年1月24日初诊。

[主症] 咳嗽3天，痰少色白质稀，鼻塞涕清，发热畏寒，纳呆，恶心时吐，眠差，舌淡红，苔薄白，脉弦细紧。

[辨证] 风邪犯肺，胃失和降。

[治法] 疏风宣肺，和胃止呕。

[处方] 止嗽散合三拗汤、杏苏散加减。

麻黄10g	杏仁10g	荆芥穗9g	白前9g
陈皮10g	紫菀10g	百部10g	川贝6g
枳壳6g	桔梗10g	半夏10g	前胡10g
苏叶6g	苍耳子10g	辛夷10g	

水煎服。

二诊：1月27日。服药3剂，咳嗽明显减轻，鼻塞流涕止，未再呕吐，仍纳呆，舌淡红，苔薄白，脉弦细。上方加鸡内金10g，继续服4剂，痊愈。

病例 6 杜某，男，15 岁，学生。1993 年 9 月 8 日初诊。

[主症] 咳嗽半月，痰白量少质黏，鼻塞涕清，纳呆，口微渴，咽干，苔薄白少津，脉浮细。

[辨证] 外感凉燥，肺气失宣。

[治法] 辛温润燥，宣肺止咳。

[处方] 杏苏散加减。

苏叶 10g	杏仁 10g	半夏 10g	云苓 15g
陈皮 10g	前胡 10g	桔梗 10g	枳壳 10g
银花 30g	连翘 15g	苍耳子 10g	辛夷 10g
白芷 10g	薄荷 6g	甘草 6g	

水煎服。

二诊：9 月 11 日。服药 3 剂，咳嗽减轻，流涕已止，纳食转好，舌淡红，苔薄白，脉浮细。上方继服 6 剂，痊愈。

病例 7 李某某，男，56 岁，教师。1993 年 10 月 20 日初诊。

[主症] 咳嗽半年，初因咳嗽、发热在山东省某医院诊断为"急性肺炎"，静脉滴注青霉素等药后好转，半月前因"感冒"复发。刻下咳嗽憋气，痰白量多质稠，易咯出，咳甚则胁痛，口干欲饮，小便不畅，舌淡红，边有齿痕，苔薄白，脉弦细。

[辨证] 风邪外袭，痰饮停肺。

[治法] 疏风宣肺，化饮止咳。

[处方] 小青龙加石膏汤加减。

麻黄 10g	桂枝 10g	白芍 10g	半夏 10g
干姜 10g	细辛 3g	五味子 10g	生石膏 30g
炒元胡 15g	川楝子 15g	木香 10g	郁金 15g
全虫 10g	川芎 10g	僵蚕 15g	甘草 6g

水煎服。

二诊：10 月 23 日。服药 3 剂，咳嗽减轻，痰多变稀，憋气除，胁痛瘥，舌淡红，苔薄白，脉弦细。上方去炒元胡、川楝子、木香、郁金，加紫菀 15g、款冬花 15g，水煎服。

三诊：10月26日。服药3剂，偶有咳嗽，痰少易出，口中和，纳食可，大便调，小便欠畅，舌淡红，苔薄白，脉弦。上方加百部15g，继服4剂，痊愈。

病例8 魏某某，男，35岁，工人。1993年11月27日初诊。

[主症] 咳嗽憋气5天，痰少质黏，喉痒痰鸣，纳呆，自汗，平素易感冒，舌质略红，苔薄白，脉浮细滑。

[辨证] 肺卫气虚，外感风邪，痰热内蕴。

[治法] 益气固表，疏风宣肺，清热化痰。

[处方] 玉屏风散、止嗽散、麻杏石甘汤合方加减。

黄芪15g	炒白术10g	防风10g	荆芥穗10g
陈皮6g	紫菀15g	百部15g	川贝10g
桔梗10g	麻黄10g	杏仁10g	生石膏30g
白前15g	苏子10g	莱菔子10g	白芥子10g
葶苈子10g	甘草6g		

水煎服。

二诊：12月1日。服药4剂，咳嗽大减，汗出减少，喉痒、痰鸣消失，纳食转好，舌质略红，苔薄白，脉细滑。上方继服3剂，并以黄芪120g、炒白术60g、防风30g、党参90g、麦冬60g、五味子30g共为粗末，每次10g，早、晚各水煎服，连服2个月。

病例9 吴某某，女，35岁，工人。1993年12月4日初诊。

[主症] 反复咳嗽4年，常于冬季加重，痰中带血，在济南某医院拍胸片报告为"支气管扩张"，1个月前因感冒复发。刻下咳嗽痰少，色黄白相兼，痰中带血，鼻塞，涕时清时浊，短气乏力，自汗，口微渴，二便调，舌淡红，苔薄白，脉虚数。

[辨证] 肺气阴虚，痰浊内阻，风邪外袭。

[治法] 益气养阴，疏风宣肺，化痰宁嗽。

[处方] 玉屏风散、生脉散、止嗽散、千金苇茎汤合方加减。

黄芪30g	炒白术15g	防风10g	党参30g
麦冬15g	五味子10g	冬瓜子30g	芦根30g
桃仁10g	生百合30g	诃子肉15g	生地15g

| 紫菀 15g | 百部 15g | 款冬花 15g | 川贝 10g |
| 荆芥穗 10g | 白前 12g | 桔梗 10g | 甘草 6g |

水煎服。

二诊：12月8日。服药4剂，咳嗽减轻，痰较前易咯，血丝减少，自汗少，舌淡红，苔薄白，脉虚数。上方去荆芥穗、防风，加薏苡仁 30g、罂粟壳 9g，水煎服。

三诊：12月15日。服药7剂，咳嗽大轻，痰少，血丝已尽，自汗轻，仍鼻塞，小便热、频，睡眠欠佳，舌淡红，苔薄白，脉虚数。上方去黄芪、白术、生地、罂粟壳、白前、桔梗、款冬花，加苍耳子 12g、辛夷 12g、萹蓄 30g、瞿麦 15g、炒枣仁 30g，水煎服。

四诊：12月25日。服药10剂，咳嗽偶作，乏力减轻，自汗止，眠好，小便调，舌淡红，苔薄白，脉虚。上方去萹蓄、瞿麦、苍耳子、辛夷，继服 10 剂；并以黄芪 120g、炒白术 60g、防风 30g、党参 120g、麦冬 60g、五味子 30g 共为粗末，每次 9g，早、晚各水煎服。

按：咳嗽是肺系疾患的一个常见症状。外感或内伤的多种病因，导致肺气失于宣发、肃降时，均会使肺气上逆引起咳嗽。先生治疗该病的特色有以下四点。

一是重视外感、内伤的相互联系。明代李梴《医学入门》首次提出咳嗽的外感、内伤分类，为后世临床论治提供了借鉴。然而，临床所见，内伤咳嗽患者由于肺虚容易感受外邪，特别是在气候变冷之时，往往易受外邪侵袭而加重；外感咳嗽，多在人体正气失调之时为邪袭中而发生，所以在立法遣方之时，必须予以兼顾。如例1、例2、例3、例5、例6，起病急，病程短，有发热恶风、鼻塞流涕等症，皆属外感咳嗽，例1喉中痰鸣、苔厚腻，为痰浊内蕴；例2、例3痰黄、咽痛、尿黄便干、舌红苔腻，为痰热蕴于上焦；例5纳呆、恶心呕吐，为胃失和降；例6痰黏口渴、舌苔少津，为素体津亏，故在宣肺散邪的同时，分别结合化痰、清热、和胃、润燥之法。例4、例7、例8、例9有反复发作咳嗽病史，均为内伤咳嗽，但无一例外不是因外感而加重，故需明辨标本、区别缓急而治之。例5、例7为邪气壅盛，故疏风散邪、化痰肃肺以急治其标；例8、例9正虚邪实并重，故扶正祛邪以标本兼治。

二是祛风为先，善察寒热。《景岳全书》有"六淫皆能致咳，风寒为主"之说。诚然，风为百病之长，无论外感咳嗽抑或内伤兼挟外感的咳嗽，多以风为先导，挟寒、热、燥等外邪入侵肺系所致，风邪不去，咳必不除，所以必须以祛风为先，以辨识外邪之寒、热为关键。属风或风寒者，用止嗽散加减，该方出自程钟龄《医学心悟》，乃据肺为娇脏，不耐克伐，肺体属金，畏冷恶热的生理特点而制方，究其药性终偏于温，故常于方中加入川贝一味，更符合其"温润和平、不寒不热"的制方之旨，凡风、寒、暑、湿、燥、火所致之咳嗽，皆可用之加减，确为治疗外邪咳嗽之良方。如例2、例3、例4、例5、例7分别合以银翘蚤鱼二根汤、麻杏石甘汤、三拗汤、玉屏风散等方加减。兼恶心呕吐、舌苔厚腻等胃失和降、痰浊内阻之证者，用杏苏散加减，因该方兼具和胃止呕、燥湿化痰之功。属风热或兼痰热内蕴者，若外邪从鼻窍、咽喉以至于肺，兼见咽痛、充血等症，用止嗽散合银翘蚤鱼二根汤以宣肺散邪、清肺解毒，如例2、例4；若外邪从皮毛内合于肺，兼见喘憋气急等症，用止嗽散合麻杏石甘汤以辛凉宣泄、清肺平喘，如例3；若风寒表证较著，咳喘脉紧者，加麻黄、杏仁即合三拗汤以宣肺利气；肺气失宣、鼻塞流涕者，加苍耳子、辛夷、白芷、薄荷即合苍耳子散以宣通鼻窍。

三是久咳敛肺。久咳不已，痰少苔薄，或久用疏风宣肺方药乏效者，常合敛肺法，用百劳丸（乌梅、罂粟壳），收效甚佳，如例4。

四是重视善后调理。对于咳嗽属虚，或因肺卫不固而反复发作者，常在临床治愈之时，继以扶正固本善后。肺气虚者，用玉屏风散；肺气阴两虚者，用生脉散；脾气虚者用香砂六君子汤；肾气虚者用肾气丸，坚持久服，能起到防止复发的作用。

喘　证

病例1　边某某，男，49岁，工人。1993年11月13日初诊。

[主症]　咳喘10余天，胸闷憋气，轻度痰鸣，痰少色白，鼻塞涕清，舌质略红，苔薄白，脉弦滑。

[辨证]　风邪袭肺，痰浊内阻。

[治法]　疏风宣肺，利气平喘。

[处方]　三拗汤合杏苏散加减。

麻黄 10g	杏仁 10g	苏叶子各 10g	半夏 12g
云苓 15g	陈皮 10g	前胡 10g	桔梗 10g
枳壳 10g	紫菀 10g	款冬花 15g	射干 10g
甘草 6g			

水煎服。

二诊：11 月 16 日。服药 3 剂，咳喘大轻，憋气、痰鸣消失，舌淡红，苔薄白，脉弦滑。惟鼻塞流涕，遇风加重，上方加党参 15g、荆芥穗 10g、细辛 3g、诃子 10g，继服 4 剂，痊愈。

病例 2 杨某某，女，60 岁，退休职工。1993 年 2 月 15 日初诊。

［主症］咳嗽、喘憋 20 余天，痰少而黏，难以咯出，鼻塞涕浊，头痛，以左额颞部为重，口干纳呆，大便干，小便黄，咽痛、充血，舌质红，苔薄白，脉弦滑。

［辨证］风邪外袭，肺有蕴热。

［治法］宣肺化痰，清肺利咽。

［处方］麻杏石甘汤合银翘蚤鱼二根汤加减。

麻黄 10g	杏仁 10g	生石膏 30g	银花 40g
连翘 15g	蚤休 30g	鱼腥草 30g	板蓝根 30g
山豆根 15g	苍耳子 10g	辛夷 10g	白芷 10g
薄荷 6g	桔梗 10g	甘草 6g	

水煎服。

二诊：2 月 18 日。服药 3 剂，喘息憋气减轻，头痛、鼻塞亦轻，仍咳嗽，痰少难咯，口干纳呆，精神不振，舌质红，苔薄微腻，脉弦细滑。上方去白芷、辛夷、苍耳子，加荆芥穗 10g、白前 10g、陈皮 10g、紫菀 15g、百部 15g、川贝 10g，水煎服。

三诊：2 月 22 日。服药 4 剂，喘憋大轻，咳嗽时作，自汗，腹胀吐酸，舌质红，苔白微腻，脉细滑。上方加黄芩 10g、云苓 15g，水煎服。

四诊：2 月 25 日。服药 3 剂，咳嗽偶作，喘憋基本消失，自汗少，腹胀吞酸轻，因生气而感咽部如物梗阻，吞之不出，咽之不下，舌质略红，苔薄白，脉弦细滑，再拟清热宣肺、理气化痰，方以麻杏石甘汤合半夏厚朴汤加减。

麻黄 10g	杏仁 10g	生石膏 30g	半夏 15g
厚朴 15g	苏叶 10g	陈皮 10g	香附 12g
海浮石 15g	川贝 10g	桔梗 10g	川芎 10g
白芷 10g	甘草 6g		

水煎服。

五诊：3月4日。服药6剂，咽部如阻消失，仍活动后汗出，口干欲饮，舌质淡红，苔薄白，脉弦细滑。三诊方加黄芪30g、白术15g、防风10g、天花粉30g，继服6剂，痊愈。

病例3 李某某，女，72岁。1994年1月10日初诊。

[主症] 反复咳喘20余年，冬季易发，曾多次在山东省某医院胸透、拍胸部X线片，报告为"慢性支气管炎、阻塞性肺气肿"。刻下咳嗽、喘息、胸闷憋气，动则喘甚，痰白量少质黏，鼻塞涕清，喉中痰鸣，全身乏力，心慌失眠，纳呆，两腿抽筋，舌淡红，苔薄黄腻，脉浮滑。

[辨证] 风寒袭肺，痰热内阻。

[治法] 宣肺散寒，化痰清肺平喘。

[处方] 小青龙加石膏汤合生脉散、四子降气汤加减。

炙麻黄 10g	桂枝 10g	白芍 10g	半夏 10g
干姜 10g	细辛 4.5g	五味子 10g	生石膏 30g
鱼腥草 30g	蚤休 30g	紫菀 15g	款冬花 15g
苏子 15g	莱菔子 15g	白芥子 10g	葶苈子 20g
党参 30g	麦冬 15g	大枣 5枚	甘草 6g

水煎服。

二诊：1月16日。服药6剂，咳喘、痰鸣减轻，痰稀易出，心慌轻，睡眠好，仍纳呆，两腿抽筋，舌淡红，苔薄黄腻，脉浮滑。上方去葶苈子、鱼腥草、蚤休，加茯苓15g、陈皮10g，改白芍20g，水煎服。

三诊：1月22日。服药6剂，喘息憋气除，纳食转好，两腿未再抽筋，仍时咳嗽，痰少色白，舌淡红，苔薄白腻，脉弦细滑。上方继服12剂痊愈。

病例4 徐某某，男，66岁，离休。1993年1月8日初诊。

[主症] 反复喘促、咳嗽6年，曾在山东省某医院多次胸透、拍胸部X

线片，诊断为"喘息型慢性支气管炎"，常于秋冬季节发作。刻下喘促胸闷，动则喘甚，喉中痰鸣，痰多色白，质黏难咯，平素易感冒，纳食可，二便调，舌暗红，苔薄白，脉浮滑数。

［辨证］肺肾亏虚，痰浊内阻。

［治法］补益肺肾，化痰降气。

［处方］苏子降气汤合生脉散、四子降气汤加减。

苏叶子各 10g	半夏 15g	当归 15g	橘红 10g
前胡 10g	厚朴 10g	沉香（后入）6g	肉桂 10g
射干 15g	紫菀 15g	款冬花 15g	莱菔子 10g
白芥子 10g	葶苈子 10g	云苓 30g	党参 30g
麦冬 15g	五味子 10g	甘草 6g	

水煎服。

人参 30g、蛤蚧 1 对，共为细末，每次 3g，日 2 次，温开水送下。

二诊：1 月 12 日。服药 4 剂，喘憋、痰鸣有所减轻，仍咳嗽吐痰，舌暗红，苔薄白，脉浮滑。上方去党参、麦冬、五味子，加熟地 15g、山茱萸 15g、山药 15g，水煎服。

三诊：1 月 19 日。服药 7 剂，喘息憋气大轻，咳痰量少易咯，轻度痰鸣，舌质略红，苔薄白，脉滑。上方继服。

四诊：1 月 26 日。服药 7 剂，喘息憋闷渐平，痰少色稀白，痰鸣止，仍动则喘息，舌质淡红，苔薄白，脉弦滑。上方继服 7 剂；人参 30g、蛤蚧 1 对，共为细末，每服 3g，温开水送下，长期服用，以巩固疗效。

病例 5 李某某，男，73 岁，退休。1992 年 10 月 28 日初诊。

［主症］反复咳嗽、气喘 20 余年，曾在济南市某医院拍胸部 X 线片，报告为"慢性支气管炎、阻塞性肺气肿"。刻下喘息，憋气，动则喘甚，痰多色白，短气自汗，心慌，纳食可，二便调，舌淡红，苔薄白，脉弦滑。

［辨证］心肺气虚，肾不纳气，痰浊内阻。

［治法］补肺养心，益肾纳气，化痰降逆。

［处方］苏子降气汤合生脉散加减。

炒苏子 15g	半夏 15g	当归 15g	橘红 10g

前胡 10g　　　沉香（后入）6g　　　厚朴 9g　　　肉桂 6g

党参 30g　　　麦冬 15g　　　　五味子 10g　　　胡桃（捣）4 个

甘草 6g

水煎服。

人参 30g、蛤蚧 1 对，共研细末，每次 3g，温开水送下，日 2 次。

二诊：11 月 4 日。服药 6 剂，喘息憋气轻，心慌减，自汗少，仍时咳嗽，口干，大便干，2 日一行，舌淡红，苔薄白，脉弦滑。上方去肉桂，加玄参 30g、生地 18g、北沙参 30g，水煎服。

三诊：11 月 11 日。服药 7 剂，喘息憋气大轻，咯痰减少，短气自汗减轻，大便调，日一行，仍时咳嗽，夜间口干，痰如线如珠，舌淡红，苔薄白，脉弦滑。上方去厚朴，加紫菀 15g、百部 15g、款冬花 15g、天花粉 15g，水煎服。

四诊：11 月 25 日。服药 14 剂，喘息咳嗽渐平，痰少易咯，口干瘥，二便调，舌淡红，苔薄白，脉弦滑。上方继服 7 剂；以人参 30g、蛤蚧 1 对，共研细末，每服 3g，日 2 次，温开水送下，长期服用，以巩固疗效。

按：喘证是以气息迫促为主要临床表现的病证，可以出现于许多急、慢性疾病过程中，尤以肺系疾患为常见。《景岳全书》说："气喘之病……欲辨之者，亦惟二证而已，所谓二证者，一曰实喘，二曰虚喘也，此二证相反，不可混也。"实喘为外感六淫、痰饮内蓄、七情所伤、饮食不节使肺气失于宣发肃降，气壅于肺，因而奔迫为喘；虚喘则由肺虚无以主气，肾虚不能纳气所致。先生治疗该病的特色有以下两方面。

一是实喘首辨寒热。《景岳全书》说："实喘之证，非风寒即火耳。"辨别其病邪寒热性质，是正确论治的关键。例 1、例 2 病程短，起病急，皆为实喘。例 1 痰白涕清，喉中轻度痰鸣，为风寒外袭、痰浊内阻，舌略红为痰浊稍有蕴热之象，用杏苏散合三拗汤疏风宣肺、化痰平喘，于大队温散化痰药中加入射干一味以清痰蕴之热，除喉中痰鸣。细玩该案，实取法于《金匮要略》射干麻黄汤。例 2 痰黏难出，咽痛口干，舌红脉滑，为风热外袭，肺有蕴热，用麻杏石甘汤合银翘蚤鱼二根汤疏风清肺，化痰平喘；二诊喘息减轻，仍咳嗽，故合止嗽散以宣肺止咳；三诊喘咳渐平，而动则汗出，因舌质仍红、苔腻，为肺热未清，迫津外达，不可谓以肺卫气虚而骤补，故加黄芩以加强清肺之力；四诊因生气后咽中如阻，为肺热未清，气滞痰凝，方随证转，用麻杏石甘汤合半夏厚朴汤清肺平喘，化痰降逆；五诊喘咳渐瘥，动则汗出，口干欲饮，舌质淡红，苔薄，脉细，为肺热渐清，气阴两伤，故合玉屏风散加天花粉益气养阴。

二是重视虚中挟实的病机。《张聿青医案》说："在肺为实，在肾为虚，此指气而言，非关于痰也。喘因痰作，欲降肺气，莫如治痰。"虚喘虽以肺、肾虚损为基本病机，但因肺肾俱虚，卫阳不充，易受六淫之邪侵袭；肺失通调，肾失温化，痰饮自生；肺失治节，肾阳无以温煦心阳，瘀血内停，尤其在发作之时，纯虚者少，虚中挟实者多，必须详辨虚实，权衡标本，掌握攻补主次。例3喘息动则尤甚，为肾不纳气；心悸失眠、两腿抽筋为心血亏虚；兼见咳嗽、喉中痰鸣、鼻塞涕清为风寒外袭，引动伏饮；痰黏难咯，为水饮蕴热。对此本虚标实之证，当标本兼顾，用小青龙汤加石膏、蚤休、鱼腥草化饮清肺，生脉散养心益肾，四子降气汤（苏子、白芥子、莱菔子、葶苈子）豁痰降气以治喉中痰鸣；二诊喘咳减轻，饮热渐平，去葶苈子、蚤休、鱼腥草，加茯苓、陈皮即合二陈汤以健脾燥湿化痰，加重白芍量即合芍药甘草汤以养血缓急。例4喘促气急，动则尤甚，咳嗽痰多，为肺肾气虚、痰浊壅盛，用苏子降气汤合生脉散以补益肺肾、化痰平喘，四子降气汤豁痰降气以治喘鸣；并用参蛤散（人参、蛤蚧），每次3g，早、晚各服，以温肾纳气；因该例重在肾虚不能纳气，故二诊方去生脉散，加六味地黄丸之三补以加强补肾填精之力。例5气短自汗为肺气亏虚，动则喘甚为肾不纳气，心慌为心气不足，喘咳痰多为痰浊内盛，用苏子降气汤、参蛤散、胡桃化痰降逆、温肾纳气；生脉散补益心肺之气，取效后用参蛤散长服以固本善后。

哮　证

病例1　程某，男，15岁，学生。1992年10月23日初诊。

［主症］发作性哮鸣、喘咳10年，每因气候变化所引发。刻下喉中哮鸣，咳喘胸闷，痰少色稀白，鼻塞涕清，时有烦躁，舌淡红，苔薄白，脉弦细。平素易感冒。

［辨证］风寒外袭，痰浊内蕴。

［治法］疏风散寒，化痰降逆。

[处方] 小青龙加石膏汤合三子养亲汤、止痉散加减。

麻黄 10g	桂枝 10g	白芍 10g	半夏 10g
干姜 10g	细辛 3g	五味子 10g	生石膏 15g
苏子 10g	莱菔子 10g	白芥子 10g	僵蚕 10g
全蝎 10g	川芎 10g	甘草 6g	

水煎服。

二诊：10月27日。服药4剂，哮鸣、喘憋减轻，仍咳嗽，鼻塞涕浊，舌质略红，苔薄黄，脉弦细滑。上方加生石膏至30g、葶苈子10g，水煎服。

三诊：10月30日。服药3剂，哮鸣喘咳渐止，鼻塞减轻，不烦躁，大便稀，日3次，舌淡红，苔薄白，脉弦细。上方加云苓10g、橘红10g、黄芪30g、白术30g、防风6g，继服6剂；并以黄芪120g、炒白术60g、防风30g，共为粗末，每次6g，早、晚各水煎服。

病例2 韩某，女，16岁，学生。1993年9月20日初诊。

[主症] 哮喘病史7年，初因过食甜物引起，经治疗后3年未发，3天前因饮食不当、受凉而发作。刻下喉中哮鸣，咽痒，咳喘痰多质稠，鼻塞涕清，口微渴，欲饮水，纳呆腹胀，二便调，舌质红，苔腻微黄，脉浮滑。

[辨证] 风寒外袭，痰热内蕴。

[治法] 宣肺清热，豁痰降气。

[处方] 越婢加半夏汤合四子降气汤、止痉散加减。

麻黄 10g	生石膏 30g	半夏 10g	川贝 10g
苏子 10g	莱菔子 10g	白芥子 10g	葶苈子 10g
地龙 10g	僵蚕 10g	全虫 10g	川芎 10g
甘草 4.5g			

水煎服。

二诊：9月23日。服药3剂，哮鸣减轻，咳喘大减，痰量减少，仍腹胀纳呆，舌质红，苔薄白腻，脉浮滑。上方加槟榔10g、鸡内金10g，水煎服。

三诊：9月27日。服药4剂，哮鸣止，咳嗽时作，腹胀除，纳食转好，舌质略红，苔薄白，脉略滑。上方加款冬花 15g、前胡 10g，继服 6 剂，嘱其常服香砂六君子丸以善后。

病例 3 张某某，女，22 岁，农民。1992 年 8 月 2 日初诊。

［主症］发作性哮喘 10 余年，常于暑热阴雨天气发作，2 天前因天气闷热加重。刻下喉中哮鸣，咳嗽痰黏难出，口渴，大便干，舌质红，苔薄腻，脉弦滑。

［辨证］素有痰热，外邪引发，肺失宣降。

［治法］清热豁痰，止痉平喘。

［处方］麻杏石甘汤合四子降气汤、止痉散加减。

麻黄 9g	杏仁 10g	生石膏 45g	炒苏子 15g
莱菔子 15g	白芥子 10g	葶苈子 15g	僵蚕 15g
川芎 10g	全蝎 10g	甘草 6g	大枣 5 枚

水煎服。

二诊：8 月 5 日。服药 3 剂，哮鸣减轻，咳喘憋闷减轻，痰白变稀，口不渴，纳食可，二便调，舌质略红，苔薄白，脉弦滑。上方继服 12 剂；嘱其常服七味都气丸以善后。

按：哮病是一种突然发作、以喉中哮鸣、呼吸喘促为临床特征的疾病。先生治疗该病的特色主要有以下三方面。

一是发时攻邪，重在豁痰降气。《金匮要略》"膈上病痰，满喘咳吐，发则寒热，背痛，腰痛，目泣自出，其人振振身瞤剧，必有伏饮"、《丹溪心法》"哮病……专主于痰"和《证治汇补》"内有壅塞之气，外有非时之感，膈有胶固之痰"等论述，说明哮病的基本病理因素是宿痰内伏，遇外邪、饮食、劳倦等触发，气壅于肺所致。根据《丹溪心法》提出的"未发以扶正气为主，既发以攻邪气为急"的治则，豁痰、降气是控制发作的重点，而辨别痰之寒热是正确论治的关键。例 1 兼见痰少色白，鼻塞涕清，是内外皆寒，其烦躁为痰饮郁而化热之象，用小青龙加石膏汤，温肺化饮，兼清郁热；三子养亲汤豁痰降气；止痉散解痉止哮。二诊鼻涕由清变浊，舌质略红，为饮郁化热加重，故加生石膏至 30g、葶苈子 10g 以泻肺清热。例 2 兼见鼻塞涕清、喉痒、痰黏口渴，为寒包热，用越婢加半夏汤合四子降气汤散寒清热、豁痰降气。例 3 每遇热天发作，痰黄质稠，系素蕴痰热，为暑热引发，用麻杏石甘汤合四子降气汤清肺平喘、豁痰降气。

二是重视平肝息风解痉。哮病发作突然，平息亦速，符合风善行数变的特点，其哮鸣、气急均呈痉挛性，故用止痉散（僵蚕、全蝎、地龙、川芎）平肝息风解痉，该方是先生多年应用之经验方，用于多种痉挛性疾病，效果良好。

三是未发扶正，重在辨别所病脏腑。例1平素易感冒，为肺卫气虚，故用玉屏风散益气固表；例2常因饮食不当诱发，纳呆腹胀，为脾虚生痰，故用香砂六君子丸健脾理气化痰；例3邪热内蕴，易耗真阴，故用七味都气丸滋肾纳气。

胃 脘 痛

病例1　张某某，男，23岁，工人。1993年11月29日初诊。

[主症] 胃脘胀痛3年，在山东省、市级医院多次做上消化道钡餐透视，报告为"胃窦炎"。刻下胃脘胀痛，与进食无规律性关系，时泛酸水，纳呆，口微干，不欲饮，大便日2次，不稀，左少腹时痛，舌质略红，苔薄白，脉弦滑。

[辨证] 胃有湿热，失于和降。

[治法] 清热燥湿，理气和胃。

[处方] 香砂平胃散合左金丸、金铃子散加减。

苍术 10g	厚朴 15g	陈皮 10g	木香 10g
砂仁 10g	苏梗 10g	大腹皮 10g	鸡内金 10g
焦三仙各 10g	黄连 9g	吴茱萸 1.5g	炒元胡 15g
川楝子 15g	乌药 10g	甘草 6g	

水煎服。

二诊：12月2日。服药3剂，胃脘痛轻，脘胀减，纳食好转，左下腹仍痛，舌质略红，脉弦细滑。上方加黄连至10g、乌药至12g，水煎服。

三诊：12月14日。服药12剂，胃脘痛基本消失，腹胀除，泛酸瘥，二便调，左少腹时隐痛，舌质略红，苔薄白，脉弦细。上方继服12剂，诸症消失。

病例2 张某某，女，53岁，干部。1993年12月4日初诊。

[主症] 胃脘疼痛10年，曾在山东省某医院多次做上消化道钡餐透视及胃镜检查，报告为"萎缩性胃炎"。刻下胃脘胀痛，食后痛重，嗳气，不泛酸，纳食可，口微渴，不欲饮，大便干，小便时热，舌质略红，苔薄白，脉弦细。

[辨证] 胃有湿热，气失和降。

[治法] 清热燥湿，理气和胃。

[处方] 香砂陈平汤合三合汤加减。

苍术 10g	厚朴 15g	陈皮 10g	半夏 12g
云苓 10g	香附 12g	木香 10g	砂仁 10g
大腹皮 10g	黄连 6g	黄芩 6g	焦栀 6g
良姜 9g	生百合 30g	乌药 10g	丹参 30g
檀香 10g	炒元胡 15g	川楝子 15g	甘草 6g

水煎服。

二诊：12月8日。服药4剂，胃脘胀痛减轻，二便调，仍嗳气，舌质略红，苔薄白，脉弦细。上方加旋覆花（包煎）12g、刀豆子12g，水煎服。

三诊：12月11日。胃脘痛轻，腹胀减，嗳气少，大便稀，日2次，舌质略红，苔薄白，脉弦细。上方加山药30g、扁豆30g，水煎服。

四诊：12月15日。服药4剂，胃脘痛轻而未彻，腹胀大轻，大便转调，仍嗳气，舌质略红，苔薄白，脉弦细。再以健脾益气、和中降逆为法，方以香砂六君子汤加减。

党参 24g	苍白术各 12g	云苓 15g	半夏 12g
陈皮 10g	木香 10g	砂仁 10g	香附 12g
高良姜 10g	黄连 9g	焦栀 6g	生百合 30g
乌药 10g	丹参 30g	檀香 10g	炒元胡 20g
川楝子 20g	山药 30g	扁豆 30g	甘草 6g

水煎服。

五诊：12月25日。服药10剂，胃脘疼痛基本消失，腹胀除，大便调，纳食可，时嗳气，舌质淡红，苔薄白，脉弦细。上方继服10剂，嘱其常服香砂六君子丸以巩固疗效。

病例 3 丛某某，男，29 岁，干部。1992 年 9 月 2 日初诊。

[主症] 胃脘疼痛 5 年，在山东省某医院多次做上消化道钡餐透视及胃镜检查，报告为"肥厚性胃炎"。刻下胃脘痞满而痛，拒按，进食疼痛，泛酸烧心，口渴不欲饮，纳呆，大便干稀不调，小便时黄，睡眠欠佳，舌质偏红，苔白稍厚，脉弦滑。

[辨证] 胃有湿热，气机郁滞。

[治法] 清热燥湿，理气和胃。

[处方] 香砂陈平汤合三合汤加减。

苍术 10g	厚朴 10g	陈皮 10g	半夏 10g
云苓 15g	香附 12g	木香 10g	山药 30g
黄连 6g	黄芩 6g	山栀 6g	高良姜 10g
丹参 30g	檀香 9g	砂仁 9g	海螵蛸 15g
煅瓦楞 15g	川贝 10g	生百合 30g	乌药 10g

水煎服。

二诊：9 月 5 日。服药 3 剂，胃脘痞痛略有减轻，仍烧心、泛酸，舌质偏红，苔白稍厚，脉弦滑。上方加元胡 15g、川楝子 15g，水煎服。

三诊：9 月 12 日。服药 7 剂，胃脘痞痛减轻，腹胀除，纳食稍好，二便调，舌质略红，苔薄白，脉弦。上方继服。

四诊：9 月 19 日。服药 7 剂，胃脘痞痛明显减轻，偶因吃冷食加重，时泛酸、烧心，舌质略红，苔薄白，脉弦细。再以健脾益气、清热制酸为法，方以香砂六君子汤合三合汤加减。

党参 24g	白术 15g	云苓 15g	半夏 15g
陈皮 10g	木香 10g	砂仁 10g	香附 12g
高良姜 10g	生百合 30g	乌药 10g	丹参 30g
檀香 10g	黄连 6g	黄芩 6g	焦栀 6g
海螵蛸 30g	煅瓦楞 30g	川贝 10g	炒元胡 15g
川楝子 15g	甘草 6g		

水煎服。

五诊：9 月 29 日。服药 10 剂，胃脘痞痛基本消失，偶因进食不当而隐痛，泛酸、烧心未作，口中和，睡眠佳，二便调，舌质淡红，苔薄白，脉弦细。上方继服 10 剂。

病例 4 马某某，女，50 岁，干部。1993 年 10 月 18 日初诊。

[主症] 脘腹胀痛 10 天，因服食生山楂 10 余枚而引起，经上消化道钡餐透视，报告为"胃柿石症"。刻下脘腹胀痛，食后加重，恶心嗳气，纳呆，便溏，舌质略红，边有齿痕，苔薄黄腻，脉弦紧。

[辨证] 脾胃虚弱，湿热内结。

[治法] 健脾和胃，清热消食散结。

[处方] 香砂六君子汤加减。

党参 18g	苍白术各 10g	云苓 15g	半夏 12g
青陈皮各 10g	木香 10g	砂仁 9g	槟榔 10g
莪术 10g	鸡内金 10g	厚朴 15g	甘草 6g

水煎服。

另用火硝 30g、白矾 30g、滑石 30g、鸡内金 30g，共为细末，每次 6g，日 3 次，温开水送下。

二诊：10 月 22 日。服药 4 剂，脘腹胀痛明显减轻，大便调，纳可，舌质略红，苔薄白，脉弦。上方继服 6 剂，诸症消失，经上消化道钡餐透视胃柿石消失。

病例 5 阴某某，女，55 岁，教师。1993 年 11 月 18 日初诊。

[主症] 胃脘胀满疼痛 5 年，曾多次在山东省某医院做上消化道钡餐透视及胃镜检查，报告为"萎缩性胃炎"，服中西成药不效，平素有冠心病、胆囊炎病史。刻下胃脘胀痛，饥时痛重，食后痛减，喜温喜按，纳呆恶心，泛酸烧心，嘈杂不适，胸闷心悸，失眠多梦，全身乏力，口不渴，二便调，舌淡红，苔薄白，脉细弱。

[辨证] 脾胃虚弱，胸阳痹阻。

[治法] 健脾益气，理气和胃，宣通心阳。

[处方] 香砂六君子汤合三合汤、瓜蒌薤白半夏汤加减。

党参 24g	白术 15g	云苓 15g	半夏 15g
陈皮 10g	木香 10g	砂仁 10g	瓜蒌 30g
薤白 15g	香附 12g	高良姜 10g	生百合 30g
乌药 10g	丹参 30g	檀香 10g	三七粉（冲）3g
海螵蛸 30g	煅瓦楞 30g	甘草 6g	

水煎服。

二诊：11月22日。服药4剂，胃脘痞痛减轻，胸闷轻，仍泛酸嘈杂，口苦，舌质略红，苔薄白，脉虚弱。上方加黄连9g、吴茱萸1.5g，水煎服。

三诊：11月29日。服药7剂，胃脘痞痛减，泛酸嘈杂轻，因工作劳累胸闷加重，心前区隐痛，舌质略暗，苔薄白，脉弦细。上方加郁金15g，水煎服。

四诊：12月13日。服药14剂，胃脘痞痛大轻而未彻，泛酸嘈杂明显减轻，胸闷痛消失，纳可，大便不实，嗳气频，舌质淡红，苔薄白，脉弦细。上方去海螵蛸、煅瓦楞、三七粉、郁金，加旋覆花（包）10g，刀豆子、炒元胡各15g，川楝子15g，水煎服。

五诊：12月27日。服药14剂，胃脘痛渐止，泛酸烧心除，纳食可，二便调，睡眠好，舌质淡红，苔薄白，脉弦细。嘱其常服香砂六君子丸以善后。

按：胃痛是以胃脘部疼痛为主要表现的疾病。先生治疗该病的特色有以下两方面。

一是燥湿理气。李东垣《兰室秘藏》立"胃脘痛"一门，所用草豆蔻丸、神圣复气汤、麻黄豆蔻丸三方，大旨不外燥湿理气、温中和胃。因为胃为水谷之海，凡外邪侵袭、饮食所伤、情志刺激，皆可致脾胃运化、腐熟功能失常，使水聚为湿，谷停为滞，中焦壅塞，气机不通而痛作，所以燥湿理气是胃痛的重要治法。先生善用平胃散或陈平汤为主方加减。平胃散出自《医方类聚》，功能燥湿运脾、理气和胃，为治湿困脾胃、脘腹胀痛之主方，合二陈汤为陈平汤，燥湿理气之力增强。若湿郁化热，加黄连、黄芩、山栀，即取《丹溪心法》"大凡心腹之痛，须分新久，若明知身受寒气，口吃冷物而得病者，于初得之时，当与温散或温利之药，若病之稍久，则成郁，久郁则蒸热，热久必生火……古方中多以山栀子为热药之向导，则邪易伏，病易退，正易复而病易安"的经验；若嗳气重者，加旋覆花、代赭石，或合旋覆代赭汤；兼瘀血征象者，合丹参饮；疼重者合金铃子散；便溏者加山药、扁豆；泛酸烧心者，大便正常或溏者加乌贼骨、煅瓦楞、山药、山栀；大便干者加贝母、煅瓦楞；口苦烦躁加黄连、吴茱萸。对胃柿石症，除辨证服用汤剂外，常用化石丹：火硝、白矾、滑石、鸡内金各等份为细末，每服6g，日2次。若因脾胃虚弱、湿浊内生者，用香砂六君子汤健脾和胃、燥湿理气。

二是燥润结合，刚柔相济。胃为阳土，喜润恶燥，为防燥湿理气之品温燥耗阴，常用百合汤济以柔润。该方出自陈修园《时方妙用》《时方歌括》，由百合、乌药组成。《时方歌括》说："此方余从海坛得来，用之多验。"《神农本草经》谓百合"主邪气腹胀心痛"；《本草经疏》说："百合得土金之气，而兼天之清和……解利心家之邪热，则心痛自瘳。"将其合于燥湿理气方中，温凉相配，刚柔相济，使燥不伤阴，润而不滞，用之临床，多获效验。

胃　缓

病例 1　荣某某，女，48 岁，干部。1993 年 9 月 27 日初诊。

[主症] 胃脘痞满隐痛 8 年，曾多次在山东省某地区级医院做上消化道钡餐透视，报告为"胃下垂（重度）"。刻下胃脘痞满隐痛，嗳气泛酸，口微渴，不欲饮水，纳呆，消瘦，乏力，舌淡红，苔薄白，脉细弦。

[辨证] 脾胃气虚，中气下陷。

[治法] 补气升阳，健脾和胃，佐以制酸。

[处方] 补中益气汤合左金丸加减。

黄芪 30g	党参 30g	白术 15g	当归 15g
升麻 10g	柴胡 10g	陈皮 10g	黄连 6g
吴茱萸 6g	枳壳 30g	海螵蛸 30g	煅瓦楞 30g
甘草 6g			

水煎服。

另用蓖麻子 8 粒，捣如膏，摊布上，于睡前贴百会穴，每日 1 次。

二诊：10 月 11 日。服药 14 剂，胃脘痞满减轻，胃痛未作，时吞酸、嗳气，舌淡红，脉细。上方加香附 15g、苏梗 15g，水煎服。

三诊：10 月 25 日。服药 14 剂，脘痞大轻，胃痛、吞酸未作，乏力减轻，舌淡红，苔薄白，脉细。上方继服 14 剂，诸症消失，复查上消化道钡餐透视，报告为"胃下垂（轻度）"。

病例 2　李某某，女，30 岁，干部。1993 年 11 月 27 日初诊。

[主症] 胃脘隐痛 1 年半，曾在山东省某省级医院做上消化道钡餐透视，报告为"胃下垂 8cm"。刻下胃脘隐痛，饥时痛重，食后痛减，不泛酸，纳呆，乏力，头晕，大便干，3 日一行，舌质略红，苔薄白，脉细弱。

[辨证] 脾胃虚弱，气虚下陷。

[治法] 补中益气，升阳举陷。

[处方] 补中益气汤加减。

黄芪 30g	党参 30g	生白术 15g	云苓 12g
半夏 10g	陈皮 10g	木香 10g	砂仁 10g
当归 15g	柴胡 10g	升麻 10g	枳壳 15g
番泻叶 4g	甘草 6g		

水煎服。

另用蓖麻子 8 粒，捣如膏，摊布上，于睡前贴百会穴，日 1 次。

二诊：12 月 1 日。服药 4 剂，胃痛略轻，大便不干，纳食稍好，舌质淡红，苔薄白，脉细弱，上方去番泻叶，继服。

三诊：12 月 8 日。服药 7 剂，胃脘痛大轻，纳食转好，乏力减轻，二便调，舌淡红，苔薄白，脉细。上方继服 14 剂，胃痛未作，纳食可，二便调，乏力轻，舌淡红，苔薄白，脉细缓。复查上消化道钡餐透视，报告"胃下垂 3cm"。

按：胃缓是由于长期饮食失节、七情内伤、劳倦过度而导致中气下陷、胃缓下垂的病证。脾胃为后天之本，气血生化之源，饮食、七情、劳倦损伤脾胃，机体失于充养，肌肉不坚，清气下陷而致胃缓。临床治疗一般以益气升阳为法。先生治疗本病的特点有以下两方面。

一是补脾升清为主，兼祛实邪。胃缓本为虚证，但因运化受碍，常致气机阻滞；久病入络，可致血瘀；脾不布津，肠道失润而便秘；脾不化湿，痰、饮、水、湿亦多兼挟，治宜补气升阳以治其本，灵活配伍行气、化痰、祛湿、理血、润下以治其标。例 1 辨证为中气下陷，兼见脘痞嗳气泛酸，为气滞湿停，湿郁化热，用补中益气汤补气升阳，加枳壳理气升清，左金丸、乌楞散（乌贼骨、煅瓦楞）清热制酸。例 2 兼见大便秘结，乃脾虚津液不布，加番泻叶缓通其便，便通即去之。

二是内、外治法合用。除辨证服用汤剂外，例 1、例 2 均用蓖麻子捣膏外敷百会穴。此法出自《医宗金鉴》："瘀血上攻乳悬证，芎归汤饮更熏鼻；不应蓖麻贴顶上，乳收即去莫迟迟。"乳悬是妇人乳房重度下垂之证，足阳明胃经"从缺盆下乳内廉"，乳悬与胃下垂在病机上当有相通之处，因而将此法灵活运用于胃下垂的治疗，效果良好。

内 伤 发 热

病例 1　赵某某，女，24 岁，工人。1993 年 9 月 24 日初诊。

［主症］发热 1 个月余，体温 38.5~40℃，在山东省某院诊断为"亚急性变应性败血症"，住院静脉滴注多种抗生素及对症治疗效不佳。刻下体温 39℃，不恶寒，口渴欲饮，时有汗出，小便黄，全身多处浅表淋巴结肿大，胸背四肢斑疹显露，色红而痒。舌质红，苔黑黄少津，脉滑数。

［辨证］邪热蕴毒，气血两燔。

［治法］清热解毒，凉血消斑。

［处方］清瘟败毒饮加减。

生地 30g	赤芍 15g	丹皮 15g	水牛角 10g
生石膏 30g	知母 15g	黄连 10g	黄芩 10g
黄柏 10g	山栀 10g	银花 30g	连翘 15g
茅芦根各 30g	薄荷 6g	荆芥穗 10g	紫草 10g
麻黄 10g			

水煎服。

二诊：9 月 27 日。服药 3 剂，体温最高时 38℃，斑疹色变淡，舌质红，苔黄少津，脉数。继服上方。

三诊：10 月 3 日。服药 6 剂，体温上午正常，午后 37.5℃，斑疹消退，浅表淋巴结变小，舌质红，苔薄黄，脉数，继服上方。

四诊：10 月 15 日。服药 12 剂，体温正常，纳食可，二便调，惟腋下淋巴结仍稍大，舌质略红，苔薄白，脉细滑。继服上方 12 剂，痊愈。

病例 2　郭某某，女，24 岁，警员。1993 年 1 月 10 日初诊。

［主症］发热、全身浅表淋巴结肿大半年，在山东省某医院确诊为"淋巴肉瘤"，经放疗、化疗，体温长期波动于 37.5~38℃。刻下发热，不恶寒，面色苍白，倦怠乏力，动则气短，肩背、脊柱疼痛，颈侧、锁骨

上、腋下等处淋巴结肿大如珠，舌质紫暗，有瘀斑，苔黄厚腻中微黑，脉虚滑而大。胸部 X 线片示：少量胸水，右肺有浸润灶。

［辨证］气血不足，痰瘀蕴毒。

［治法］清热解毒，化痰祛瘀，补益气血。

［处方］扶正散结解毒汤加减。

三棱 15g	莪术 15g	山慈菇 15g	夏枯草 15g
白花蛇舌草 90g	黄芪 30g	党参 20g	白术 12g
当归 15g	元参 12g	陈皮 10g	半夏 10g
胆南星 10g	羌独活各 10g	狗脊 15g	川牛膝 15g
炒杜仲 15g	川断 15g		

水煎服。

二诊：1 月 24 日。服药 14 剂，体温最高 37.5℃，浅表淋巴结略减小，身痛减轻，舌质紫暗，有瘀斑，苔黄腻，舌黑苔已退，脉虚滑。上方去羌独活、狗脊、牛膝，加防风 10g、川浙贝各 10g、生牡蛎 30g、土茯苓 60g、葶苈子 30g、丹参 30g、制乳没各 9g、大枣 6 枚。水煎服。

三诊：2 月 10 日。服药 14 剂，体温一直正常，乏力减轻，浅表淋巴结肿大已消，拍胸片胸水已消失，肺部浸润灶钙化，仍有肩背、脊柱疼痛，小便黄热，舌质紫暗，有瘀斑，苔黄腻，脉虚滑。上方去防风、川贝、浙贝、葶苈子，加生地 30g、木通 10g、竹叶 10g。水煎服。

四诊：3 月 4 日。服药 20 剂，纳食可，睡眠好，二便调，仍感乏力、肩背、脊柱疼痛，舌质紫暗，苔黄腻，脉虚滑。上方去生地、木通、竹叶，加狗脊 30g、炒杜仲 15g、防风 10g，继服。1994 年 6 月随访，病情稳定，已能坚持上班。

病例 3 朱某某，男，68 岁，退休干部。1993 年 3 月 1 日初诊。

［主症］面部烘热 5 年，额面部时畏寒，头晕耳鸣，眠则多梦，心烦易怒，纳呆，大便干，小便黄，舌质淡红，苔薄白，脉弦细。

［辨证］肾阴亏虚，浮阳上扰。

［治法］滋阴降火，镇潜浮阳。

［处方］大补阴丸加减。

生地 30g	山茱萸 15g	山药 15g	知母 10g

| 黄柏 10g | 龟甲 15g | 天麦冬各 10g | 杞果 15g |
| 菊花 10g | 磁石 30g | 五味子 10g | 玄参 30g |

水煎服。

二诊：3月7日。服药6剂，面部烘热减轻，头晕、耳鸣瘥，大便调，舌质淡红，苔薄白，脉弦细。上方继服12剂痊愈。

病例4 范某，女，32岁，教师。1993年3月2日初诊。

[主症] 低热1年，体温37.2~37.5℃，右胁及胃脘疼痛，纳呆恶心，大便调，小便热，带下量多，腰酸痛，舌淡红，苔薄白，脉细。血红细胞 $3.87 \times 10^{12}/L$，血红蛋白93g/L，白细胞 $3.6 \times 10^9/L$，B超示：胆囊腺瘤。

[辨证] 气血不足，脾气虚弱，湿热下注。

[治法] 甘温除热，化湿止带。

[处方] 补中益气汤合完带汤加减。

黄芪 30g	党参 30g	白术 15g	陈皮 10g
当归 15g	升麻 9g	柴胡 9g	山药 30g
萹蓄 30g	瞿麦 15g	车前子（包煎）15g	白果 15g
炒枣仁 30g	芥穗 6g	炒杜仲 15g	川断 15g

水煎服。

二诊：3月8日。服药6剂，体温37~37.3℃，右胁及胃脘痛轻，尿热瘥，带下腰痛减，舌质淡红，苔薄白，脉细。继服上方。

三诊：3月14日。服药6剂，体温正常，食欲转好，不恶心，带下腰痛瘥，仍时胁脘隐痛，舌淡红，苔薄白，脉细。上方继服12剂，痊愈。

病例5 任某某，女，27岁，农民。1992年12月24日初诊。

[主症] 低热半年余，体温37.3~37.6℃，初因情绪愤怒服安定40片引起，在山东省某医院诊断为心肌炎、自主神经功能紊乱。刻下体温37.4℃，胸闷太息，心慌自汗，倦怠乏力，口干不欲饮，眠可，二便调，舌暗红，苔薄白，脉弦细。

[辨证] 肝气不舒，气阴亏虚。

[治法] 益气养阴，清退虚热。

[处方] 秦艽鳖甲汤合逍遥散加减。

| 黄芪 30g | 鳖甲 30g | 秦艽 15g | 生地 15g |

| 赤白芍各 15g | 柴胡 10g | 党参 24g | 炒枣仁 30g |
| 甘草 6g | 木香 10g | 郁金 15g | |

水煎服。

二诊：12 月 31 日。服药 7 剂，体温 37.1℃，胸闷心慌减轻，自汗少，仍乏力，近日咽痛、充血，舌暗红，苔少，脉弦细。原方加板蓝根 30g、山豆根 15g。继服。

三诊：1993 年 1 月 7 日。服药 7 剂，体温正常，咽痛瘥，胸闷大减，仍动则心慌。上方去板蓝根、山豆根，继服。

四诊：1 月 14 日。服药 7 剂，体温正常，时畏寒，心慌轻，时有胃脘隐痛不适，舌质暗红，苔少，脉弦细。上方加黄芩 12g、半夏 12g、元胡 15g、川楝子 15g，继服。

五诊：1 月 21 日。服药 7 剂，体温未再升高，畏寒消失，胃脘痛瘥，胸闷、自汗愈，纳食可，二便调，活动后稍有乏力、心慌，舌淡红，苔薄白，脉弦细。上方去半夏、黄芩、元胡、川楝子，继服 7 剂，并配合归脾丸，1 丸，早、晚各 1 次以善后。

病例 6 董某某，女，30 岁，护士。1994 年 1 月 6 日初诊。

[主症] 手足心热 3 年，初因分娩失血多、产后情志抑郁引起，服补益气血之剂益添烦躁。刻下体温正常，手足心热，夜间为重，常欲将手足伸于被外，胸闷善太息，心烦不安，大便干，3 日一行，小便黄，月经量少，延后，血块不多，舌质暗红，边有齿痕，苔薄白，脉弦细。

[辨证] 肝郁化热伤阴。

[治法] 疏肝解郁，养阴清热。

[处方] 青蒿鳖甲汤合丹栀逍遥散加减。

青蒿 15g	鳖甲 15g	丹皮 12g	地骨皮 15g
生地 30g	玄参 30g	麦冬 20g	大黄（后入）6g
元明粉（冲）4.5g	柴胡 10g	白芍 10g	焦栀 10g
知母 15g	炒枣仁 30g	甘草 6g	

水煎服。

二诊：1 月 20 日。服药 14 剂，手足心热减轻，睡眠好转，大便稀，日 2 次，小便调，舌质略红，苔薄白，脉弦细数。上方去大黄、元明粉，加黄柏 10g，继服 28 剂，痊愈。

病例 7 姜某某，男，23 岁，学生。1994 年 1 月 7 日初诊。

［主症］背部发热 1 年余，似手掌大一片，肩背部疲乏不适，口中和，纳食可，二便调，舌质淡红，苔薄白，脉弦滑。

［辨证］肝郁化火。

［治法］清泻肝火。

［处方］龙胆泻肝汤加减。

龙胆草 10g	木通 10g	泽泻 10g	柴胡 10g
车前子（包煎）12g	生地 30g	山栀 10g	黄芩 10g
丹皮 10g	当归 15g	甘草 6g	

水煎服。

二诊：1 月 10 日。服药 3 剂，背热明显减轻，舌淡红，苔薄白，脉弦滑。上方加黄连 10g、黄柏 6g、党参 20g，继服 12 剂痊愈。

病例 8 于某，女，25 岁，工人。1993 年 2 月 26 日初诊。

［主症］阴道内发热 1 年余，经前为甚，经后阴痒，阴部气味大，带下量少而臭，心烦易怒，手掌起红色疹点，发痒，口干纳呆，二便调，舌暗红，苔薄白，脉弦。

［辨证］肝郁化火，湿热下注。

［治法］清肝泻火，疏肝利湿。

［处方］龙胆泻肝汤加减。

龙胆草 10g	木通 10g	泽泻 12g	柴胡 10g
车前子（包煎）15g	生地 15g	当归 15g	山栀 10g
黄芩 10g	白芍 10g	云苓 15g	丹皮 10g
薄荷 6g	甘草 6g	白鲜皮 30g	苦参 15g
地肤子 30g			

水煎服。

二诊：3 月 4 日。服药 6 剂，阴热明显减轻，继服 12 剂，痊愈。

按：内伤发热是以内伤为病因，气血阴阳亏虚为基本病机的发热。临床多见低热，也可表现为高热，亦有患者自感全身或某一局部发热而体温并不高者。一般起病较缓，病程较长。先生治疗该病的特色主要有以下三方面。

一是重视虚实兼夹的病理变化。内伤发热虽以气血阴阳亏虚为基本病机，但因正气不足，邪自内生，正虚与邪实互为因果，所以必须明辨标本，灵活运用扶正祛邪治则。若虚中挟实者，当以扶正为主，兼祛其邪。如例 3 为肾阴亏虚，兼见头晕耳鸣、心烦易怒、大便干结，辨为浮阳上扰、阴亏肠燥，用大补阴丸滋阴降火，加菊花、枸杞、磁石潜摄浮阳，合增液汤滋阴通便。例 4 为气血不足，脾气虚弱，兼见小便热、带下多，辨为脾不化湿，湿热下注，用补中益气汤甘温除热，合完带汤化湿止带。例 5 为气阴两亏，兼见胸闷太息脉弦，辨为肝气郁结，用秦艽鳖甲散加参、芪养阴益气，合逍遥散疏肝解郁。若内生之邪日久伤正，证属实中挟虚者，当以祛邪为主，兼以扶正。如例 2 为痰瘀蕴毒，兼见面色苍白、倦怠乏力，为毒邪与放疗、化疗耗伤气血，故在化痰祛瘀、清热解毒的同时合用补益气血之法。例 6 为肝郁化热伤阴，即《景岳全书》所谓"伤于七情而为热者，总属真阴不足，所以邪火易炽"，用丹栀逍遥散解郁清热，合青蒿鳖甲汤养阴清热。青蒿鳖甲汤《温病条辨》用治温病后期，邪伏阴分之夜热早凉、热退无汗之证，用于内伤发热夜间为重者常取良效。

二是重视内生之毒的病机。《金匮要略心典》说："毒者，邪气蕴结不解之谓。"气血阴阳不足，脏腑功能失调，邪气内生，蕴结不解，则毒邪化热鸱张，故应重用清热解毒。如例 1 壮热不退 1 个月余，伴汗出口渴、皮肤发斑、舌红苔黑脉数，辨为邪毒蕴热、气血两燔，用大剂清瘟败毒饮清热解毒、凉血消斑，加白茅根、芦根清热利尿、引热外出，此为近代施今墨先生"发热尿黄者，用茅根、芦根引热外出甚效"的经验；薄荷、荆芥穗、麻黄、紫草祛风止痒，取防风通圣散之意。此例可谓用外感温病之法治内伤杂病的范例。例 2 高热不退、舌紫苔腻，辨为痰瘀蕴毒，经验方扶正散结解毒汤白花蛇舌草用至 90g，结合化痰、祛瘀、扶正，终使险恶之疾获得缓解。

三是从肝火论治局部发热。手足少阴之经脉分别循行于手足心，故手足心热多从阴虚论治。其他部位发热，多从肝火论治。如例 8 感阴道内发热，兼见易怒、阴痒，辨为肝经湿热下注，用龙胆泻肝汤清肝利湿。例 7 自感背部发热，亦从肝火论治，一诊服龙胆泻肝汤取效，二诊加黄连、黄柏以增清热之力，加党参以补气而愈。

胸　痹

病例 1　李某某，男，48 岁。1993 年 10 月 18 日初诊。

[主症] 胸痛时作 4 个月，劳累后易引起发作，每次持续 10~15 分钟，每天发作 3~4 次，伴胸闷、心悸，多梦，纳食可，口干欲饮，便溏，小便调，舌质暗红，边有齿痕，苔白腻，脉弦细。在山东某医院查动态心电图，示"心肌供血不足，室性期前收缩"。

[辨证] 脾虚湿停，胸阳痹阻，气滞血瘀。

[治法] 豁痰宽胸，理气祛瘀。

[处方] 瓜蒌薤白半夏汤合血府逐瘀汤、颠倒木金散加减。

瓜蒌 30g	薤白 15g	半夏 15g	当归 15g
赤芍 15g	桃仁 12g	红花 12g	丹参 30g
三七粉（冲）3g	木香 10g	郁金 10g	扁豆 30g
山药 30g	泽泻 15g	炒枣仁 30g	

水煎服。

二诊：10 月 21 日。服药 3 剂，胸痛未作，胸闷心悸减轻，大便转调，睡眠好；仍活动后心悸，腿酸乏力，头后胀痛，舌质暗红，苔薄白腻，脉弦细滑。上方加党参 30g、炒杜仲 15g、川断 15g、白术 15g、炒元胡 15g、川楝子 15g。水煎服。

三诊：10 月 28 日。服药 7 剂，胸痛未作，胸闷心悸轻微，仍午后腿酸乏力，胸闷不适，汗出，舌暗红，苔薄白腻，脉虚。上方加黄芪 30g、茯苓 20g，继服。

四诊：11 月 6 日。服药 7 剂，胸闷未作，午后胸闷不适、腿酸乏力减轻，仍劳累后心悸，舌质略暗，苔薄白，脉弦细。口干欲饮。上方去丹参、三七、元胡、川楝子，加麦冬 10g、五味子 10g。继服。

五诊：11 月 20 日。服药 14 剂，胸痛、心悸、胸闷均消失，腿部有力，二便调，睡眠佳，纳食可，舌质略暗，苔薄白，脉弦细。复查心电图大致正常。

病例 2　王某某，女，38 岁。1992 年 8 月 18 日初诊。

[主症] 胸部闷痛 3 个月，活动后气短，咳嗽，痰少色灰，纳食可，

二便调，舌质红，苔薄黄，脉弦滑。查心电图示"心肌劳累"；胸部 X 线透视及胸片未见异常。

［辨证］痰浊内蕴，痹阻胸阳，肺气失宣。

［治法］清热豁痰，宽胸下气。

［处方］瓜蒌薤白半夏汤合千金苇茎汤、小陷胸汤加减。

瓜蒌 30g	薤白 15g	半夏 15g	芦根 30g
苡仁 30g	桃仁 15g	木香 10g	郁金 15g
丹参 30g	三七粉（冲）3g	黄连 10g	炒元胡 15g
川楝子 15g			

水煎服。

二诊：8 月 21 日。服药 3 剂，胸闷胸痛减轻，咳嗽轻，痰少，舌质红，苔薄黄，脉弦滑。上方继服。

三诊：8 月 28 日。服药 7 剂，胸痛偶作，胸闷消失，痰少易出，舌质略红，苔薄白，脉弦滑。上方去黄连，继服。

四诊：9 月 13 日。服药 14 剂，胸痛、胸闷瘥，痰咳平，纳眠好，二便调，舌质略红，苔薄白，脉弦滑。复查心电图正常。

病例 3　刘某，女，58 岁。1993 年 1 月 13 日初诊。

［主症］胸闷胸痛 2 年，曾多次在山东中医学院附院查心电图示"冠心病"。现症：胸部刺痛时作，与劳累无明显关系，每天发作 3~5 次，每次疼痛 20~30 分钟，服硝酸甘油疼痛缓解不明显，有时在夜间疼醒，连及左肩背不适，胃脘胀满，泛酸恶心，纳果便溏，口舌发麻，舌质淡暗，苔薄白，脉弦。

［辨证］脾气虚寒，寒凝血瘀，胸阳痹阻。

［治法］温中散寒，豁痰宽胸，活血理气。

［处方］瓜蒌薤白半夏汤合人参汤加减。

瓜蒌 20g	薤白 15g	半夏 15g	党参 30g
白术 15g	干姜 10g	高良姜 10g	香附 12g
木香 10g	砂仁 10g	陈皮 10g	丹参 30g
三七粉（冲）3g	炒元胡 15g	川楝子 15g	

水煎服。

二诊：1月17日。服药4剂，胸痛发作次数减少，时间缩短，胸脘胀闷减轻，泛酸恶心止，大便仍溏，日1~2次，舌质淡，苔薄白，脉弦细。上方加干姜至15g、山药30g、扁豆30g，继服。

三诊：1月25日。服药7剂，胸痛发作次数明显减少，程度大轻，背疼消失，胃胀瘥，大便转稠，日1次，舌质淡红，苔薄白，脉弦细。

四诊：2月5日。服药10剂，胸痛未作，胸闷、背痛消失，大便调，纳食可，舌质偏淡，苔薄白，脉弦细。复查心电图心肌缺血征象较初诊时明显改善。嘱其常服理中丸以善后。

按：胸痹是以膻中部位或左胸部痞闷疼痛为主症的病证。先生治疗该病的经验有以下三方面。

一是把握虚实标本，恰当运用补通治则。胸痹多发于中老年人，《素问·阴阳应象大论》说："年四十而阴气自半。"中年以后，肾气渐衰，肾阳虚不能鼓舞心阳，则致心血瘀阻，或下焦阴寒痰浊上乘阳位，痹阻胸阳；肾阴虚无以上济心阴，则致血脉不利，或虚火内炎，灼津成痰，痰瘀痹阻心脉，故《金匮要略》把胸痹的病机概括为"阳微阴弦"，即由肾虚及心、肝、脾等脏，以致寒凝、热结、气滞、血瘀、痰阻，心脉不通，而成本虚标实之证。所以临证必须明辨虚实，把握标本缓急，恰当运用补通治则。标急者，首当治标，如例1，初诊时纳呆便溏、腿酸乏力、口干欲饮，为脾肾气阴亏虚；胸痛时作，舌暗、苔腻、脉弦，为痰浊痹阻、气滞血瘀，标实为急，故用瓜蒌薤白半夏汤合桃红四物汤、颠倒木金散通阳泄浊、祛瘀理气，以治其标；二诊以后，胸痛消失，标实渐缓，故加入党参、白术、黄芪、杜仲、川断、麦冬、五味子以补益脾肾气阴。例2患者年龄尚轻，表现为痰热痹阻之标实，故以清化痰热、活血理气法贯穿始终。例3中焦虚寒、痰瘀痹阻，标本并重，故用人参汤合瓜蒌薤白半夏汤标本同治，终以附子理中丸以善后。即《金匮心典》所谓"养阳之虚，即以逐阴"。

二是调理其他脏腑。胸痹之病位在心，但发病与肾、肝、脾等脏功能失调密切相关，临证要据证调理。例1为脾肾亏虚，在标实之证缓解后，即以调补脾肾为治。例2，胸痛兼见咳嗽、咯痰，为痰热痹阻心脉、窒碍肺气，用瓜蒌薤白半夏汤合小陷胸汤、千金苇茎汤以心肺同治。例3，本虚表现为脾阳虚弱，故以人参汤温补中阳。

三是重视痰、瘀同治。痰浊、瘀血是引起胸痹最常见的标实病机，由于痰湿重浊黏滞，阻于心脉，易于痹阻胸阳、窒碍气机、阻滞血行而致瘀血；而瘀阻心脉，血行不畅，津液易凝而成痰，因而痰、瘀常交互为患，所以常须痰瘀同治。治痰喜用瓜蒌薤白半夏汤，该方通阳泄浊、豁痰宽胸，是《金匮要略》治疗胸痹的名方，经临床验证确是治疗胸痹的有效方剂，例 1~3 均用此方。治瘀常选用血府逐瘀汤、桃红四物汤、丹参饮、木金散、金铃子散等方，每加丹参、三七二味，临床证明，此二味对控制瘀血所致胸痹心痛效果颇佳。

不　寐

病例 1　李某某，男，40 岁。1993 年 2 月 15 日初诊。

[主症] 失眠 3 年，每夜仅能睡一二个小时，头晕头沉，腰膝酸软，耳鸣如蝉，心烦，纳食可，二便调，舌质略红，少苔，脉弦细。

[辨证] 肝肾阴虚，虚火上扰。

[治法] 滋下清上，宁志安神。

[处方] 乌菟汤加减。

女贞子 15g	菟丝子 15g	枸杞子 15g	蒸首乌 15g
桑椹子 15g	桑叶 10g	菊花 10g	炒枣仁 30g
远志 6g	五味子 10g	夜交藤 30g	磁石 30g
生龙牡各 30g	甘草 6g		

水煎服。

二诊：2 月 22 日。服药 6 剂，每夜能睡三四个小时，头晕头沉大轻，仍腰酸、耳鸣，舌质略红，少苔，脉弦细。上方加磁石至 40g、朱砂（冲）1g、神曲 12g，水煎服。

三诊：2 月 28 日。服药 6 剂，每夜能睡五六个小时，头晕头沉消失，耳鸣、腰酸大轻，舌质略红，苔薄白，脉弦细。上方继服 15 剂。

四诊：11 月 29 日。服上方 15 剂后，睡眠正常，头晕、耳鸣、腰酸消失，自行停药。近日因工作劳累，失眠复发，以 2 月 28 日方继服 14 剂而愈。

病例 2　张某某，女，38 岁。1992 年 12 月 21 日初诊。

［主症］失眠 2 年，经常彻夜不寐、白天精神恍惚，烦躁，经前乳胀，口干不欲饮，纳食可，二便调，舌质略红，苔薄白，脉弦细数。

［辨证］肝郁化热，心神被扰。

［治法］疏肝清热，养心安神。

［处方］丹栀逍遥散合酸枣仁汤加减。

当归 15g	白芍 10g	柴胡 10g	云苓 15g
白术 15g	薄荷 6g	丹皮 10g	山栀 10g
炒枣仁 30g	川芎 10g	知母 10g	夜交藤 30g
合欢花 15g			

水煎服。

二诊：12 月 24 日。服药 3 剂，烦躁稍减，仍彻夜不寐，舌尖红，苔薄黄，脉弦细数。上方加黄连 10g、黄芩 10g、阿胶（烊化）10g、鸡子黄（冲）2 枚，水煎服。

三诊：12 月 30 日。服药 6 剂，每夜能睡 4 小时，烦躁大轻，舌尖略红，苔薄黄，脉弦细数。上方继服。

四诊：1993 年 1 月 6 日。服药 6 剂，每晚能睡四五个小时，白天精神好，烦躁消失，口中和，二便调，舌质略红，苔薄白，脉弦细。上方继服15 剂，以巩固疗效。

病例 3　刘某某，女，56 岁。1991 年 10 月 18 日初诊。

［主症］烦躁、失眠 10 余年。初因做结扎手术，心情郁闷，术后不久烦躁失眠，久治不愈。刻下失眠，有时彻夜不能入睡，手足心热，心烦不安，欲将手足抵于墙壁，黎明前汗出，烦躁稍减，口干，纳食可，二便调，舌质偏红，苔薄白，脉细数。

［辨证］阴分郁热，心肾不交。

［治法］养阴透热，交通心肾。

［处方］青蒿鳖甲汤合黄连阿胶汤、酸枣仁汤加减。

青蒿 15g	鳖甲 15g	丹皮 15g	地骨皮 15g
黄连 10g	黄芩 10g	白芍 10g	阿胶（烊化）10g
炒枣仁 30g	云苓 20g	川芎 10g	知母 10g

夜交藤 30g　　　　鸡子黄（冲）2 枚

水煎服。

二诊：11 月 5 日。服药 15 剂，手足烦热大轻，每夜能睡 5 小时，纳食不振，二便调，舌质略红，苔薄白，脉弦细滑。上方去知母、丹皮，加鸡内金 10g、陈皮 10g，继服。

三诊：11 月 30 日。服药 15 剂，睡眠正常，烦热除，纳食可，二便调，舌质淡红，苔薄白，脉细滑。上方继服 10 剂，以巩固疗效。

病例 4　杜某某，女，50 岁。1993 年 10 月 28 日初诊。

[主症] 入睡困难，有时彻夜不寐，心烦，汗出，头晕心悸，耳鸣如蝉，大便干结如羊矢，小便调，月经以往规律，近半年来时常量多，经期前后不定，舌质略红，苔薄白，脉弦细。

[辨证] 阴阳失调，心神失养。

[治法] 调理阴阳，养心安神。

[处方] 二仙汤加减。

仙茅 10g	仙灵脾 10g	巴戟天 10g	当归 15g
知母 20g	黄柏 12g	炒枣仁 60g	夜交藤 30g
合欢花 15g	五味子 10g		

水煎服。

二诊：11 月 7 日。服 7 剂，每夜安睡 4 个小时，心烦减轻，汗出减少，大便较前通畅，舌质偏红，苔薄白，脉细滑。上方加柏子仁 12g。水煎服。

三诊：11 月 14 日。服药 7 剂，每夜能睡五六个小时，汗出正常，烦躁消失，大便稍干，日一行，纳食可，舌质略红，苔薄白，脉弦细。上方继服 14 剂，痊愈。

按：不寐即失眠，是以经常不能获得正常睡眠为主症的病证。先生治疗该病的经验主要有以下两方面。

一是重视辨别病变脏腑。导致不寐的原因较多，但着重在心、肾、肝、脾、胃等脏腑功能失调，所以必须根据临床特点，辨别证候，确立方治。由肝肾阴虚、虚火上炎所致者，多兼头晕头胀，腰膝酸软，治宜滋下清上为主。由心脾亏虚所致者，多兼心悸倦怠，面色萎黄，女性患者并可兼有月经不调或白带多等，治宜补益心脾为主。阴虚火旺分心阴虚和肾阴虚，心阴虚而火旺的，还应当辨别是火旺导致阴虚，还是阴虚导致火旺，二者的相同点，均为心烦不寐、口干唇燥，但前者舌苔必黄，后者则舌红少苔。故前者以滋阴降火为主，以黄连阿胶汤或朱砂安神丸为主方；后者以滋养心阴为主，以补心丹为主方。由肾阴虚火旺所致者，多兼有五心烦热、腰膝酸软、多梦遗精等症，治宜滋养肾阴为主。胃中不和者，多兼嗳气食臭、脘腹胀满，治宜消食导滞为主；痰热扰心者，多兼口苦呕涎、苔黄腻，治宜清化痰热为主。

二是重视选择有效方剂。治疗不寐的方剂甚多，在辨证准确的前提下，选择有效方剂是提高疗效的重要一环。多年来，先生自拟经验方或筛选古方用于临床，常常得心应手。如自拟乌菟汤治疗肝肾阴虚、虚火上扰之失眠，方中蒸首乌、菟丝子、桑椹子、五味子滋补肝肾、养血填精以滋下；桑叶、菊花疏散风热以清上平肝；酸枣仁、远志、生龙牡宁志安神，诸药合奏滋下清上、宁志安神之功，疗效颇佳。失眠由阴虚火旺所致者，更为临床所常见，多用黄连阿胶汤加减，该方使用的要点，一为根据火旺与阴虚的轻重，调整黄连、黄芩与阿胶、白芍之用量，火旺甚者，芩、连重用，阴虚甚者，胶、芍重用；二为必须用鸡子黄生搅入药汁中，不用效果降低。阴虚火旺患者，多兼手足心热，烦躁不安，夜间烦躁更甚，则合青蒿鳖甲汤，该方《温病条辨》治"温病后期，热入阴分，夜热早凉，热退无汗"，用之治失眠亦能取效。对于失眠由肝阴亏虚，肝阳偏亢，虚火内扰，兼见多梦易惊，烦躁不安，口苦，舌质红，脉弦细数者，用酸枣仁汤加白芍、当归、生地。因酸枣仁汤《金匮要略》用治"虚劳虚烦不得眠"，故凡失眠有虚象者多用之。对于因女性绝经前后，失眠烦躁、汗出烘热者，多从肾中阴阳失调论治，方用二仙汤为主方加减，应用的要点是，仙茅、仙灵脾二药的量要小于知母、黄柏的量，否则易引起患者烦躁。

心　悸

病例 1　张某某，男，50 岁。1992 年 12 月 7 日初诊。

[主症] 心悸，胆怯易惊，偶闻声响则惊惕不安，头晕失眠，乏力，纳食可，二便调，舌质暗红，苔薄白，脉弦细。在济南市某医院做心电

图，示"频发室前收缩"。

［辨证］心胆虚怯，瘀血阻络。

［治法］镇心安神，活血化瘀。

［处方］柴胡加龙骨牡蛎汤合血府逐瘀汤加减。

柴胡 10g	黄芩 10g	半夏 12g	桂枝 10g
赤白芍各 10g	生龙牡各 30g	川芎 15g	桃仁 12g
红花 15g	桔梗 10g	枳壳 10g	炒枣仁 30g
甘草 6g			

水煎服。

二诊：12月13日。服药6剂，心悸减轻，仍胆怯易惊，胸闷，舌质暗红，苔薄白，脉弦细。上方加郁金15g，继服。

三诊：12月19日。服药6剂，心悸、胸闷明显减轻，胆怯较前好转，舌质略暗，苔薄白，脉弦细。上方继服。

四诊：12月27日。服药6剂，心悸、胸闷未作，胆怯已不明显，纳食可，二便调，舌质略暗，苔薄白，脉弦细。上方继服12剂，诸症消失，查动态心电图，示偶发性室性早搏。

病例2 李某某，男，40岁。1992年12月14日初诊。

［主症］心悸胆怯，如人将捕，胃脘热辣如啖蒜状，胸胁胀闷隐痛，失眠多梦，纳呆，二便调，舌质淡红，苔薄白腻，脉弦。查心电图未见异常。

［辨证］肝脾不调，心胆虚怯。

［治法］调和肝脾，安神镇惊。

［处方］逍遥散合柴胡加龙骨牡蛎汤加减。

当归 15g	白芍 10g	柴胡 10g	云苓 15g
白术 15g	薄荷 6g	香附 10g	木香 10g
郁金 15g	炒枣仁 30g	生龙牡各 30g	桂枝 10g
甘草 6g			

水煎服。

二诊：12月21日。服药6剂，心悸稍减，胃脘热辣轻，胸胁闷痛瘥，仍胆怯易惊，如人将捕之，舌质淡红，苔薄白，脉弦。上方加柏子仁15g、生地 15g、枸杞子 15g、五味子 10g、太子参 24g，去木香、香附、郁金，水煎服。

三诊：1993 年 1 月 4 日。服药 12 剂，心悸消失，胆怯易惊已不明显，胃脘热辣瘥，纳食可，二便调，舌质淡红，苔薄白，脉弦。上方继服 12 剂，以巩固疗效。

病例 3 苏某某，女，37 岁。1993 年 10 月 18 日初诊。

[主症] 心悸、胸闷半年余，在山东省某医院查心电图示"心肌劳累"，活动后加重，倦怠乏力，失眠纳呆，面色萎黄，舌质淡，苔白腻，脉弦细。

[辨证] 心脾两虚，胸阳痹阻。

[治法] 补益心脾，豁痰宽胸。

[处方] 归脾汤合瓜蒌薤白半夏汤加减。

黄芪 30g	党参 30g	白术 15g	当归 15g
远志 6g	炒枣仁 30g	龙眼肉 10g	云苓 15g
木香 6g	柏子仁 12g	瓜蒌 30g	薤白 15g
半夏 15g	鸡内金 10g	甘草 6g	

水煎服。

二诊：10 月 25 日。服药 7 剂，心悸、胸闷减轻，身体较前有力，纳食可，二便调，舌质淡，苔薄白微腻，脉细。上方继服。

三诊：11 月 8 日。服药 14 剂，心悸、胸闷消失，纳食可，二便调，睡眠佳，仍有劳累后心慌，口干不欲饮，舌淡红，苔薄白，脉缓。上方去瓜蒌、薤白、半夏、木香，加麦冬 12g、五味子 10g，水煎服。

四诊：11 月 23 日。服药 14 剂，心悸、胸闷未作，口干消失，劳累后轻度心慌，舌淡红，苔薄白，脉缓。查心电图示大致正常。嘱常服归脾丸以善后。

病例 4 韩某某，女，33 岁。1993 年 9 月 15 日初诊。

[主症] 心悸 8 年，初因感冒后引起，在山东省某医院诊断为"心肌炎"。刻下心悸胸闷，时有胸痛，周身乏力，口干口苦，不欲饮水，头晕痛，纳可，二便调，舌尖红，苔白厚，脉弦细滑。

[辨证] 气阴亏虚，痰浊痹阻，肝热上扰。

[治法] 益气养阴，豁痰宽胸，清热平肝。

[处方] 生脉散合瓜蒌薤白半夏汤、小柴胡汤加减。

党参 30g	麦冬 15g	五味子 10g	瓜蒌 30g
薤白 15g	半夏 10g	柴胡 10g	黄芩 10g
炒枣仁 15g	柏子仁 15g	桑叶 10g	菊花 10g
钩藤 15g	川芎 10g		

水煎服。6 剂。

二诊：9 月 21 日。心悸大轻，胸闷、胸痛消失，口苦、头晕头痛悉愈，舌尖略红，苔白稍厚，脉弦细滑。上方继服 12 剂。

三诊：10 月 3 日。心悸消失，胸闷、胸痛未作，纳食可，二便调，舌质略红，苔白，脉细滑。上方继服 12 剂，以巩固疗效。

病例 5 于某某，男，62 岁。1994 年 1 月 24 日初诊。

[主症] 心悸，劳累后胸闷，在山东省某医院查心电图，示"频发室性早搏"，无胸痛，晨起口干，纳食可，二便调，舌质略红，苔薄白，脉数无力，时一止。

[辨证] 心血不足，气阴亦亏。

[治法] 益气补血，滋阴复脉。

[处方] 炙甘草汤合五参汤加减。

炙甘草 12g	桂枝 10g	生地 20g	党参 30g
麦冬 15g	当归 15g	白芍 15g	阿胶（烊化）10g
五味子 10g	炒枣仁 30g	北沙参 30g	丹参 15g
玄参 15g	苦参 10g	生龙牡各 30g	

水煎服。

二诊：1 月 30 日。服药 6 剂，心悸减轻，口干瘥，仍劳累后心悸，舌质略红，苔薄白，脉细数。上方继服。

三诊：3 月 20 日。服药 20 剂，心悸消失，活动后亦无胸闷，纳食可，口中和，二便调，舌淡红，苔薄白，脉细弱。复查心电图未见异常。上方继服 15 剂以善后。

病例 6 梁某某，女，51 岁。1994 年 1 月 3 日初诊。

[主症] 心悸阵作 2 个月，在山东省某医院查心电图示"窦性心动过

速"，烦躁汗出，失眠多梦，胸闷，纳食可，二便调，月经以往规律，近半年量时多时少，经期先后不定，舌质暗红，苔薄白，脉弦细。

［辨证］阴阳失调，心肝郁热。

［治法］调和阴阳，清肝养心。

［处方］二仙汤合丹栀逍遥散加减。

仙茅 10g	仙灵脾 10g	当归 15g	知母 15g
黄柏 10g	炒枣仁 30g	柴胡 10g	白芍 10g
丹皮 10g	山栀 10g	木香 10g	郁金 15g
柏子仁 12g	甘草 6g		

水煎服。

二诊：1月7日。服药4剂，心悸、胸闷减，烦躁汗出轻，睡眠好转，纳食可，二便调，舌质暗红，苔薄白，脉弦。上方继服。

三诊：1月14日。服药7剂，心悸瘥，烦躁消失，纳食可，口中和，二便调，睡眠佳，舌质淡红，苔薄白，脉弦细。上方继服14剂，以巩固疗效。

按：心悸是患者自感心中跳动，惊慌不安，不能自主的病证。先生治疗该病的经验主要有以下四方面。

一是注重在补虚的基础上祛除实邪。心悸的证候特点是虚实相兼，以虚为主，故补虚是治疗该病的基本方法。由于"最虚之处，便是容邪之处"（徐忠可语），心之正虚，难免有痰饮、瘀血等实邪痹阻心脉，故要注重在补虚基础上祛邪。如例3表现为心脾两虚，兼见胸闷，舌苔白厚腻，为脾虚水湿不化，聚湿生痰，痹阻胸阳，故用归脾汤合瓜蒌薤白半夏汤治之；四诊胸闷瘥，苔由厚变薄，为痰浊渐化，又见口干，为药物温燥所致，故去瓜蒌薤白半夏汤，合入生脉散以气阴双补。例4心悸病久，口干，舌尖红，脉细数，为心之气阴两虚；兼见口苦、头晕头痛，舌苔白厚，为肝热上扰，痰浊痹阻，故用生脉散益气养阴，合瓜蒌薤白半夏汤豁痰宽胸，小柴胡汤加桑叶、菊花、钩藤清热平肝。

二是对由心虚胆怯所致者，从调肝入手，善用柴胡加龙骨牡蛎汤。此证型多与先天禀赋及精神因素有关，必有易惊善恐、多梦、睡眠不宁等，柴胡加龙骨牡蛎汤出自《伤寒论》，原治"伤寒八九日，下之，胸满烦惊，一身尽重，不可转侧"，具疏利肝胆、镇惊安神之功，肝藏魂，主疏泄，与胆相表里，治肝即可调胆，胆气壮则心神安。如例1，除心虚胆怯见症外，舌质偏暗，故辨为瘀血阻络，合用血府逐瘀汤。例2亦为心虚胆怯证，兼胃脘不适、胸胁闷痛、纳呆，为肝脾不和，故合逍遥散治之；二诊肝脾不和见证消失，仍心悸，如人将捕之，故去疏肝理气之木香、郁金、香附，加柏子仁、熟地、枸杞子、五味子、太子参，即合仁熟散，此方出自《医宗金鉴》，治心虚胆怯，如人将捕之有良效。

三是对由心血不足、心阴亏虚所致脉结代、心动悸者，用炙甘草汤，常加当归、白芍以养血，五味子以补气阴，炒枣仁易大枣，加生龙牡以安神定悸。兼热象者，合五参汤（党参、玄参、沙参、苦参、丹参），确有恢复窦性心律之功。

四是对由阴阳失调所致者，用二仙汤调补阴阳。

血　痹

病例1　高某某，男，31岁。1994年3月5日初诊。

［主症］左臂及手指麻木2个月，初因用冷水洗衣引起，在本地区医院拍颈椎片未见异常。诊见：左臂麻木，手指麻木微痛，活动如常，与天气变化无关，项部不适，无头晕耳鸣，舌质暗红，苔薄灰腻，脉弦细。

［辨证］气虚风入，血瘀痰阻。

［治法］益气活血，化瘀通络。

［处方］黄芪桂枝五物汤合桃红四物汤、涤痰汤加减。

黄芪 30g	桂枝 15g	赤芍 15g	桃仁 15g
红花 15g	当归 15g	川芎 15g	半夏 12g
橘红 10g	茯苓 20g	胆星 10g	路路通 15g
豨莶草 30g	生姜 30g		

水煎服。

二诊：3月20日。服药15剂，肢麻明显减轻，项强渐瘥，纳食可，二便调，舌质暗红，苔薄白，脉弦细。上方继服15剂，痊愈。

病例2　徐某某，男，65岁。1994年1月13日初诊。

［主症］四肢麻木5年，在济南市立一院拍颈椎侧位片示：颈椎增生。

诊见：四肢麻木，颈部拘急，上肢微痛，与天气变化无关，纳食可，小便频，舌质暗红，苔薄白，脉弦涩。

[辨证] 气虚血瘀，风湿痹阻。

[治法] 益气活血，祛风除湿通络。

[处方] 黄芪桂枝五物汤合桃红四物汤加减。

黄芪 60g	桂枝 15g	赤芍 15g	川芎 15g
当归 15g	桃仁 15g	红花 15g	丹参 30g
牛膝 15g	豨莶草 15g	羌独活各 15g	姜黄 10g
桑枝 30g	生姜 30g		

水煎服。

二诊：1月27日。服药14剂，肢麻明显减轻，项部拘急瘥，纳食可，大便调，舌质暗红，苔薄白，脉弦涩。上方继服21剂，痊愈。

按：血痹是以肢体麻木为主症的病证。先生治疗该病的主要经验主要有以下两方面。

一是重视血瘀痰阻病机。血痹首载于《金匮要略》，乃阳气不足，风邪外入，脉络痹阻所致，故用黄芪桂枝五物汤益气和营，通阳行痹。但阳气一虚，鼓动无力，血脉不畅，则瘀血停滞；津液失于温化布散，则凝而为痰，痰瘀互结，阻塞脉络，阳气、阴血不能达于肌肉肤表，从而加重病情。故合桃红四物汤、涤痰汤，以祛瘀化痰，每收佳效，如例1。

二是颈椎病从血痹论治，参以祛风除湿。血痹以肢体麻木为主症，部分患者兼颈项及肢体轻度疼痛，多见于颈椎病患者。此乃气虚血瘀，脉络不畅，肌肤空疏，风湿之邪侵入所致。故在用黄芪桂枝五物汤合桃红四物汤益气活血行痹的基础上，参以祛风除湿法：颈项痛加葛根、白芍；上肢痛加羌活、姜黄、桑枝、豨莶草；下肢痛加独活、牛膝，收效亦佳，如例2。

痹　证

病例1　张某某，女，39岁。1993年3月5日初诊。

[主症] 肘膝关节疼痛10余年，遇寒冷、阴雨及劳累加重，关节无畸形，查血沉、抗"O"正常，类风湿因子阴性。诊见：肘膝关节疼痛，局

部不红，触之不热，脘痞纳呆，口不渴，二便调，舌质淡红，苔白腻，脉弦滑。

［辨证］寒湿痹阻，胃气不和。

［治法］散寒除湿，祛风通络，佐以和胃。

［处方］乌头汤加味。

川草乌（先煎）各9g	麻黄9g	桂枝10g
黄芪30g	白芍10g	羌独活各10g	秦艽15g
川牛膝15g	党参20g	厚朴12g	苍术10g
陈皮10g	炙甘草12g		

上方用蜂蜜45g，加水先煎川草乌半小时，纳诸药，再煎。

二诊：3月9日。服药4剂，关节痛轻，脘痞减，纳食可，舌淡红，苔白略腻，脉弦滑。上方继服。

三诊：3月17日。服药7剂，关节疼痛减轻明显，脘痞除，纳食好，二便调，舌淡红，苔薄白，脉弦细。上方减草乌，炙甘草减至9g，加鸡血藤30g，继服30剂，痊愈。

病例2 张某某，女，39岁。1992年3月7日初诊。

［主症］周身关节疼痛2年，曾在某地区级医院诊断为"类风湿关节炎"，化验血沉40mm/h，抗"O"1280U，类风湿因子阳性。诊见：周身关节疼痛，双手指指关节痛甚，部位游移，阴雨天加重，晨起手僵，关节局部微热，舌质略红，苔薄白，脉弦细。

［辨证］外感风湿，郁而化热，痹阻经络。

［治法］祛风除湿，滋阴清热。

［处方］桂枝芍药知母汤加减。

知母30g	防风10g	白术10g	桂枝10g
附子15g	麻黄6g	白芍10g	地龙10g
秦艽15g	威灵仙15g	海风藤15g	羌独活各10g
甘草6g			

水煎服。

二诊：4月12日。服药30剂，关节疼痛大轻，晨僵感消失，局部已无热感，纳食可，二便调，睡眠欠佳，舌质略红，苔薄白，脉弦细。上方加酸枣仁 30g，减知母至 15g，继服。

三诊：5 月 15 日。服药 30 剂，关节痛止，纳食可，睡眠好，二便调，舌质淡红，苔薄白，脉弦细。化验血沉 20mm/h，抗 "O" 500U。

病例 3 石某某，女，30 岁。1992 年 2 月 18 日初诊。

［主症］周身关节疼痛 10 余年，在山东中医学院附院诊断为 "类风湿关节炎"，化验血沉 46mm/h，抗 "O" 正常，类风湿因子阴性，抗可溶性抗原阳性。诊见：以手指关节疼痛为甚，晨起手指僵硬，活动后减轻，近端指关节肿大变形，胸闷心慌，失眠多梦，大便干，口干欲饮，舌红少苔，脉细数。

［辨证］气阴两虚，风湿痹阻。

［治法］益气养阴，祛风除湿。

［处方］丁氏清络饮合独活寄生汤加减。

生地 30g	白芍 15g	当归 15g	青蒿 30g
石斛 15g	羌独活各 10g	桑寄生 15g	秦艽 15g
威灵仙 15g	丹参 30g	紫草 30g	虎杖 30g
黄芪 30g	党参 20g	甘草 6g	

水煎服。

二诊：3 月 8 日。服药 14 剂，关节痛轻，手指晨僵大减，口干瘥，大便转调，仍时心慌，舌红少苔，脉弦细。上方加麦冬 15g、三七粉（冲）3g，继服。

三诊：3 月 23 日。服药 14 剂，关节痛大轻，胸闷、心慌减，口中和，二便调，舌质略红，苔薄白，脉细。上方继服。

四、五诊略。

六诊：4 月 25 日。上方服 30 剂，关节痛止，手指晨僵瘥，胸闷心慌消失，纳食可，二便调，舌淡红，苔薄白，脉弦细。化验血沉 25mm/h。

按：痹证是由于风寒湿热等外邪侵袭人体，闭阻经络，气血运行不畅所导致的以肌肉、筋骨、关节酸痛、麻木、重着，屈伸不利，或关节肿大灼热为主症的病证。先生治疗该病的主要经验有以下四方面。

一是重视内外合邪，辨别风寒湿热。痹证固由风寒湿热等外邪侵袭而发病，但与素体正气强弱、阴阳盛衰密切相关。《金匮要略》说："少阴脉浮而弱，弱则血不足，浮则为风，风血相搏，即疼痛如掣"；"寸口脉沉而弱，沉即主骨，弱即主筋，沉即为肾，弱即为肝，汗出入水中，如水伤心……故曰历节。"说明气血不足、脏腑虚损是导致外邪侵袭的内在基础。素体阳虚或寒凝者，易外感风寒湿邪；素体阴虚或蕴热者，易外感风湿热邪；或感风寒湿邪易从阳化热。所以临证首要辨别风寒湿痹与风湿热痹。风寒湿痹之中，风邪偏胜者，则关节疼痛游走无定；寒邪偏胜者，则疼痛比较剧烈，痛处固定；湿邪偏胜者，则痛不甚著，但肢体重者，活动不灵。治疗推崇《医宗必读》治痹大法，据风、寒、湿之偏胜，分别予以祛风、散寒、除湿为主，参以补血、健脾，以防风汤、乌头汤、薏苡仁汤为主方加减。如例1，以寒偏胜，故用乌头汤加桂枝，以散寒祛湿温经。临证之时，风寒湿虽各有偏胜，但有时难以截然划分，则用祛风散寒利湿、活血通络止痛为大法，以程氏蠲痹汤为主方，风邪胜者，加防风、威灵仙；寒邪胜者，加川乌、草乌，并加重甘草用量，使之与川草乌的总量相等，再加生姜，以解乌头之毒。湿邪胜者，加苡仁、苍术、豨莶草、晚蚕沙。若病久气血虚弱、肝肾亏损，则用三痹汤加减；若腰腿关节疼痛较重，用独活寄生汤加减。风湿热痹以关节局部红肿热痛，舌红苔黄腻，脉滑数或濡数为主症。部分患者关节怕风怕冷，此乃湿热熏蒸、营卫不得周流所致，不可误认为风寒湿痹。治以清热除湿、祛风通络，方用丁氏清络饮加减。若湿热壅盛，则用宣痹汤加减。若皮肤出现环形红斑，用桃红饮加紫草、赤芍、丹皮。若出现皮下结节，用散结消核汤。

二是类风湿关节炎属中医学"历节""骨痹""湿热痹"范畴，分热型、寒型、中间型论治。热型以体温增高，关节红肿热痛，累及一个或多个关节，活动不便，痛不可触为主症。若见潮热，自汗盗汗，肌肉萎缩，口渴欲饮，舌红少苔，脉细数，为阴虚内热，治用丁氏清络饮、养阴煎（生地、羌活、川牛膝、松节）加减。若见高热持续、口渴引饮，大汗出，尿赤便干，苔黄厚，脉洪大，为阳明热盛，用白虎加桂枝汤加减。若见纳呆恶心，泛泛欲吐，大便溏，苔黄厚，脉沉缓滑，则用清热化湿汤加减。寒型以形寒畏冷，易感冒，肢体关节拘急疼痛，患处不红不热，得热痛减，遇冷痛重，舌淡苔白，脉弦紧为主症，治用舒筋除痹汤，祛风散寒除湿。中间型，关节掣痛，昼轻夜重，体温不高，苔薄白，脉弦，方用四神汤，以舒筋活血通络。若外感风湿，内有郁热伤阴，则用桂枝芍药知母汤加减，如例 2；若关节肿大、变形，则用独活寄生汤加减，如例 3。

三是坐骨神经痛从筋痹论治。该病乃因感受寒湿之邪侵袭筋脉，着而不去，内舍于肝，伤及肝之阴血，筋脉失养，故致拘挛掣痛，屈伸不利。治以调和营卫、柔肝舒脉、通经活络、缓急止痛，方用桂枝倍芍药汤加味。痛甚者，加乌梢蛇、蜈蚣；遇寒痛甚者，加千年健、制川乌；兼腰痛，加川断、狗脊、桑寄生；兼湿，加苍术、苡仁；腰外伤者，合活络效灵丹（当归、丹参、乳香、没药）。

四是在辨证基础上，若上肢痛甚，选加威灵仙、羌活、姜黄、桂枝、秦艽、桑枝、海风藤；下肢痛重，选加独活、杜仲、川断、桑寄生、狗脊；头面部痛，选加细辛、白芷；久病不愈，于虫类搜剔祛风药如全蝎、蜈蚣、蜣螂、穿山甲、乌梢蛇、白花蛇、土元之中，选加一二味，可望增加疗效。

厥　证

病例　张某，男，20 岁。1993 年 10 月 20 日初诊。

［主症］发作性排尿时晕厥 2 年余。2 年多来共发作 6 次，均在晨起排尿时，突感短暂头晕，旋即摔倒，不省人事，约 1 分钟后自行苏醒，醒后无偏瘫及语言障碍，脑电图及颅脑 CT 检查未见异常。平素胃脘胀满，泛吐酸水，恶心纳呆，二便调，舌质红，苔薄腻，脉弦。

［辨证］肝胃郁热，风阳闭窍。

［治法］疏肝清热，和胃息风。

［处方］丹栀逍遥散合止痉散加减。

当归 15g	白芍 10g	柴胡 10g	茯苓 10g
苍白术各 10g	薄荷 6g	丹皮 10g	山栀 10g
半夏 15g	青陈皮各 10g	全蝎 6g	蜈蚣 2 条
黄连 9g	吴茱萸 1.5g		

水煎服。

二诊：11 月 23 日。服药 30 剂，胃脘痞胀除，恶心泛酸瘥，纳食转馨，舌质略红，苔薄腻，脉弦细。上方去黄连、吴茱萸，继服 15 剂。随访 2 年未复发。

按：厥证是以突然发生的一时性昏倒，不省人事，或伴四肢厥冷为主要临床表现的一种病证。历代医家多从气、血、痰、食、暑致厥立论，至于排尿时晕厥未见于方书所载。先生据其发病特点，名之为"尿厥"，治疗的主要经验有以下两方面。

一是从肝脾失调、气机逆乱立论。《素问·至真要大论》谓："升降出入，无器不有。"凡厥证，皆由气机逆乱而成。临证所见，尿厥患者多伴有脘腹胀闷、吞酸恶心、舌红、脉弦之症，缘由忧思恼怒，肝气郁而化热，乘脾犯胃所致。肝主疏泄，调畅全身气机；脾与胃升降相因，为气机升降之枢纽，肝、脾、胃各自功能失常及其相互关系紊乱，成为尿厥发病的基础。当憋尿排尿之时，若清气随之下陷，土虚而致木摇，气机升降悖逆，肝热乘机化风上逆闭窍，因而一时晕厥。

二是以逍遥散合止痉散为主方。据上述病机分析，调整肝、脾、胃各脏功能，恢复其相互间的协调关系，是治疗尿厥的关键所在。故以丹栀逍遥散清热疏肝、理脾和胃以治本，止痉散息风止痉以治标。虑及脾胃失健，难免生湿凝痰，故常合陈平汤以燥湿化痰、理气和胃。本例尚有吞酸一症，故合黄连、吴茱萸以佐金平木、和胃制酸。多年来用该法治愈多例尿厥患者。

水　肿

病例1　张某某，女，17岁。1993年2月15日初诊。

[主症] 1个月前感冒发热，睑面、四肢浮肿10余天，在济南市中心医院化验尿常规：蛋白（++）、红细胞（+），诊断为"急性肾小球肾炎"。刻下睑面浮肿，足胫略肿，小便短少，憋气，烦躁，口微干，不欲饮，纳呆，大便调，舌质略红，苔薄白，脉滑略沉。

[辨证] 内有蕴热，风邪外袭。

[治法] 疏风宣肺，清热利水。

[处方] 越婢加术汤合五苓五皮饮加减。

麻黄 10g	生石膏 30g	白术 15g	生姜皮 10g
陈皮 10g	大腹皮 10g	桑白皮 10g	泽泻 15g
猪苓 15g	桂枝 6g	茯苓皮各 30g	葶苈子 15g

大枣 10 枚

水煎服。

二诊：2 月 22 日。服药 7 剂，睑面浮肿减轻，小便量增多，烦躁除，仍憋气、咳嗽，舌质略红，苔薄白，脉滑。上方加苏叶、杏仁各 10g，继服。

三诊：3 月 2 日。服药 7 剂，憋气除，咳嗽大轻，睑面浮肿已不明显，纳食可，二便调，舌质略红，苔薄白，脉略滑。化验尿常规：蛋白（+），潜血（+）。上方继服。

四、五诊略。

六诊：3 月 25 日。守方服 21 剂，浮肿全消，咳嗽止，纳食可，二便调，舌质淡红，苔薄白，脉略滑。化验尿常规正常。

病例 2 陈某，男，8 岁。1994 年 1 月 17 日初诊。

［主症］面目、肢体浮肿 5 个月，病初在山东省某医院化验尿常规：蛋白（++），红细胞（++），诊断为"急性肾小球肾炎"。刻下眼睑略肿，小便量可，乏力口干，纳食可，大便调，舌质暗红，苔薄白，脉细滑。尿常规：蛋白（±），潜血（++）。

［辨证］肾阴亏虚，血瘀血热。

［治法］滋补肾阴，化瘀凉血。

［处方］参芪地黄汤合犀角地黄汤加减。

生熟地各 10g	山茱萸 10g	山药 12g	云苓 10g
丹皮 10g	泽泻 7g	黄芪 20g	党参 15g
芡实 15g	金樱子 15g	蝉蜕 10g	桃仁 10g
红花 10g	赤芍 10g	旱莲草 15g	白茅根 30g

水煎服。

二诊：1 月 25 日。服药 7 剂，口干、乏力减轻，浮肿全消，纳食可，二便调，舌质暗红，苔薄白，脉细滑。上方继服。

三、四、五、六诊略。

七诊：3 月 12 日。守方服 35 剂，睑面未再浮肿，口干瘥，乏力已不明显，纳食可，二便调，舌质略暗，苔薄白，脉略滑。连续 3 次化验尿常规均正常。

病例3 张某某，男，38岁。1992年3月初诊。

[主症] 面目肢体浮肿1年，在山东中医学院附属医院化验尿常规：蛋白（++++），红细胞（+），血浆白蛋白25g/L，球蛋白21g/L，血浆胆固醇12.5mmol/L，诊断为"慢性肾炎肾病型"。刻下面部虚浮，足胫浮肿，朝轻暮重，小便量可，大便调，纳呆腹胀，咽部时痛，轻度充血，舌淡红而嫩，苔白腻，脉细滑。

[辨证] 脾气亏虚，热毒留恋，水湿内停。

[治法] 健脾益气，清热解毒，利水消肿。

[处方] 防己黄芪汤合五味消毒饮加减。

黄芪 30g	防己 15g	白术 15g	茯苓皮各 30g
野菊花 30g	银花 30g	连翘 15g	蒲公英 30g
紫花地丁 30g	白花蛇舌草 30g	石韦 30g	甘草 6g

水煎服。

二诊：3月28日。服药20剂，浮肿轻，咽痛瘥，食后腹胀，舌质淡红，苔薄白，脉细滑。化验尿蛋白（+）。上方加大腹皮15g，金樱子、芡实各30g，继服。

三~七诊略。

八诊：6月24日。守方服70余剂，浮肿全消，腹胀除，纳食可，二便调，舌淡红，苔薄白，脉细滑。连续4次化验尿常规，蛋白（±），24小时尿蛋白定量0.5g，血浆白蛋白35g/L，球蛋白22g/L，血肌酐、尿素氮均在正常范围。上方去野菊花、白花蛇舌草，加党参15g、覆盆子15g，隔日1剂，再服30剂。

病例4 王某，女，16岁。1993年11月27日初诊。

[主症] 肢体面目浮肿5年，在山东省某医院诊断为"肾病综合征Ⅰ型"，服激素蛋白或可消失，但撤减激素，或遇感冒则复发。现每日维持泼尼松15mg。刻下面目浮肿，足胫肿，满月脸，两颧红赤，汗多乏力，纳可，小便量可，泡沫多，夜尿不多，舌质淡红，苔薄白腻，脉细滑。尿常规：蛋白（++），血肌酐、尿素氮在正常范围。易感冒。

[辨证] 脾肾亏虚，精气下泄，水湿逗留。

[治法] 健脾补肾，利水消肿。

［处方］玉屏风散合参芪地黄汤加减。

黄芪 30g	白术 12g	防风 10g	蝉蜕 10g
党参 15g	熟地 15g	山茱萸 15g	山药 30g
丹皮 10g	芡实 10g	金樱子 10g	泽泻 10g
茯苓皮各 15g	知母 6g	黄柏 6g	麦冬 10g
五味子 10g			

水煎服。嘱其逐渐撤除激素。

二诊：12 月 11 日。服药 14 剂，浮肿减轻，烦热、颧红亦轻，汗出减少，纳食可，二便调，舌淡红，苔薄白，脉细滑。上方继服。

三、四、五诊略。

六诊：1994 年 1 月 15 日。守上方服 30 余剂，浮肿全消，烦热、颧红瘥，乏力减轻，汗出正常，大便调，眠纳正常，舌质淡红，苔薄白，脉细滑。化验尿常规：蛋白（－）。上方隔日 1 剂，再服 20 剂。

病例 5 马某某，女，48 岁。1993 年 12 月 29 日初诊。

［主症］足胫浮肿半年，多次查尿常规未见异常，以往月经规律，近 1 年来渐渐闭止。刻下足胫浮肿，按之凹陷，头晕耳鸣，心烦失眠，关节痛，纳食可，小便正常，大便调，舌质淡红，苔厚微黄，脉弦细。

［辨证］冲任不调，水湿内停。

［治法］调补冲任，利湿消肿。

［处方］二仙汤加减。

仙茅 10g	仙灵脾 10g	当归 15g	知母 10g
黄柏 10g	巴戟天 10g	黄芪 30g	防己 15g
白术 15g	云苓皮各 30g	冬瓜皮 30g	羌独活各 10g
炒枣仁 30g			

水煎服。

二诊：1994 年 1 月 5 日。服药 7 剂，胫肿大轻，头晕、耳鸣、心烦、关节痛均轻，睡眠好转，舌淡红，苔薄黄，脉弦细。上方继服 20 余剂，诸症皆除。

按：水肿是因感受外邪，或劳倦内伤，使气化不利，津液输布失常，导致水液潴留，泛溢肌肤，引起头面、眼睑、四肢、腹背甚至全身浮肿的病证。水肿与西医的肾小球疾病最为吻合。例 1、2 为急性肾炎，例 3 为肾病综合征 II 型（慢性肾炎肾病型），例 4 为肾病综合征 I 型，例 5 为特发性水肿。先生治疗该病的经验有以下五方面。

一是急性肾炎之水肿属风水范畴，当辨别寒热及内之所因，重在祛邪。急性肾炎多发生于各种感染之后，起病急，从头面眼睑肿起，迅速波及全身，故属风水，乃因外邪从口鼻、皮毛而入，使肺失宣降，或风热邪毒客咽，循经下伤肾气，使肾气化失职所致。故治疗重在祛邪，邪去则正安。祛邪当分辨寒热及内之所因，临证常见四种证型：①风热客咽，兼见咽喉焮红疼痛，或见乳蛾，小便短赤，舌质红，脉数或滑数。治宜疏风宣肺、清热解毒，方用越婢汤合五皮饮、五味消毒饮，酌加板蓝根、山豆根、连翘、蝉蜕、白花蛇舌草。②风寒袭肺，兼见咳嗽，喘息憋气，小便短少，或恶寒发热，舌淡红，苔薄白，脉浮或紧，治宜疏风散寒、宣肺利水，方用麻黄加术汤合五皮饮、五苓散，酌加苏叶、浮萍、杏仁、前胡、葶苈子。③素体阳虚，外感风寒，兼见畏寒，或手足发凉，舌淡苔白，脉沉无力，治宜温经扶阳、疏风宣肺，方用麻黄附子细辛汤合五苓散加减。④肺卫气虚，外感风邪，兼见汗出恶风，身重，脉浮无力，治宜补气固卫、利水消肿，方用防己黄芪汤合玉屏风散、五皮饮加减。

二是慢性肾炎水肿虚实夹杂，当权衡标本，扶正祛邪。慢性肾炎起病缓慢，病程冗长，除水肿外，多兼见脏腑功能失调的表现。由于脏腑正气不足，邪自内生，而呈虚实夹杂之证，故治疗当权衡标本，扶正祛邪。因"水肿等证，乃肺脾肾三脏相干之病"（张景岳语），故扶正并非一味蛮补，而是调理肺脾肾三脏，以复其气化之职：①开宣肺气：主要用于慢性肾炎急性发作，水肿兼肺经症状者，可用麻黄连翘赤小豆汤合五皮饮为主方，此时并非取其发汗消肿，而是调理肺之宣降功能。②健脾益气：用于慢性肾炎水肿见脾气、脾阳虚弱者，常用实脾饮加减；若见脾虚水湿逗留，可用参苓白术散加减；若兼见脾虚气陷者，可用补中益气汤加减。③补益肾气：主要用于慢性肾炎水肿见肾虚之证者，常用济生肾气丸加减。各种实邪是慢性肾炎反复发作的重要因素，故祛邪也不容忽视。实邪多见于：①外感，特别是风热邪毒客咽最为多见，兼见咽部焮红疼痛，酌加清热利咽之金银花、连翘、野菊花、紫花地丁、山豆根、板蓝根等。②兼湿热，如小便色黄，尿频尿痛，舌苔黄腻，酌加白花蛇舌草、土茯苓、半边莲、石韦、蒲公英、车前草等。③兼瘀血，兼见舌质暗或有瘀斑、脉涩等，酌加桃仁、红花、当归、赤芍、水蛭、坤草、泽兰等。祛邪之法一般在扶正的基础上合用，若邪实标急，亦可急治其标。

三是肾炎蛋白尿的治疗。肾炎之水肿消退之后，蛋白尿往往十分顽固。分析蛋白尿的病机，乃脾肾亏虚，邪气扰动，清气不升，精微不固，治疗从补益脾肾着手，以参芪地黄汤为基本方，药用熟地、山茱萸、山药、黄芪、党参、白术、金樱子、芡实、防风、蝉蜕，兼咽痛、乳蛾者，加银花、连翘、蒲公英、野菊花、板蓝根；兼下焦湿热者，加白花蛇舌草、土茯苓、半边莲、石韦、蒲公英；兼瘀血者，加桃仁、当归、赤芍、红花、水蛭、坤草；实邪不明显者，合五子衍宗丸、金锁固精丸。

四是肾炎血尿多为血热迫血妄行，治疗以滋补肾阴、凉血止血为主，方用六味地黄丸合二至丸，酌加小蓟、白茅根、侧柏叶等。若久治不愈，可加止血活血之品，如三七粉、刘寄奴等。

五是妇女更年期水肿，多为肾阴阳失调、冲任不足所致，用二仙汤合五皮饮，兼瘀血者合用当归芍药散。

淋　　证

病例1　张某某，女，50岁。1994年1月20日初诊。

[主症] 反复尿频尿痛10余年，加重半月，在山东某医院查尿常规：白细胞（+）；中段清洁尿培养：大肠埃希菌。刻下小便频数，尿急，尿痛而微热，尿色黄，腰痛酸软，乏力，纳差失眠，大便略干，舌质略红，苔白腻，脉弦细滑。

[辨证] 肾阴亏虚，湿热下注。

[治法] 滋阴补肾，清利湿热。

[处方] 知柏地黄汤合八正散加减。

生地 20g	山茱萸 15g	山药 15g	云苓 15g
丹皮 15g	泽泻 15g	知母 10g	黄柏 10g
萹蓄 30g	瞿麦 15g	木通 10g	车前子（包）15g
大黄 6g	山栀 10g	党参 30g	甘草 6g

水煎服。

二诊：1月24日。服药4剂，尿频、热、痛大减，腰酸乏力轻，昨日因受寒而畏寒、身痛，纳呆恶心，舌质略红，苔薄白，脉弦细滑。上方加柴胡12g、半夏12g、黄芩10g，继服。

三诊：1月27日。服药3剂，尿频、痛已瘥，畏寒、身痛、恶心消失，仍活动后腰痛乏力，小便稍黄，大便溏，舌质略红，苔薄白，脉弦细。上方去大黄、柴胡、黄芩，加川断、桑寄生各15g，继服7剂，诸症皆愈。化验尿常规（－），中段清洁尿培养未见细菌生长。

病例2 薛某某，女，42岁。1992年12月21日初诊。

［主症］尿频、尿痛、腰痛反复发作3年，在山东省某医院诊断为"慢性肾盂肾炎"。刻下尿频、尿急、尿痛，小便色黄，腰酸痛乏力，足胫时有浮肿，胃脘痞胀不适，纳呆嗳气，舌质暗红，苔白厚腻，脉弦细。

［辨证］中焦湿热，下注膀胱。

［治法］清利通淋，和胃化湿。

［处方］八正散合陈平汤加减。

萹蓄30g	瞿麦15g	木通10g	滑石15g
山栀15g	车前子15g	苍术10g	厚朴10g
陈皮10g	半夏10g	云苓皮各30g	黄连10g
黄芩10g	黄柏10g	甘草6g	

水煎服。

二诊：12月25日。服药4剂，尿频尿痛明显减轻，脘胀大轻，纳食好转，仍尿急、尿意不尽，舌质略红，苔薄腻，脉弦细滑。上方继服。

三诊：1993年1月3日。服药7剂，尿频尿痛瘥，腰痛乏力大减，胃脘痞胀除，仍轻度尿意不尽，舌质淡红，苔薄腻，脉弦细。上方继服7剂，诸症消失。

病例3 王某某，男，42岁。1993年12月25日初诊。

［主症］尿频、尿急3年，在山东中医学院附属医院诊断为"慢性前列腺炎"。刻下尿频、尿痛，小腹及会阴坠胀，前阴有时流出乳白色分泌物，乏力，失眠，口苦纳呆，大便调，舌质略红，苔白厚腻，脉弦滑。

［辨证］湿热下注，蕴结成毒。

［治法］清热利湿，解毒通淋。

［处方］八正散合黄连解毒汤加减。

萹蓄 30g	瞿麦 15g	木通 10g	滑石 15g
山栀 10g	车前子 18g	黄连 10g	黄芩 10g
黄柏 10g	甘草 6g		

水煎服。

二诊：1994 年 1 月 3 日。服药 7 剂，尿频、尿痛及小腹、会阴坠胀减轻，口苦消失，纳食稍好，舌质略红，苔白腻，脉弦滑。上方继服。

三、四诊略。

五诊：1 月 24 日。守方服药 21 剂，尿频、尿痛消失，小腹、会阴坠胀已不明显，纳眠可，二便调，舌质淡红，苔薄白，脉弦。

按：淋证是以小便频数，滴沥刺痛，欲出未尽或痛引腰腹的病证，历代医籍有热、石、气、血、膏、劳之分。例 1、2 为劳淋，例 3 为气淋。先生治疗淋证的主要经验有以下三方面。

一是辨别诸淋异同及虚实。热、石、气、血、膏、劳诸淋，既有共同的临床表现和一定的相互联系，又有各自不同的证候特征，因此临证时既要抓住其各自的临床特征，又要结合病情缓急、病程久暂、体质强弱来辨证论治：热淋，起病多急，或伴发热，小便赤色，尿时灼痛；血淋，尿血而痛，或明显镜下血尿；气淋，小腹胀满而痛，小便涩滞，尿后余沥不尽；石淋，小便窘急不能卒出，尿道刺痛，痛引少腹，尿出砂石而痛止，或辅助检查（如 X 线片、B 超等）见泌尿系结石；膏淋，小便涩痛，尿如脂膏或米泔水；劳淋、久淋不愈，遇劳反复发作。就其相互转化来说，如血淋初起，尿色紫红，尿道热涩疼痛，其证属实，宜清利湿热、凉血止血为主；如迁延日久，过用苦寒清解，耗伤脾肾，就应结合健脾益气或滋养肾阴，以顾其虚。诸淋久延不愈，或治疗不彻底，也可转变为劳淋，甚则由劳淋而致关格，所以治疗急性血淋或热淋，就是症状完全消失，也应坚持服药 1~2 个月。尚需注意，淋证可见于西医的泌尿系感染、结石、乳糜尿等数种疾病中，所以要结合西医诊断，以增强辨证论治的针对性。

二是慢性泌尿系感染属劳淋范畴，病机以肾阴不足，湿热留恋为多见，治宜滋补肾阴、清利湿热，喜用知柏地黄汤合八正散加减。《诸病源候论》说："诸淋者，由肾虚而小便热故也。"诸淋初期，以邪实为急，正虚不显，当以清解利湿通淋为务；及久淋不愈，反复遇劳发作，则多见腰部酸痛乏力、舌红苔腻等症，故病机为湿热留恋，耗伤肾阴。治疗以滋补肾阴、清利湿热为基本方法，用知柏地黄汤合八正散加减，如例1。若兼心烦、尿热显著，舌尖红赤，为挟心火下移，则合导赤散清心导赤；若尿频、尿痛、尿急显著，或兼发热，苔黄厚，舌质红，脉弦滑，为湿热蕴毒，则选加银花、公英、紫花地丁、马齿苋、白花蛇舌草、土茯苓等以清解。若兼胃脘痞胀或疼痛，舌苔厚浊，则为中焦湿热，下注膀胱，则合陈平汤以燥湿和胃，如例2。若肾虚腰痛较重，可选加桑寄生、川断、怀牛膝、狗脊等以补肾壮腰。

三是慢性前列腺炎除淋证的一般表现外，多兼见少腹、会阴、睾丸重坠胀痛，故属气淋范畴，以湿热蕴结挟毒为主要病机，用八正散合黄连解毒汤，以清热通淋、解毒燥湿，常取佳效，如例3；若单用八正散则效不佳。

头　痛

病例 1　袁某，男，30 岁。1992 年 9 月 16 日初诊。

[主症] 头痛 3 个月，初因汗出冷水沐头引起。刻下头痛，以左侧为重，头皮发胀拘紧，见风加重，纳眠可，二便调，舌质略红，苔薄白，脉弦。

[辨证] 风热袭络，清阳受阻。

[治法] 疏风通络。

[处方] 菊花茶调散加减。

川芎 15g	白芷 15g	薄荷 6g	川羌 10g
细辛 4.5g	荆芥穗 10g	防风 10g	藁本 10g
菊花 10g	桑叶 10g	僵蚕 15g	全虫 10g
葛根 30g	甘草 6g		

水煎服。

二诊：9 月 12 日。服药 3 剂，头痛明显减轻，头皮紧胀消失，舌淡红，苔薄白，脉弦细。上方继服 10 剂，痊愈。

病例 2　王某某，男，20 岁。1993 年 12 月 2 日初诊。

［主症］头痛1年余。刻下头痛头晕而重，项部拘急，小便黄，时尿痛，失眠多梦，记忆力下降，舌质略红，苔白稍腻，脉弦细。

［辨证］风热挟湿阻络。

［治法］疏风除湿，清热通络。

［处方］羌活胜湿汤合芎芷石膏汤加减。

羌独活各10g	藁本10g	蔓荆子10g	川芎15g
防风10g	白芷15g	薄荷6g	细辛3g
生石膏30g	炒枣仁30g	木通10g	甘草6g

水煎服。

二诊：12月5日。服药3剂，头痛减轻，头晕除，睡眠好转，小便调，仍项部拘急，舌质略红，苔薄白，脉弦。上方加葛根30g，继服7剂，诸症皆愈。

病例3 崔某某，女，44岁。1993年2月16日初诊。

［主症］头痛5年，以两颞部为重，在济南市某医院诊断为"血管神经性头痛"。刻下颞部跳痛，项强，时恶心，未呕吐，纳呆，口渴，大便溏，小便时黄，舌质暗红，苔薄白，脉弦细。

［辨证］风热袭络，瘀血内阻。

［治法］疏风清热，化瘀通络。

［处方］芎芷石膏汤合血府逐瘀汤加减。

川芎15g	白芷15g	生石膏40g	薄荷6g
荆芥10g	防风10g	川羌10g	细辛4.5g
柴胡10g	赤芍15g	桃仁10g	红花15g
桔梗10g	枳壳10g	生地15g	炒枣仁30g
半夏10g	葛根30g		

水煎服。

二诊：2月23日。服药7剂，头痛明显减轻，恶心项强瘥，睡眠转好，心慌减轻，仍纳呆、便溏，苔薄白，脉弦。上方加山药30g、扁豆30g，继服14剂，诸症皆愈。

病例4 史某某，女，64岁。1993年3月5日初诊。

［主症］左侧眼眶、牙齿发作性剧痛3年，在山东省某医院诊断为"三

叉神经痛"。刻下左侧眼眶、牙齿发作性针刺样剧痛，每日发作 3~5 次，约持续半小时可缓解，常因吸气、饮食而诱发，失眠多梦，纳食可，口渴欲饮，大便干结，数日一行，小便调，舌质暗红，苔少，脉弦细。

[辨证] 风热袭络，血瘀血热。

[治法] 疏风通络，凉血化瘀，养阴通便。

[处方] 川芎止痛汤合增液承气汤。

川芎 30g	白芷 30g	荆芥穗 10g	防风 10g
全虫 10g	荜茇 10g	生石膏 45g	细辛 6g
蜈蚣 2 条	赤芍 15g	丹皮 15g	玄参 30g
生地 30g	麦冬 20g	大黄 10g	芒硝（冲）6g
甘草 6g			

水煎服。

二诊：3 月 13 日。服药 7 剂，发作次数减少为每日 1~2 次，疼痛程度亦轻，大便溏，日 2 次，舌质暗红，苔少，脉弦细。上方去大黄、芒硝，继服。

三诊：3 月 28 日。服药 14 剂，头、齿疼痛已瘥，纳眠可，二便调，舌质略暗，苔薄白，脉弦细。上方继服 7 剂。

病例 5 郑某某，女，48 岁。1993 年 11 月 1 日初诊。

[主症] 头痛、头晕 3 年，胸闷而痛，左肩部不舒，脘胀嗳气，纳呆，二便调，舌淡红，苔厚腻，脉弦滑。在山东省某医院查心电图，报告"心肌缺血"；血压 165/97.5mmHg。

[辨证] 痰浊中阻，风阳上扰，胸阳失展。

[治法] 化痰息风，宽胸散结通阳。

[处方] 半夏白术天麻汤合瓜蒌薤白半夏汤加减。

天麻 10g	钩藤 18g	半夏 15g	云苓 24g
陈皮 10g	白术 15g	泽泻 15g	炒枣仁 30g
瓜蒌 30g	薤白 15g	党参 24g	桂枝 10g
磁石 30g			

水煎服。

二诊：11 月 4 日。服药 3 剂，头痛头晕轻，胸闷痛、脘胀嗳气亦轻，納食稍好，舌淡红，苔厚腻，脉弦滑。上方继服。

三诊：11月11日。服药7剂，头痛明显减轻，头晕亦轻，脘胀嗳气除，胸痛未作，舌淡红，苔较前变薄，脉弦细滑。上方继服。

四诊：11月25日。服药14剂，头痛、头晕消失，纳食可，二便调，舌淡红，苔白稍厚，脉弦，血压135/90mmHg。上方继服7剂。

病例6 田某某，女，38岁。1993年11月4日初诊。

[主症] 头痛2年，以两颞部跳痛为著，按之稍舒，心悸乏力，失眠多梦，大便干结，两日一行，小便调，口不渴，纳食可，舌淡红，苔薄白，脉沉弱。月经量少，色淡。

[辨证] 气血亏虚，风邪袭络。

[治法] 补益气血，祛风通络。

[处方] 归脾汤合川芎茶调散加减。

黄芪20g	党参20g	白术15g	茯苓15g
当归20g	远志6g	炒枣仁30g	川芎15g
白芷15g	薄荷6g	川羌6g	细辛4.5g
荆芥10g	防风10g	甘草6g	

水煎服。

二诊：11月12日。服药7剂，头痛减轻，睡眠好转，心悸乏力减轻，大便日一行，舌淡红，苔薄白，脉沉弱。上方继服。

三、四诊略。

五诊：12月4日。守上方服21剂，头痛瘥，心悸消失，纳眠好，二便调，舌淡红，苔薄白，脉沉。

病例7 邵某某，女，12岁。1993年10月25日初诊。

[主症] 剧烈头痛3个月，在某医院做CT，报告为"颅内占位性病变"（疑脑脓肿或脑胶质瘤）。刻下头痛较剧，时呕吐，项不强，纳眠可，二便调，两目下黯黑，盗汗，纳呆，舌暗红，苔少，脉弦细。

[辨证] 肾阴亏虚，瘀血蕴毒。

[治法] 滋肾活血，祛瘀解毒。

[处方] 六味地黄汤合五味清毒饮加减。

生地10g	山萸肉7g	山药7g	丹皮7g

云苓 7g	赤芍 10g	川芎 10g	三棱 7g
莪术 7g	山慈菇 7g	海藻 15g	夏枯草 10g
野菊花 30g	银花 30g	连翘 10g	蒲公英 30g
紫花地丁 30g			

水煎服。

二诊：11 月 12 日。服药 15 剂，头痛大轻，呕吐止，盗汗瘥，目下黧黑稍退，舌质暗红，苔少，脉弦细。上方继服。

三、四诊略。

五诊：1994 年 1 月 25 日。守上方服 70 余剂，头痛瘥，无恶心，两目黧黑消退，纳眠可，二便调，舌质略暗，苔薄白，脉弦。分别在德州地区人民医院及山东省立医院复查 CT，颅内未见占位性病变。

病例 8 滕某某，女，40 岁。1993 年 12 月 13 日初诊。

[主症] 头痛而胀 3 年，两目胀痛，耳鸣如风，眠则多梦，腰腿乏力酸痛，口微渴，欲饮水，纳食可，二便调，舌质淡红，苔白，脉弦细。血压 120/75mmHg。

[辨证] 风邪袭络，肝肾亏虚。

[治法] 祛风通络，益肾平肝。

[处方] 川芎茶调散加减。

川芎 15g	白芷 15g	薄荷 6g	川羌 9g
细辛 4.5g	荆芥穗 10g	防风 10g	炒枣仁 30g
磁石 30g	五味子 10g	炒杜仲 15g	川断 15g
怀牛膝 15g	夏枯草 10g	甘草 6g	

水煎服。

二诊：12 月 27 日。服药 14 剂，头痛、头胀减，耳鸣轻，睡眠佳，腰腿乏力稍好，纳食可，二便调，舌淡红，苔薄白，脉弦细。上方加黄芪 30g，继服。

三诊：1994 年 1 月 12 日。服药 14 剂，头痛瘥，耳鸣大轻，腰腿乏力亦轻，舌淡红，苔薄白，脉弦细。上方继服 14 剂，诸症皆愈。

按：头痛是指以头部疼痛为主症的病证，若头痛日久不愈，反复发作者，又名头风。先生治疗该病的主要经验有以下三方面。

一是辨别外感内伤，重视外内合邪。对于头痛的辨证，当首辨其外感、内伤。外感头痛，起病急，病程短，或伴表证；内伤头痛，起病缓，病程长，多伴脏腑阴阳气血失调的表现。由于"邪之所凑，其气必虚"，外邪多在人体正气抵抗力不足之时侵袭头部脉络而发病；而人体脏腑阴阳气血失调，致五脏精华之血，六腑清阳之气，不能上荣于头，则易受外邪侵袭，从而形成外内合邪的病理变化，临床必须予以重视，加以仔细辨别。如例3，舌质暗，为瘀血内阻之征；虽头痛5年，但颞部跳痛、项强，故辨为风邪袭络，瘀血内阻。例4，舌质暗红，针刺样疼痛，口渴便干，为血热血瘀；疼痛呈阵发性，符合风之"数变"特性，故辨为风热袭络，血瘀血热。例6，心悸乏力，失眠多梦，月经量少色淡，为气血亏虚；又颞部跳痛，符合风之"主动"特性，故辨为风邪外袭，气血不足。

二是头痛以风为主因，辨其内外，治以祛风通络或化痰平肝，据邪气之兼挟，内因之虚实而论治。《素问·太阴阳明论》说："伤于风者，上先受之。"《医宗必读》云："颠顶之上，惟风可到。"指出了风邪是头痛的主要病因。风自外感者，多挟寒湿热邪袭人，治疗以祛风通络为主，风寒者祛风散寒，用川芎茶调散为主方；风热者疏风清热，热轻用菊花茶调散，热重用芎芷石膏汤；风湿者祛风胜湿，用羌活胜湿汤为主方。如例1，初因冷水沐头而致病，头皮发胀拘紧，见风加重，质略红，故辨为风热袭络，用菊花茶调散取效。例2，头痛沉重，项部拘急，舌红尿黄，故辨为风湿挟热阻络，用羌活胜湿汤合芎芷石膏汤而愈。不仅外感头痛以祛风通络为主，就是内伤头痛挟风邪者，亦合此法，正如《医宗必读》所云："头痛自有多因，而古法每用风药者何？高巅之上，惟风可到，味之薄者，阴中之阳，自地升天者也，在风寒湿者，固为正用，即虚与热，亦假引经。"如例3，为风热袭络，瘀血内阻，用芎芷石膏汤合血府逐瘀汤；例6风邪袭络，气血亏虚，用川芎茶调散合归脾汤；例8为风邪袭络，肝肾不足，用川芎茶调散加益肾平肝药，皆取佳效。风自内生者，多见肝脾等脏功能失调表现，一为痰浊中阻，风阳上扰，病在脾、肝，治当健脾化痰、平肝息风，以半夏白术天麻汤为主方，如例5；一为肝阳上亢，病在肝、肾，治当滋补肝肾、潜阳息风，以天麻钩藤饮加减，或于适合方剂中加入益肾平肝药，如例8。

三是日久不愈者，属"久病入络"，适当加入虫蚁搜剔之品，如全蝎、蜈蚣、僵蚕等，可以提高疗效。如例1、4。若头眉剧痛连齿，西医所谓"三叉神经痛"者，多为风热侵袭阳明经络，血瘀血热，可用川芎止痛汤，效果较好，如例4。

疝　气

病例1 李某某，男，27岁。1992年11月8日初诊。

[主症] 睾丸坠痛半年，在山东省某医院诊断为"睾丸炎"。刻下睾丸坠胀疼痛，遇寒加重，腰及小腹不适，左侧睾丸扪痛，附睾大如枣核，扪痛明显，小便调，大便略干，纳食可，失眠多梦，舌质暗红，苔薄白，脉弦细。

[辨证] 寒凝肝脉，气血凝滞。

[治法] 疏肝散寒，活血化瘀。

[处方] 神圣代针散加减。

当归15g	川芎15g	白芷10g	防风10g
制乳没各9g	红花10g	细辛3g	连翘15g
炒元胡15g	川楝子15g	荔枝核15g	橘核15g
炒小茴香15g	乌药10g	甘草6g	

水煎服。

二诊：11月24日。服药14剂，睾丸坠痛明显减轻，扪痛亦轻，大便干，2日一行，小便调，舌质略暗红，苔薄白，脉弦细。上方加大黄3g、附子10g，继服。

四诊：12月20日。守方服21剂，睾丸痛瘥，睾丸及附睾无扪痛，纳眠好，二便调，舌略暗红，苔薄白，脉弦细。上方继服7剂。

病例2 李某某，男，23岁。1992年9月13日初诊。

[主症] 睾丸及龟头疼痛2年，在济南某医院多次检查未能确诊。刻下睾丸隐痛，龟头部疼痛，局部无红肿、溃破，无异常分泌物，小便正常，大便调，舌质略红，苔薄白，脉弦。

[辨证] 肝经郁热。

[治法] 清肝泻热解毒。

[处方] 龙胆泻肝汤加减。

龙胆草 10g	木通 10g	泽泻 12g	柴胡 10g
车前子（包）15g	生地 15g	当归 15g	山栀 15g
黄芩 15g	土茯苓 30g	金银花 30g	连翘 15g
野菊花 30g	蒲公英 30g	紫花地丁 30g	甘草 6g

水煎服。

二诊：9月19日。服药6剂，龟头疼痛减轻、睾丸痛消失，舌质略红，苔薄白，脉弦细。上方继服20剂，痊愈。

按：疝气是指睾丸、阴囊肿胀疼痛，或疼引少腹的一类疾病，历代医籍有腹中之疝与睾丸之疝之说，本组2例为睾丸之疝。先生治疗该病的主要经验有以下两方面。

一是治疝必治气，治气须治肝。《景岳全书》说："治疝者，必于诸证之中，俱当兼用气药。"古方治疝，无一不与理气药合用，盖治疝必治气也。由于肝主疏泄，调畅气机，厥阴肝经"循毛际、抵少腹"，所以该病与肝经关系密切，故治疝多可从肝经论治。若兼心烦易怒、口苦、舌红苔黄，脉弦数或弦滑，为肝郁化热，则用龙胆泻肝汤清肝泻热，如例2。若舌淡苔白，遇寒加重，为寒凝肝脉，可用天台乌药散、橘核丸等以暖肝散寒。

二是睾丸炎、附睾炎属疝气范围，病机以肝经气血瘀滞为常见，喜用神圣代针散加减。由于睾丸炎、附睾炎多见少腹、睾丸、会阴重坠疼痛，睾丸或附睾触痛明显，舌暗，故多属肝经气血瘀滞，用神圣代针散活血化瘀、软坚散结，临床常取得较好效果。又据岳美中老中医经验："大黄附子汤治睾丸炎甚效。"若兼寒凝便秘，则合大黄附子汤，如例2。

中　风

病例1　赵某某，女，41岁。1993年3月2日初诊。

[主症] 口眼歪斜40余天，在山东省某医院诊断为"面神经麻痹"。刻下口眼向左侧歪斜，手足活动正常，言语无障碍，左耳疼痛，无流脓，乳突压痛，左目流泪碜痛，纳眠可，二便调，舌质淡红，苔薄白，脉弦细滑。

［辨证］风邪外袭，痰阻脉络。

［治法］祛风化痰，和解通络。

［处方］牵正散合小柴胡汤加减。

白附子 18g	僵蚕 15g	全蝎 10g	蜈蚣 3 条
胆南星 10g	荆芥穗 10g	防风 10g	葛根 30g
白芷 15g	川羌 9g	柴胡 10g	黄芩 10g
胆草 10g	甘草 6g		

水煎服。

二诊：3 月 9 日。服药 7 剂，左耳痛及左目流泪碜痛瘥，口眼歪斜略有减轻，舌淡红，苔薄白，脉弦细滑。上方去胆草、川羌、白芷，加当归 10g、川芎 10g、红花 10g，继服 30 剂，痊愈。

病例 2　刘某某，女，56 岁。1993 年 10 月 6 日初诊。

［主症］左侧肢体活动不遂 1 年，在山东中医学院附院做 CT 诊断为"脑梗死"。刻下左侧肢体不遂，肌肉软弱如棉，双腿乏力，言语謇涩，唇舌麻木，自汗不止，纳食可，二便调，舌质暗红，苔白薄，脉弦细滑。左侧上、下肢肌力Ⅱ级，血压 105/75mmHg。

［辨证］气虚血瘀络阻，卫外不固。

［治法］补气活血，通络固表。

［处方］补阳还五汤合玉屏风散加减。

黄芪 90g	赤芍 15g	川芎 15g	桃仁 15g
红花 15g	当归 15g	地龙 15g	水蛭 10g
土元 10g	川牛膝 15g	桂枝 10g	白术 15g
防风 10g			

水煎服。

二诊：10 月 20 日。服药 14 剂，汗出减少，双腿乏力稍轻，仍患肢不遂，唇舌麻木，语言謇涩，下肢发凉，舌暗红，苔薄白，脉弦细滑。上方加豨莶草 30g、石菖蒲 15g、僵蚕 10g、远志 10g、附子 15g、桂枝 10g，继服。

三诊：11 月 4 日。服药 14 剂，自汗大轻，患肢活动稍好，唇舌麻木轻，言语较前连贯，双腿乏力发凉略轻，纳食可，二便调，舌暗红，苔薄白，脉弦细滑。上方去白术、防风，加蜈蚣 3 条，继服。

四～八诊略。

九诊：1994 年 3 月 20 日。守上方服 100 余剂，右侧肢体活动较前明显好转，生活基本自理，言语较流利，纳眠可，二便调，舌质略暗，苔薄白，脉沉细。上肢肌力Ⅳ级，下肢肌力接近正常。

病例 3 路某某，男，54 岁，1992 年 12 月 21 日初诊。左侧肢体不遂 1 年余，初发病时在山东省某医院做 CT 诊断为"脑梗死"。刻下左侧肢体活动不遂，左下肢软弱无力、发凉，稍活动即疲劳，病侧上、下肢浮肿，大便溏，小便时有热痛，纳呆，口不渴，舌质暗淡，苔薄白，脉弦涩。

［辨证］气虚血瘀，络阻水停。

［治法］补气活血，通络利水。

［处方］补阳还五汤合当归芍药散加减。

黄芪 60g	赤芍 15g	川芎 15g	当归 15g
桃仁 12g	红花 15g	地龙 15g	土元 10g
水蛭 10g	桂枝 15g	川牛膝 15g	泽泻 15g
白术 15g	秦艽 15g	桑枝 30g	豨莶草 30g
山药 30g	扁豆 30g	党参 24g	

水煎服。

二诊：12 月 28 日。服药 7 剂，肢体浮肿减轻，仍左下肢乏力、发凉，大便时溏，纳食可，小便调，舌暗淡，苔薄白，脉弦涩。上方加炮附子 20g，继服。

三诊：1993 年 1 月 11 日。服药 14 剂，肢体活动稍好，下肢发凉减轻，肢体浮肿消退，大便转调，舌暗淡，苔薄白，脉弦涩。上方继服。

四诊：1 月 26 日。服药 14 剂，肢体活动续好，下肢发凉瘥，肢体未再浮肿，仍下肢乏力，舌暗淡，苔薄白，脉弦涩。患侧上、下肢肌力 1 级，血压 135/90mmHg。再以益气活血通络。

黄芪 60g	赤芍 15g	川芎 15g	当归 15g
桃仁 15g	红花 15g	丹参 30g	地龙 15g
土元 10g	水蛭 10g	川牛膝 15g	桂枝 12g
豨莶草 30g	杜仲 15g	党参 24g	甘草 6g

水煎服。

五~十五诊略。

十六诊：10月18日。上方稍有出入服200余剂，肢体活动明显好转，左上肢活动较灵活，左下肢能拄杖行走，生活完全自理，纳食可，二便调，舌质略暗淡，苔薄白，脉弦细。左上肢肢力Ⅳ级，左下肢肌力正常。

病例4 庞某某，男，69岁。1992年12月18日初诊。

[主症] 右侧肢体不遂半年，在山东省影像研究所做CT诊断为"脑梗死"。刻下右侧肢体不遂，语言謇涩不清，纳呆，二便调，舌质淡红，苔白厚腻，脉弦滑。右上肢肌力Ⅱ级，右下肢Ⅲ级，血压150/90mmHg。

[辨证] 气虚血瘀，痰阻脉络。

[治法] 补气活血，化瘀通络。

[处方] 补阳还五汤合涤痰汤、解语丹加减。

黄芪 60g	赤芍 15g	川芎 15g	桃仁 15g
红花 15g	当归 15g	地龙 15g	土元 10g
水蛭 10g	半夏 10g	云苓 12g	陈皮 10g
远志 9g	石菖蒲 10g	胆星 10g	白附子 10g
僵蚕 10g	甘草 6g		

水煎服。

二诊：12月26日。服药7剂，无明显不适，舌淡红，苔较前变薄，脉弦滑。上方继服。

三诊：1993年1月15日。服药14剂，肢体活动稍好，言语謇涩略轻，仍口眼歪斜，舌淡红，苔薄腻，脉弦滑。上方加全蝎9g，继服。

四~十七诊略。

十八诊：7月20日。守上方共服150余剂，肢体活动大有好转，右手能用筷子吃饭，右下肢能行走，言语謇涩减轻，纳食可，二便调，舌淡红，苔薄白，脉弦。右上肢肌力Ⅳ级，右下肢肌力正常。

按：中风是以猝然昏仆，不省人事，伴口眼歪斜，半身不遂，语言不利，或不经昏仆而仅以㖞僻不遂为主症的疾病。明代王履从病因学角度提出，外风入中所致者为"真中风"，风自内生者为"类中风"。真中风包括西医学的面神经麻痹、格林巴利综合征（感染性多发性神经根炎）等疾病；类中风又据证候之浅深轻重分为中经络、中脏腑、后遗症，与西医学的脑卒中大体相同。本组例1为真中风；例2、3、4为类中风后遗症。先生治疗该病的经验有以下两方面。

一是面神经麻痹属真中风范畴，病机主要为络虚风中、痰瘀阻络，以祛风通络、化痰祛瘀为基本方法，常用牵正散为主方加减。由于该病发病急骤，符合风邪"善行数变"特性，且部分患者初期可伴发热恶寒、身体拘紧、苔白脉浮等风邪外袭证候，所以主要病机是络脉空虚、风邪入中、风痰阻络而致口眼㖞僻；风善行数变，常挟寒、热毒邪侵袭人体；风痰阻络，日久可致瘀血，而见痰瘀阻络。治疗当以祛风化痰、祛瘀通络为基本方法，常用牵正散加减，应用的要点：①白附子用量宜偏大，一般15~20g，临证未见其毒副作用，且可起到祛风化痰之佳效。②针对风邪之兼挟，邪犯之部位而分别配合散寒或清解之品，风寒者合荆防败毒散加减；风热者合大青叶、板蓝根、银花、连翘、蚤休等。本例左耳疼痛、左目磣痛流泪，显为风热毒邪犯及少阳，故合小柴胡汤和解清泄。③初期加养血活血药，中、后期酌加和血化瘀药。本例二诊加当归、川芎、红花，即取"治风先治血，血行风自灭"之意。

二是类中风后遗症以气虚血瘀络阻者最为常见，治疗以补气活血通络为主要方法，善用补阳还五汤。该病除口眼、肢体㖞僻不遂外，常见病肢软弱如棉，乏力自汗，小便自遗，舌质暗淡，脉弦细或涩，故病机为气虚血瘀络阻，治疗当以补气活血通络为主要方法。补阳还五汤是治疗中风后遗症之名方，临证运用得当，确实有效：①黄芪用量一般60~120g，这符合王清任制方之原意，亦为临床所证实。②原方之活血化瘀药用量太轻，若墨守则难取效，故宜加大用量，一般15~20g。③再加强有力的破血逐瘀通络药，如土元、水蛭、全蝎、蜈蚣、穿山甲等。临床还要结合兼证而论治。若兼自汗不止，为脾肺气虚，卫表不固，则合玉屏风散以固表，如例1；若兼患肢浮肿，为气虚血瘀水停，则合当归芍药散以活血利水，如例2；若兼纳呆、便溏，为脾虚湿停，则合四君子汤、山药、扁豆以健脾化湿，如例2；若兼下肢乏力、发凉，为肾阳亏虚，则加附子、桂枝、杜仲、牛膝以补阳益肾，如例1、2；若兼舌苔厚腻，身重体困，脉滑，为痰浊内阻，则合涤痰汤，如例3；若痰浊较重时，可先予涤痰汤涤痰通络，待痰浊解化后，再以补阳还五汤为主方；若语言謇涩较重，则合解语丹以化痰开窍，如例 1、2、3；若口眼歪斜明显，则合牵正散以祛风化痰牵正。

郁　证

病例 1　刘某某，女，36 岁。1993 年 12 月 9 日初诊。

［主症］胸闷，心悸心烦，急躁易怒，善太息，喜悲伤欲哭，咽中如物梗阻，咯之不出，咽之不下，饮食吞咽正常，纳呆便溏，倦怠乏力，带下色黄，月经先期，量多，血块多，时畏寒，舌质红，苔薄白，脉弦细。项强背沉。

［辨证］肝郁化热，气阴亏虚。

［治法］疏肝清热，益气养阴。

［处方］丹栀逍遥散加减。

当归 15g	白芍 10g	柴胡 10g	云苓 12g
白术 12g	薄荷 6g	香附 12g	木香 10g
丹皮 10g	山栀 10g	黄芪 15g	党参 20g
郁金 15g	炒枣仁 30g	麦冬 15g	五味子 10g

水煎服。

二诊：12 月 16 日。服药 7 剂，急躁、心烦大轻，倦怠乏力轻，纳食好转，大便转调，畏寒消失，仍喜悲伤欲哭，咽中梗阻，脘痞嗳气，腰痛，项强背沉，舌质略红，苔薄白，脉弦细。再以疏肝清热、养心缓急，丹栀逍遥散合甘麦大枣汤加减。

当归 10g	白芍 10g	柴胡 10g	云苓 15g
白术 10g	薄荷 6g	丹皮 10g	山栀 10g
木香 10g	香附 10g	郁金 15g	大枣 6 枚
小麦 30g	甘草 10g	炒枣仁 30g	五味子 10g

水煎服。

三诊：12 月 23 日。服药 7 剂，急躁易怒、心烦心悸消失，悲伤欲哭大轻，仍胃脘痞胀，咽中如物梗阻，项强背沉，近日月经来潮，量较前减少，无血块，舌质略红，苔薄白，脉弦细。再以疏肝健脾和胃、化痰开结，逍遥散合半夏厚朴汤、平胃散加减。

当归 10g	白芍 10g	柴胡 10g	云苓 15g

苍白术各 10g	薄荷 10g	半夏 10g	厚朴 10g
苏叶 10g	陈皮 10g	葛根 30g	大枣 6 枚
小麦 30g	甘草 10g		

水煎服。

四诊：1994 年 1 月 3 日。服药 10 剂，悲伤欲哭消失，脘痞除，项强背沉轻，咽部梗阻感消失，仍腰痛，舌质淡红，苔薄白，脉弦细。上方去厚朴、苏叶、大枣、小麦，加杜仲、川断、怀牛膝，继服 7 剂，诸症消失。嘱其调畅情志避免精神刺激，防止复发。

病例 2 赵某某，男，43 岁。1994 年 1 月 6 日初诊。

[主症]胸闷 1 个月余，初因情志不畅引起，在山东省某医院住院 20 余日，做心、肺等多项检查未发现异常。刻下胸胁胀闷，呼吸不畅，喜太息，背部不适，食后脘痞，恶心嗳气，大便干结，小便正常，失眠多梦，舌淡红，苔薄白，脉弦滑。

[辨证]肝气郁结，胃失和降。

[治法]疏肝理气，和胃降逆。

[处方]柴胡疏肝散合平胃散、旋覆代赭汤加减。

柴胡 10g	白芍 10g	香附 12g	木香 10g
枳壳 10g	川芎 10g	苍术 10g	厚朴 12g
青陈皮各 10g	半夏 15g	云苓 30g	旋覆花（包）12g
代赭石 30g	甘草 6g		

水煎服。

二诊：1 月 12 日。服药 6 剂，胸闷胁胀大轻，脘胀除，嗳气止，大便仍干，二日一行，睡眠欠佳，舌淡红，苔薄白，脉弦细。上方去旋覆花、代赭石，加炒枣仁 30g、大黄 6g，继服 6 剂，诸症皆愈。

病例 3 侯某某，女，32 岁。1992 年 11 月 1 日初诊。

[主症]生气后引起咽部不适，如物梗阻 1 个月余，做上消化道钡餐透视及纤维胃镜检查未发现异常。刻下咽部如物梗阻，咯之不出，吞之不下，咽吞食物费力，但能咽下，时有恶心，纳呆，舌淡红，苔白腻，脉弦细滑。

[辨证]气滞痰凝，胃气上逆。

［治法］理气化痰，降逆开结。

［处方］半夏厚朴汤合启膈散加减。

苏叶梗各 10g	厚朴 12g	半夏 15g	云苓 18g
陈皮 10g	香附 12g	旋覆花（包）15g	代赭石 15g
北沙参 15g	丹参 15g	浙贝 10g	郁金 15g
砂仁 10g	甘草 6g		

水煎服。

二诊：11月8日。服药7剂，咽部异物感减轻，胸不闷，恶心止，纳可，吞咽食物顺畅，舌淡红，苔薄腻，脉弦细。上方继服7剂，诸症皆愈。

按：郁证是以心情抑郁、情绪不宁、胸部满闷、胁肋胀痛，或易怒欲哭，或咽中如有异物梗阻为主要表现的病证。其有广义、狭义之分，广义的郁证，包括外邪、情志、饮食等因素所致者；狭义的郁证，是指以情志不舒为病因，以气机郁滞为基本病变者。本组3例均属狭义郁证范围。先生治疗该病的主要经验有以下三方面。

一是辨别受病脏腑及其虚实，把握证候转化。由于该病以情志不舒为病因，肝在志为怒，怒则伤肝，所以首先肝脏受病，而见肝气郁结证；肝失疏泄，乘脾犯胃，而见肝脾不调、肝胃不和证；肝郁化火，灼伤肝肾之阴，而见阴虚火旺证；"人忧愁思虑即伤心"（《素问·本病论》），心脏受伤，而见心神失养证。若从气血津液辨证，情志不舒则致气郁，气郁化火而致火郁，气滞而致血郁，气郁水停而致湿郁、痰郁，胃气不降而致食郁，此即"六郁"。在此基础上，还要辨明受病脏腑之虚实，"六郁"之兼夹。郁证之实，多为肝气郁结、气郁化火，易挟气、血、火郁；郁证之虚，多为脾、心、肾亏损，食、湿、痰郁多与脾有关。如例1气郁、脏躁、梅核气集于一身，病情比较复杂，病机为肝郁化热，伤及心、脾、肾之气阴，兼气、血、痰、火之郁。例2肝气郁结，横逆犯胃，兼气郁、食郁。例3肝气郁结，气滞痰凝，兼气郁、血郁、痰郁。如此辨证，层次分明，为立法遣方提供依据。

二是以理气开郁为基本治法，重在疏肝理气，结合其他治法以开郁。由于该病以肝气郁结为先导，以气机郁滞为基本病机，所以治法以疏肝理气为重点，针对受病脏腑之虚实，"六郁"之兼挟，结合其他治法以开郁。如例1首诊论治肝郁化热、伤及气阴，气郁、血郁之证，以丹栀逍遥散疏肝清热，党参、黄芪、麦冬、五味子益气养阴。二诊论治肝郁化热、心神失养，用丹栀逍遥散合甘麦大枣汤养心缓急以治脏躁。三诊论治肝脾不和，气滞痰凝，肝气犯胃证，用逍遥散合半夏厚朴汤、平胃散加减；四诊论治肝脾不调，肾气亏虚，用逍遥散加杜仲、川断、牛膝，终使复杂病变一一消除。例2肝气郁结，横逆犯胃，为气郁兼食郁，用柴胡疏肝散合平胃散、旋覆代赭汤以疏肝理气、和胃降逆。例3肝气郁结，气滞痰凝，阴亏血瘀，为气郁兼痰郁、血郁，用半夏厚朴汤理气降逆，化痰开结，启膈散生津化痰、祛瘀开结。

三是以调理为主，慎用攻伐。《赤水玄珠·郁门》说："有素虚之人，一旦事不如意，头目眩晕，精神短少，筋痿气急，有似虚证，当先开郁顺气，其病自愈。"指出体质素虚是郁证发病的内在因素，故用药要以调理为主，慎用攻伐。如例1虽有急躁易怒、心烦等火郁之证，不用龙胆泻肝汤及芩、连、栀、柏；虽有血郁，只用了郁金、丹皮二味；补肾用杜仲、川断、牛膝，而不用熟地、附子、肉桂，其意为理气不耗气，活血不破血，清热不败胃，补益不温燥、滋腻。

黄疸、胁痛

病例1 李某某，女，48岁。1992年12月10日初诊。

[主症] 目黄、胁痛半年余，山东省某医院B超报告："胆结石、肝内胆管结石"，查肝功正常，黄疸指数26U。刻下两目发黄，色鲜明，右胁疼痛，恶心，纳呆，腹胀，大便色白，小便黄，口微苦，舌质偏红，苔黄腻，脉弦。墨菲征阳性。

[辨证] 肝胆湿热，胃失和降。

[治法] 清肝泻胆，和胃化湿。

[处方] 茵陈蒿汤合大柴胡汤加减。

茵陈 30g	山栀 15g	大黄（后入）10g	柴胡 12g
黄芩 15g	白芍 24g	半夏 15g	黄连 10g
枳实 10g	木香 10g	郁金 30g	云苓 30g
青陈皮各 10g	苍术 15g	厚朴 12g	炒元胡 15g
川楝子 15g			

水煎服。

二诊：12月14日。服药4剂，大便稀溏，日2次，胁痛减轻，腹胀轻，仍目黄，尿黄，纳差，舌质略红，苔黄腻，脉弦滑。上方加金钱草30g、鸡内金10g、石韦15g，继服。

三诊：12月21日。服药7剂，胁痛明显减轻，目黄轻，纳食好转，大便稀，日2次，小便稍黄，舌质略红，苔薄黄，脉弦。上方继服。

四诊：1993年1月6日。服药14剂，目黄已退，腹胀除，纳食佳，大便稀，小便调，惟乏力、耳鸣，舌质淡红，苔薄白，脉弦。上方去云苓、青陈皮、苍术、厚朴，减大黄为6g，加磁石30g、五味子10g、黄芪30g、党参20g，继服14剂，诸症愈。复查肝胆B超："肝内胆管结石"。

病例2 曲某某，女，30岁。1994年3月7日初诊。

[主症] 右胁疼痛半年，山东中医学院附院B超报告："胆囊炎"；上消化道钡餐透视示"胃窦炎"。刻下右胁胀痛，胃脘痞满，生气后明显加重，口干欲饮，口中乏味，二便调，舌质淡红，苔薄白，脉弦细。

[辨证] 肝气不舒，胆腑蕴热，胃失和降。

[治法] 疏肝利胆，理气和胃。

[处方] 柴胡疏肝散合平胃散加减。

柴胡 10g	白芍 24g	香附 12g	木香 10g
枳壳 10g	川芎 10g	郁金 15g	炒元胡 18g
川楝子 18g	片姜黄 15g	苍术 10g	厚朴 12g
青陈皮各 10g	甘草 6g		

水煎服。

二诊：3月11日。服药4剂，右胁痛减，胃胀轻，纳食好转，舌质淡红，苔薄白，脉弦细。上方继服。

三诊：3月19日。服药7剂，胁痛基本消失，稍有胃胀，纳食可，二便调，舌质淡红，苔薄白，脉弦细。上方继服。

四诊：3月27日。服药7剂，胁痛瘥，脘痞除，纳食可，口中和，二便调，舌淡红，苔薄白，脉弦细。上方继服7剂，复查肝胆B超报告："肝胆未见异常"。

病例3 刘某，女，45岁。1992年12月28日初诊。

[主症] 右胁疼痛3年，山东省某医院B超报告："胆囊炎"。刻下右胁疼痛，右背胀痛，大便干结，4~5日一行，小便调，睡眠可，纳食可，不泛酸，口中和，舌质略红，苔薄白腻，脉弦细。

[辨证] 肝胆郁热，气机郁滞。

[治法] 疏肝理气，泻热利胆。

[处方] 大柴胡汤合木金散、金铃子散加减。

柴胡 10g	白芍 24g	半夏 15g	黄芩 10g
黄连 10g	枳实 10g	大黄（后入）10g	香附 12g
木香 10g	郁金 30g	炒元胡 15g	川楝子 10g
甘草 6g			

水煎服。

二诊：1993年1月5日。服药7剂，大便稀，日3次，胁痛减轻，仍背胀，舌质略红，苔薄白，脉弦细。上方加片姜黄15g，大黄减至6g，继服。

三诊：1月20日。服药14剂，胁痛瘥，背胀除，二便调，纳食可，舌质淡红，苔薄白，脉弦。复查肝胆B超："胆囊壁稍毛糙"。上方继服14剂。

病例4 秘某某，男，42岁。1993年2月18日初诊。

[主症] 两胁疼痛5年，多次做B超，报告为"胆囊炎、胆囊结石、肝右叶胆管结石"。刻下两胁疼痛，以右侧为重，口微苦，恶心纳呆，烧心吞酸，肠鸣便溏，小便时黄，舌质红，苔薄白，脉弦。墨菲征阳性。

[辨证] 肝胆湿热，灼津成石，胃失和降。

[治法] 清利肝胆，和胃排石。

[处方] 大柴胡汤合三金排石汤加减。

柴胡 10g	黄芩 10g	白芍 24g	半夏 15g
黄连 10g	枳实 10g	木香 10g	郁金 30g
香附 12g	炒元胡 20g	川楝子 20g	山栀 10g
金钱草 45g	鸡内金 10g	石韦 30g	吴茱萸 1.5g
甘草 6g			

水煎服。

二诊：2月22日。服药4剂，两胁痛稍减，吞酸、烧心轻，恶心止，肠鸣减少，大便不成形，舌质偏红，苔薄白，脉弦。上方加山药、扁豆各30g，继服。

三诊：3月2日。服药7剂，胁痛轻而未彻，时轻度刺痛，吞酸、烧心除，大便不成形，黏滞不爽，舌质略红，苔薄白，脉弦。上方去吴茱萸，加鳖甲15g、槟榔6g，水煎服。

四诊：3月17日。服药14剂，胁痛大轻，偶有轻度刺痛，大便成形，小便调，纳食可，舌质淡红，苔薄白，脉弦。上方继服。

五诊：4月1日。服药14剂，胁痛瘥，烧心吞酸未作，纳食可，二便调，舌质淡红，苔薄白，脉弦。复查肝胆B超报告："肝右叶胆管结石"。

病例5 徐某某，男，46岁。1992年11月29日初诊。

[主症] 右胁疼痛4年，多次做肝胆B超，报告为"胆囊炎"，查肝功正常。刻下右胁隐痛而胀，右背不适，嗳气，纳食可，厌油腻，不恶心，口微干，欲饮水，二便调，舌质暗红，苔薄白，脉弦。

[辨证] 肝胆郁热，气滞不舒。

[治法] 清利肝胆，理气行滞。

[处方] 大柴胡汤合木金散、金铃子散加减。

柴胡 10g	白芍 24g	黄芩 10g	半夏 12g
黄连 10g	枳实 10g	大黄 6g	郁金 30g
炒元胡 15g	川楝子 15g	青陈皮各 10g	木香 10g
香附 12g	甘草 6g		

水煎服。

二诊：12月6日。服药7剂，大便稀，日2次，嗳气少，厌油轻，但胁痛未减，右背不适，舌质暗红，苔薄白，脉弦细。再以清利肝胆、活血理气通络为法，上方合血府逐瘀汤加减。

柴胡 10g	赤白芍各 15g	黄芩 10g	半夏 15g
黄连 10g	枳壳 10g	大黄 3g	郁金 30g
青陈皮各 10g	炒元胡 15g	川楝子 15g	木香 10g
香附 10g	桃仁 12g	红花 12g	川牛膝 15g

桔梗 6g　　　　　　甘草 6g

水煎服。

三诊：12月13日。服药7剂，胁痛明显减轻，背部不适瘥，嗳气止，纳食可，二便调，舌质略暗，苔薄白，脉弦细滑。上方继服14剂，诸症皆愈。

病例6　杨某某，男，52岁。1992年11月6日初诊。

［主症］两胁疼痛15年，以右侧为重，多次查肝胆B超，报告为"胆囊炎"。刻下两胁隐隐灼痛，腹胀纳呆，大便溏，小便黄，急躁易怒，耳鸣目眩，舌质略红，边有齿痕，苔黄厚腻，脉弦细滑。

［辨证］肝胆湿热，痰浊内阻。

［治法］清利肝胆，理气化痰。

［处方］大柴胡汤合黄连温胆汤加减。

柴胡 15g	白芍 24g	黄芩 12g	半夏 10g
黄连 10g	枳实 10g	木香 10g	郁金 10g
炒元胡 10g	川楝子 10g	香附 12g	青陈皮各 10g
茯苓 15g	竹茹 10g	甘草 6g	

水煎服。

二诊：11月13日。服药7剂，胁痛未减，腹胀更甚，纳呆便溏，舌质略红，边有齿痕，苔黄厚腻，脉弦滑。再以疏肝健脾、清化痰热为法，丹栀逍遥散加减。

当归 15g	白芍 15g	柴胡 10g	云苓 30g
白术 15g	丹皮 10g	山栀 10g	半夏 15g
青陈皮各 10g	木香 10g	香附 10g	郁金 15g
甘草 6g			

水煎服。

三诊：11月20日。服药7剂，胁痛减，腹胀大轻，纳食好转，苔变薄，脉弦细滑，仍耳鸣目眩，上方去黄连，加天麻 10g、泽泻 15g、磁石 30g、五味子 10g，继服。

四诊：12月5日。服药14剂，胁痛大减，腹胀瘥，耳鸣目眩减轻，纳食可，二便调，舌质略红，苔薄腻，脉弦细滑。上方继服14剂，诸症愈。

按：本组的 6 例黄疸、胁痛，皆属西医的胆囊炎、肝胆结石范围。先生治疗该病的主要经验有以下两方面。

一是少阳、阳明合病是胆囊炎、肝胆结石的基本病机。因其病位在胆，且主要表现为右胁或两胁、心下胀满疼痛，拒按，口苦纳呆，恶心喜呕，或寒热往来，脉多弦象，故其基本病机为少阳、阳明合病，偏于少阳。由于少阳、阳明病位之偏，邪气影响脏腑之别，临床以肝胆郁热者最常见，亦有肝气郁结、肝郁脾虚者。

（1）肝胆郁热：主要表现为右胁或两胁胀痛或灼痛，口苦、口干欲饮，小便黄，大便秘结或溏而不爽，舌质红，苔黄或腻，脉弦滑或数。以疏肝清热、泻下利胆为基本治法，以大柴胡汤为主方。该方应用的要点：①白芍宜重用，一般 24~30g，因其与枳实相伍，即《金匮要略》枳实芍药散，具理气和血之效。②大黄用量宜大，一般用 10g 以上，使患者大便稀溏，每日 2~3 次为宜，因胆为六腑之一，腑以通为用，用之既可泻阳明之实热，又起到较好的利胆作用。③加理气止痛药，因胆系病证每因胆腑郁滞致肝气郁结，而该方理气之力尚嫌不足，故常合颠倒木金散（木香、郁金）、金铃子散、木香、香附、青陈皮等以增理气止痛之力。④加清热药，常选加黄连、山栀、胆草等，如例 1、3、4。

（2）肝气郁滞：主要表现为左胁或两胁胀痛、窜痛，右背不适或疼痛，嗳气，舌淡红，苔薄白，脉弦。以疏肝理气、和胃利胆为基本方法，以柴胡疏肝散为主方，选加木香、青皮、郁金、元胡、川楝子、片姜黄等以理气止痛，如例 2。

（3）肝郁脾虚：主要表现为胁痛，腹胀，纳呆，便溏，舌质淡，边有齿痕，苔腻。以疏肝健脾为基本方法，以逍遥散为主方。便溏者，加山药、扁豆以健脾止泻；胁痛腹胀重者，选加木香、香附、青陈皮、元胡、川楝子等以理气止痛。

二是着眼整体，把握传变的论治规律。胆系疾患亦可影响到其他脏腑或气血，初因肝胆郁滞，气机不畅，进而可犯胃、乘脾，或由气滞而致血瘀，或湿热煎蒸成石，或湿热熏蒸，胆汁不循常道外溢肌肤而见黄疸，可循以下规律论治。

（1）若兼胃脘胀满或疼痛，嗳气，为肝气犯胃，则佐以理气和胃，可合平胃散，或三合汤，如例 1、2；兼吞酸烧心者，为肝热犯胃，可合左金丸，如例 4；若舌苔厚浊，为肝气乘脾，聚湿生痰，可合温胆汤，如例 6。

（2）若兼胁痛较著或刺痛，舌暗，脉弦涩，为挟瘀血，则佐以活血化瘀，可合血府逐瘀汤。如例 5，初诊治以疏肝清热、泻下利胆之大柴胡汤，胁痛不减，因其舌质紫暗，辨为兼挟瘀血，合以血府逐瘀汤而获效；例 4 胁痛如刺，于三诊中加入鳖甲，使胁痛较快好转。

（3）肝胆结石者，为湿热蕴结成石，可合三金石韦汤（金钱草、郁金、鸡内金、石韦）以利胆排石。

（4）兼见黄疸者，多见肝胆湿热，热重于湿。病毒性肝炎出现黄疸，是肝胆湿热蕴阻所致，多为肝细胞性黄疸，可表现为湿重于热、热重于湿、湿热并重等不同病机；而胆系疾病出现黄疸，多为阻塞性黄疸，为湿性蕴阻，热重于湿多见，以清热利胆、泻下退黄为基本方法，以茵陈蒿汤合大柴胡汤为主方，如例 1。

病例 7 崔某某，女，40 岁。1992 年 9 月 20 日初诊。

[主症] 目黄、小便黄 2 个月余。3 个月前于子宫全切术中输血，月余后出现目黄、小便黄，在济南市某医院查肝功：谷丙转氨酶 240U，麝香草酚浊度试验 17U，黄疸指数 45U，丙肝抗体阳性，乙肝表面抗原阴性。刻下目黄，色鲜明，小便黄赤，大便略干，胃脘胀满疼痛，烧心泛酸，纳呆厌油，舌质略红，苔白腻，脉弦滑。

[辨证] 中焦湿热，胃失和降。

[治法] 清热利湿，理气和胃。

[处方] 茵陈蒿汤合四苓散加减。

茵陈 45g	山栀 10g	大黄 6g	茯苓 30g
猪苓 15g	泽泻 10g	苍白术各 10g	陈皮 10g
赤芍 10g	丹皮 10g	胆草 10g	秦艽 10g

水煎服。

二诊：10 月 6 日。服药 15 剂，目黄减轻，大便稀，日 2 次，腹胀减轻，纳食稍好，小便仍黄，舌质略红，苔白腻，脉弦滑。上方继服。

三诊：10 月 23 日。服药 15 剂，目黄渐退，大便稀，日 2 次，小便稍黄，腹胀大减，泛酸止，纳食可，舌质略红，苔薄白，脉沉弦。复查肝功：谷丙转氨酶90U，麝香草酚浊度试验70U，黄疸指数16U。上方减大黄至3g，继服。

四诊：11月29日。服药30剂，目已不黄，大便调，小便略黄，腹胀除，泛酸瘥，纳食可，舌质略红，苔薄白，脉弦。复查肝功恢复正常。

病例8 耿某某，女，56岁。1992年12月1日初诊。

[主症]目黄1年余，多次在山东省某医院查肝功，谷丙转氨酶波动于60~180U，黄疸指数12~30U，B超报告"慢性肝病"。刻下目黄，小便黄，右胁胀痛，大便色白，口干不欲饮，盗汗，齿衄，纳食可，舌质暗红，苔薄白腻，脉弦细滑。

[辨证]肝胆湿热，伤阴动血。

[治法]疏肝清热，滋阴凉血。

[处方]茵陈蒿汤合犀角地黄汤加减。

茵陈45g	山栀15g	大黄6g	茯苓24g
猪苓15g	泽泻10g	白术10g	生地15g
赤芍15g	丹皮15g	白茅根30g	女贞子15g
旱莲草30g	黄连10g	黄柏10g	黄芩10g
黄芪30g	当归12g		

水煎服。

二诊：12月8日。服药7剂，目黄稍退，盗汗止，齿衄减轻，大便稀，日3次，小便稍黄，舌质暗红，苔薄白，脉弦细滑。上方去黄连、黄芪、当归，继服。

三诊：12月16日。服药7剂，目黄减轻，未再齿衄，大便稀，小便仍黄，舌质暗红，苔薄白，脉弦细滑。上方去白茅根，继服。

四诊：1993年1月20日。服药30剂，目黄已退，盗汗、齿衄未作，二便调，纳食可，舌质暗红，苔薄白，脉弦细。复查肝功能正常。

病例9 许某某，女，47岁。1977年7月11日初诊。

[主症]右胁痛4个月，加重10天。曾在某医院诊断为急性肝炎，住院治疗2个月，临床治愈出院。10天前胁痛复发，刻下右胁胀痛，发热，体温38.5℃，恶寒，面部红赤，口苦，胃纳一般，大便稀，日2次，便前腹痛，小便黄，口渴欲饮，无目黄，舌尖红，苔白腻，脉弦细。查肝功：

谷丙转氨酶 348U，硫酸锌浊度试验正常；血白细胞 1.67×10⁹/L，中性粒细胞 0.86。

［辨证］肝经湿热蕴毒，横犯脾胃。

［治法］疏肝清热，利湿解毒。

［处方］小柴胡汤加减。

柴胡 12g	黄芩 9g	杭芍 15g	半夏 9g
云苓 18g	白术 12g	陈皮 9g	胆草 6g
板蓝根 30g	秦艽 15g	金银花 30g	连翘 15g

水煎服。

二诊：7月17日。服药6剂，发热退，恶寒止，便前腹痛除。惟恶心、乏力。上方去金银花，加藿香 9g、木香 9g、胆草至 9g。继服。

三诊：8月25日。服药35剂，诸症已平，复查肝功恢复正常。随访8年未复发。

病例10 安某某，男，36岁。1977年12月31日初诊。

［主症］胃脘痛1个月余，右胁不适，恶心纳差，倦怠乏力，大便略稀，日一行，舌质鲜红，有齿痕，苔薄白，脉弦细。查肝功：谷丙转氨酶 344U，硫酸锌浊度试验 17.2U，麝香草酚浊度试验 24U；血清蛋白电泳：白蛋白 48%，球蛋白 28.3%。

［辨证］肝郁脾虚，阴津略伤。

［治法］疏肝健脾，和胃养阴。

［处方］逍遥散加减。

柴胡 9g	香附 9g	木香 6g	黄芪 30g
党参 30g	白术 12g	沙参 30g	麦冬 12g
焦三仙各 9g	甘草 6g		

水煎服。

另以五味子 120g，研为细粉，每次 3g，日 3次，温开水冲服。

二～六诊略。

七诊：1978年2月4日。服药30剂，症状次第减轻，胃痛止；近日右胁略感疼痛，乏力稍增，口干，舌嫩红有齿痕，苔薄白，脉弦细。再以疏肝养阴、健脾和胃为治。

柴胡 9g	党参 15g	黄芪 15g	沙参 30g
麦冬 12g	生地 12g	川楝子 12g	丹参 15g
佛手 9g	焦三仙各 9g	甘草 3g	

水煎服。

八诊：3 月 20 日。服药 30 剂，诸症皆平，胃纳增加。复查肝功正常。随访至今未复发。

病例 11 李某某，男，44 岁。1992 年 12 月 28 日初诊。

[主症] 胁痛腹胀 2 年余，在山东省某医院多次查肝功：谷丙转氨酶 90~200U，麝香草酚浊度试验 10~20U，HBsAg 1：128，阳性；血清白蛋白 32g/L，球蛋白 34g/L，B 超报告"慢性肝病"。刻下两胁隐痛，脘痞腹胀，纳呆，食入不消，大便先干后溏，小便黄赤，足胫午后浮肿，时齿衄，舌暗红，苔薄黄腻，脉弦细滑。

[辨证] 肝郁脾虚，血热血瘀水阻。

[治法] 疏肝健脾，凉血清热解毒。

[处方] 参芪逍遥散合犀角地黄汤加减。

当归 15g	赤白芍各 10g	柴胡 10g	云苓皮各 30g
白术 15g	黄芪 30g	党参 30g	生地 30g
丹皮 15g	女贞子 30g	旱莲草 30g	泽泻 15g
川芎 12g	焦三仙各 10g	甘草 6g	

水煎服。

另以虎杖 500g、蜂房 100g、紫草 100g、胆草 100g、豨莶草 100g、僵蚕 100g、槟榔 100g、蝉蜕 100g，共为细末，水泛为丸，每服 6g，日 2 次。

二诊：1993 年 1 月 13 日。服药 15 剂，齿衄止，右胁痛稍减，足胫浮肿见消，腹胀减轻，纳食好转，舌质暗红，苔薄白，脉弦细。上方继服。

三诊：2 月 25 日。服药 30 剂，胁痛隐隐，腹胀大减，纳食转好，未再齿衄，足胫浮肿消失，大便调，小便时黄，舌质暗红，苔薄白，脉弦细。上方去女贞子、旱莲草、茯苓皮，加三七粉（冲）3g、黄芩 10g、黄连 10g、枳实 10g，继服。

四诊：4 月 1 日。服药 30 剂，胁痛消失，腹部微胀，纳食可，大便调，小便稍黄，衄血、浮肿未再出现，舌暗红，苔薄白，脉弦细。

复查肝功：谷丙转氨酶45U，麝香草酚浊度试验7U，HBsAg 1：64；血清白蛋白42g/L，球蛋白34g/L。上方继服30剂。

病例12 肖某某，女，59岁。1992年11月4日初诊。

［主症］胁痛3年，初因做卵巢癌切除术中输血引起，在济南市某医院确诊为丙型肝炎，多次复查肝功、谷丙转氨酶50~170U，麝香草酚浊度试验8~14U；血清白蛋白28g/L，球蛋白34g/L；B超示：慢性肝病、少量腹水。刻下两胁胀而隐痛，全身乏力，面萎黄虚浮，胫部略肿，口干微苦，腹胀纳呆，大便调，小便黄，舌质淡红，边有齿痕，苔白微腻，脉弦细。

［辨证］肝郁脾虚，水湿停滞，阴津略伤。

［治法］疏肝健脾，活血利水。

［处方］参芪逍遥散合当归芍药散加减。

当归15g	白芍10g	柴胡10g	云苓皮各30g
白术18g	黄芪30g	党参30g	香附12g
木香10g	炒元胡15g	川楝子15g	泽泻15g
大腹皮15g	苏梗15g	北沙参30g	麦冬12g
黄芩10g	炒莱菔子15g	车前子（包）15g	

水煎服。

二诊：11月11日。服药7剂，腹胀减轻，纳食稍好，口苦消失，胁痛隐隐，小便时黄，舌质淡红，苔薄白，脉弦细。上方去黄芪，继服。

三诊：11月25日。服药14剂，胁痛减，腹胀大轻，下肢浮肿消失，近日小便频数热痛，大便时干，舌质淡红，边有齿痕，苔薄白，脉弦细。上方去元胡、川楝子、车前子、沙参、麦冬、莱菔子，加车前草30g、萹蓄15g、瞿麦15g、木通10g，水煎服。

四诊：12月2日。服药7剂，小便频数热痛消失，大便调，胁痛隐隐时作，舌质淡红，边有齿痕，苔薄白，脉弦细。11月11日方去沙参、麦冬，继服。

五诊：1993年1月6日。服药30剂，胁痛消失，面色较前红润，身体较前有力，二便调，纳食可，口中和，舌质淡红，苔薄白，脉弦细。复查肝功正常，血清白蛋白35g/L，球蛋白26g/L，B超复查未见腹水。

病例 13 刘某某，男，38 岁。1992 年 12 月 1 日初诊。

[主症] 两胁疼痛 2 年，多次在山东省某医院查肝功：谷丙转氨酶 45~160U，麝香草酚浊度试验 8~18U，HBsAg 1：64。刻下两胁隐痛，背部胀痛，心烦易怒，口干口苦，纳呆，便溏，小便时黄，脑中鸣响，舌质暗红，苔薄白，脉弦细。

[辨证] 肝郁蕴热，气机郁滞。

[治法] 清热疏肝，疏理气机。

[处方] 小柴胡汤合柴胡疏肝散加减。

柴胡 10g	黄芩 10g	半夏 12g	黄连 10g
枳实 10g	赤白芍各 10g	香附 12g	木香 10g
川芎 15g	郁金 15g	片姜黄 10g	炒元胡 15g
川楝子 15g	山药 30g	扁豆 30g	磁石 30g
五味子 10g			

水煎服。

二诊：12 月 8 日。服药 7 剂，右胁隐痛稍减，背痛轻，口苦消失，仍大便稀，灼热感，脑鸣如蝉，舌质略红，苔薄白，脉弦细。上方去山药、扁豆，加苦参 10g、马齿苋 30g、丹参 30g，改磁石 45g，继服。

三诊：12 月 23 日。服药 14 剂，右胁隐痛，左胁已不痛，脑鸣及背痛消失，大便转调，日一行，小便稍黄，舌质暗红，苔薄白，脉弦细。再以疏肝清热、理气祛湿为法。

柴胡 10g	白芍 15g	香附 12g	木香 10g
郁金 30g	炒元胡 15g	川楝子 15g	黄芩 10g
青陈皮各 10g	苏梗 10g	大腹皮 10g	枳壳 10g
半夏 15g	云苓 20g	甘草 6g	

水煎服。

四诊：1993 年 2 月 22 日。服药 30 剂，胁痛瘥，背痛消失，纳食可，二便调，舌质略红，苔薄白，脉弦细。复查肝功：谷丙转氨酶 40U，麝香草酚浊度试验 8U。

病例 14 戚某某，男，18 岁。1992 年 12 月 25 日初诊。

[主症] 两胁胀而隐痛，胃脘灼热不适，纳呆便溏，小便黄，口干不

欲饮，舌质略红，苔薄白，脉弦滑。查肝功：谷丙转氨酶 90U，HBsAg 1∶128。

［辨证］肝胆湿热，胃失和降。

［治法］清利肝胆，燥湿和胃。

［处方］小柴胡汤加减。

柴胡 10g	黄芩 6g	半夏 10g	黄连 6g
白芍 10g	香附 12g	木香 10g	枳壳 10g
苍术 10g	厚朴 12g	青陈皮各 12g	砂仁 9g
百合 30g	乌药 10g	丹参 30g	甘草 6g

水煎服。

另以虎杖 500g、蜂房 100g、紫草 100g、胆草 100g、豨莶草 100g、僵蚕 100g、槟榔 100g、蝉蜕 100g，共为细面，水泛为丸，每服 6g，每日 3 次，温开水送服。

二诊：1993 年 2 月 24 日。上方共服 60 余剂，丸药 3 料，两胁痛消失，胃脘无不适，纳食可，二便调，舌淡红，苔薄白，脉弦细。

复查肝功正常，HBsAg 阴性。

病例 15 李某，男，54 岁。1992 年 11 月 1 日初诊。

［主症］右胁隐痛 6 年，在山东省某医院多次查肝功：谷丙转氨酶 60~200U，麝香草酚浊度试验 9~20U，HBsAg 1∶64；B 超报告少量腹水。刻下右胁隐痛，绵绵不休，劳累后加重，纳呆乏力，足胫浮肿，大便调，小便时黄，舌暗红少苔，脉弦滑。

［辨证］肝阴亏虚，血瘀水阻。

［治法］滋阴柔肝，活血利水。

［处方］一贯煎合当归芍药散加减。

北沙参 30g	麦冬 15g	当归 15g	生地 15g
枸杞子 15g	黄芪 30g	党参 30g	川楝子 15g
赤白芍各 10g	川芎 10g	白术 15g	泽泻 15g
茯苓 15g	丹参 30g	白花蛇舌草 30g	

水煎服。

二诊：11 月 8 日。服药 7 剂，右胁痛减轻，纳食稍好，仍乏力，小便黄，舌红少苔，脉弦滑。上方继服。

三诊：12 月 10 日。服药 30 剂，右胁痛大减，纳食转好，胫肿渐消，二便调，舌红少苔，脉弦滑。惟睡眠欠佳。上方加酸枣仁 30g、五味子 10g，继服。

四诊：1993 年 1 月 15 日。服药 30 剂，右胁痛已止，纳食可，胫肿全消，身体较前有力，舌质略红，苔薄白，脉弦细。复查肝功正常，B 超未见腹水。

病例 16 陈某某，男，28 岁。1992 年 12 月 6 日初诊。

[主症] 右胁胀痛 6 年，曾多次在山东中医学院附院查肝功：谷丙转氨酶 60~150U，麝香草酚浊度试验 7~15U，血清白蛋白 25g/L，球蛋白 32g/L，HBsAg 1：64，B 超报告：轻度肝硬化。刻下右胁胀痛，右背不适，胃脘痞满，嗳气，纳可，大便时溏，小便黄，舌质暗红，苔白微腻，脉弦滑。

[辨证] 肝胆郁热，气滞血瘀脾虚。

[治法] 疏肝清热，理气健脾。

[处方] 小柴胡汤加减。

柴胡 10g	黄芩 10g	半夏 12g	党参 12g
白芍 15g	黄连 10g	枳实 10g	香附 12g
木香 10g	郁金 15g	黄芪 30g	党参 24g
白术 15g	山药 30g	扁豆 30g	青陈皮各 10g
甘草 6g			

水煎服。

另以五味子 120g，为细粉，每次 4.5g，日 2 次，温开水送服。

二诊：12 月 14 日。服药 7 剂，大便转稠，脘痞减轻，仍右胁疼，右背不适，小便时黄，舌质暗红，苔薄白，脉弦滑。上方去山药、扁豆，加胆草 10g、秦艽 10g、鳖甲 15g，继服。

三诊：1993 年 1 月 20 日。服药 30 剂，右胁痛大减，背胀消失，纳食可，大便调，仍右胁不适，脘腹微胀，小便时黄，舌质暗红，苔薄白，脉弦滑。上方加生牡蛎 30g、炮山甲 10g，继服。

四诊：3 月 1 日。服药 30 余剂，右胁痛消失，脘腹不胀，纳食可，二便调，舌质暗，苔薄白，脉弦。复查肝功：谷丙转氨酶 50U，血清白蛋白

38g/L，球蛋白 30g/L。

病例 17 邹某某，女，42 岁。1993 年 2 月 15 日初诊。

［主症］右胁胀痛 7 年，在济南市某医院多次检查，诊断为"乙型肝炎"，2 年前在山东省某医院诊断为"肝硬化"。刻下两胁胀痛，嗳气，纳呆，面色苍黄，倦怠乏力，大便调，小便黄，手掌鱼际红赤，胸前散在蜘蛛痣，舌质暗红，苔薄白，脉弦细。

［辨证］肝郁血瘀，正气不足。

［治法］疏肝理气，活血化瘀。

［处方］下瘀血汤合小柴胡汤加减。

熟大黄 3g	桃仁 12g	土元 10g	柴胡 10g
白芍 12g	半夏 15g	人参 10g	木香 10g
香附 12g	郁金 15g	炒元胡 15g	川楝子 15g
丹参 30g	制鳖甲 15g	甘草 6g	

水煎服。

二诊：2 月 22 日。服药 7 剂，胁痛减轻，下肢乏力，纳呆恶心，两目干涩发痒，便溏，小便黄，口苦，舌暗红，苔薄黄微腻，脉弦细滑。上方加黄芩 10g、桑叶 10g、菊花 10g、鸡内金 10g，改半夏 15g，继服。

三诊：3 月 1 日。服药 7 剂，胁痛减轻，两目干涩发痒消失，仍乏力、纳呆，舌质暗红，苔薄白，脉弦细。上方去菊花、桑叶，加黄芪 30g、党参 24g，继服。

四诊：3 月 16 日。服药 14 剂，右胁痛大减，乏力减轻，纳食稍好，大便调，小便时黄，舌淡红，苔薄腻，脉弦细。上方继服。

五诊：4 月 20 日。右胁痛消失，活动后乏力，纳食可，二便调，舌淡红，苔薄腻，脉弦细滑。复查肝功正常，B 超示"轻度肝硬化"。

病例 18 张某某，男，42 岁。1984 年 9 月 15 日初诊。

［主症］腹如抱瓮，小便短少，脐突如拳，阴囊肿大如茄，明亮如水晶，腿脚浮肿，足心已平，缺盆亦平，唇部色黑，右胁疼痛，舌红少苔，脉弦细沉取稍滑。肝功化验：谷丙转氨酶正常，硫酸锌浊度试验 20U，血清白蛋白 108g/L，球蛋白 32g/L。

［辨证］肝郁脾虚，阴虚水阻。

［治法］疏肝健脾，养阴利水。

［处方］参芪逍遥散加减。

当归 15g	白芍 9g	柴胡 9g	白术 15g
茯苓皮各 30g	泽泻 18g	猪苓 18g	玉米须 30g
黄芪 40g	党参 30g	北沙参 30g	麦冬 15g
陈皮 9g	甘草 3g		

水煎服。

二诊：10月16日。服药24剂，腹水消去大半，肝功好转，又嘱其按原方服1个月，患者来信云：腹水全消，肝功化验：谷丙转氨酶正常，硫酸锌浊度试验16U，血清蛋白总量及白、球比例正常。遂去淡渗利水之品，继服，月余后复诊，面色红润，饮食行动如常。

按：黄疸是以目黄、身黄、小便黄为特征的疾患，胁痛是指一侧或两侧胁肋部发生疼痛而言，二者主要见于西医学的肝、胆系统疾患，本组12例都是病毒性肝炎。先生治疗病毒性肝炎的主要经验有以下七方面。

一是辨别标本，把握攻补。该病是一传染性疾病，一般来说，是正气亏虚，肝脾功能失调，抗病能力低下，湿热时邪乘虚袭入而发病，所谓"邪之所凑，其气必虚"，这是可以肯定的。但在疾病过程中，由于不同的阶段，标本之缓急是可以转化的。急性黄疸型肝炎，是邪实为急，当以清利湿热、利胆退黄，佐以解毒为务，而且祛邪务尽，祛邪即所以安正，邪去正自复。在治疗过程中，不可见虚就用温补，以防病情反复，诚如叶天士所说："恐炉烟虽熄，灰中有火也。"急、慢性无黄疸型肝炎，特别是慢性无黄疸型肝炎，邪正标本互见，就要攻补兼顾。如属肝郁脾虚，以疏肝健脾为主要治法；属肝胆郁热，以清火解毒为主要治法；兼气阴亏虚者，气阴双补；单纯阴虚者，养阴柔肝。

二是黄疸型肝炎以肝胆郁热、湿热交阻者最为常见，治以清利湿热、利胆退黄，喜用茵陈蒿汤合四苓散加减。其主症为目黄、肌肤黄，黄色鲜明，尿深黄，胸脘痞闷，腹胀纳呆，恶心或呕吐，右胁不适或胀痛，或恶寒发热，舌质红，苔黄腻，脉弦滑或弦数。此为肝胆湿热交阻。尚须辨别湿、热之偏盛。若兼心烦，口苦或口渴，大便干燥，苔黄厚腻者，是湿热蕴结，热重于湿；若兼身体困倦，大便稀溏，是湿热蕴结，湿重于热。治疗以清利湿热、利胆退黄为主要方法，湿热俱盛者，清热与利湿并重；热重于湿者，则以苦寒清热为主，淡渗利湿为辅；湿重于热者，则以淡渗利湿为主，苦寒清热为辅。清利湿热，固然可以退黄，但无论湿热俱盛或偏盛，利胆退黄之法必不可少，这是在治法上的要点。喜用茵陈蒿汤合四苓散为基本方，茵陈用量宜重，一般30~60g，大黄的用量，视具体情况而定，一般掌握在使患者大便偏稀，每日2~3次为宜，这样可以提高退黄的效果，并且不能一下即止，要到黄疸全部消退，大黄始可停用。热重于湿者，选加黄芩、黄连、黄柏、胆草、秦艽、板蓝根、马齿苋、白花蛇舌草、虎杖等以清热，淡渗利湿药适当减轻其用量；湿重于热者，四苓散用量宜加重，苦寒清热之药宜味少量轻。如例7、8皆以茵陈蒿汤合四苓散为主方，例7湿热俱重，例8热重于湿，分别配合燥湿理气与苦寒清热，且大黄用之始终。

三是无黄疸型肝炎常见肝郁脾虚、肝胆郁热两个证型。前者主症为右胁胀痛，腹部胀满，恶心或呕，倦怠乏力，大便或溏，舌淡胖有齿痕，苔薄白，脉弦细。治疗以疏肝健脾为主要方法，以逍遥散为基本方。脾虚甚者，重用参、芪，如例10、11、12；肝胆郁热者，兼见口干口苦，小便黄赤，大便秘结或黏滞不爽，舌质暗红，苔黄，脉弦滑或数。治疗以疏肝清热为主要方法，以小柴胡汤为基本方，选加黄连、胆草、秦艽、白花蛇舌草、马齿苋、板蓝根、虎杖等以清热，木香、香附、枳实、青皮等以理气，如例9、13、14、16。

四是强调整体治疗。华岫云说："肝为风木之脏，因有相火内寄，体阴用阳，其性刚，主动主升，全赖肾水以涵之，血液以濡之，肺金清肃下降之令以平之，中宫敦阜之土气以培之，则刚劲之质，得为柔和之体，遂其条达畅茂之性。"该病的病变部位，虽主要在肝，但由于人体脏腑在生理上密切联系，病理上相互影响，任何一脏功能障碍，均可影响到肝，而使其功能失常；反之，肝脏病变，也会波及其他脏腑及气血阴阳，所以不能单纯治肝，而要根据具体病情，从整体着眼，辨证论治，以促进肝脏功能的恢复。

（1）若兼胃脘胀满，纳呆、嗳气，苔厚浊者，是肝气犯胃，肝胃不和，则佐以理气和胃，选加平胃散、百合汤、三合汤、焦三仙等。

（2）若兼纳呆，腹胀，便溏，或便前腹痛，为肝气乘脾，则调和肝脾，扶土抑木，除选逍遥散为主方外，脾虚甚者，重加党参、黄芪；便溏者加山药、扁豆，如例11、12；便前腹痛合痛泻要方，如例9。

（3）若兼口干欲饮或不欲饮，不饥或饥不欲食，舌红无苔或苔剥，五心烦热，盗汗者，为肝郁化火伤阴，当佐以养阴柔肝，重加沙参、麦冬，如例10、12；阴虚重者用一贯煎，如例15；兼盗汗者合当归六黄汤，如例8。

（4）若兼齿衄，口干，舌暗红，为湿热入血动血，则佐以凉血止血，选加犀角地黄汤、二至丸、白茅根、丹皮、山栀、侧柏叶等，如例8、11。

（5）若兼足胫浮肿，或少量腹水，为水液内停，属脾虚者，合用四苓散；属血瘀者，合用当归芍药散，如例11、12、16。

（6）若兼胁下痞硬，胁痛较重或刺痛，舌质暗或有瘀斑，脉弦涩，或B超报告肝硬化，为兼瘀血，则佐以活血调血，选加丹参、郁金、赤芍、三七粉、当归、红花等；属肝硬化者，选加下瘀血汤、鳖甲、牡蛎、穿山甲等，如例16、17。

（7）若兼小便频数涩痛，或大便黏滞不爽，肛门灼热，为湿热下注，属膀胱湿热者，合用八正散，如例12；属大肠湿热者，选加马齿苋、苦参、槟榔、木香、黄连等，如例13。

五是重视调养。除急性黄疸型肝炎，以清热利湿、利胆解毒、祛邪为主外，对无黄疸型肝炎，强调以调养为主，慎用攻破。因为慢性肝炎，由于肝的炎性病变，使结缔组织增生，而呈现肝（脾）大而质韧或硬，此时往往虚实并见错杂，所以若不注意正虚的一面，而妄用攻破逐瘀、磨坚软坚之剂，在主观上虽欲使其质软体缩，但往往不仅达不到预期效果，反而使正虚更甚，肝功变坏。以调养为主，攻补有度，药似平淡，但却平稳有效。

六是腹水之兼阴伤者，润肺优于滋肾。肝硬化腹水见阴虚证者，临床并不少见，一般多治以滋肾利水，用六味地黄汤或猪苓汤加减。通过临床验证，滋肾不如润肺，因肺为水之上源，肺之清肃有权，则通调水道功能自然增强，且金能生水制木，肺旺则肾水盛，肝气平，每用沙参30g、麦冬15g以养肺阴，确能提高疗效，如例18。

七是关于肝功能化验异常的认识与论治。临证既久，逐渐发现肝功异常，有一定的辨证论治规律可循。

（1）黄疸指数增高多是湿热阻遏肝胆所致，以清利肝胆湿热为主。中医对黄疸的认识，以"三黄"即目黄、身黄、小便黄为指标，其中又以目黄为特征，凡出现黄疸，则黄疸指数必高，且与发黄的程度成正相关，黄疸指数略高身不会发黄，目可稍黄或不显，但其尿必黄。本证以阳黄者多，属阴黄者少。清利湿热、解毒利胆是治疗黄疸指数增高的基本方法，用药除芩、连、栀、柏、大黄等配以淡渗药外，茵陈必不可少，田基黄、玉米须亦有较好的退黄作用。

（2）血清谷丙转氨酶或转肽酶升高，用清化湿热、滋补肝阴以降酶。伴黄疸者，多为湿热蕴毒所致，治宜清热利湿解毒，用芩、连、栀、柏、板蓝根等，配合适量的淡渗药物；肝胆郁热，多见于无黄疸型肝炎或慢性肝炎活动期，治宜清泄肝热，在适当方剂中加入胆草、秦艽、黄芩等；肝阴不足，或气阴双亏，多见于慢性肝炎活动期，治宜养阴柔肝，或气阴双补，在适宜方剂中，配合五味子粉，每次 3~6g，每日 2~3 次。

（3）硫酸锌浊度、麝香草酚浊度异常、白蛋白低下多属脾虚，常以健脾疏肝为治。因其临床表现多为肝区胀痛，肝脏肿大，质软或韧，倦怠乏力，食欲不振，食后腹胀，舌淡胖有齿痕，苔白，脉弦细，故病机为肝郁脾虚，正气不足，治以疏肝健脾、益气扶正，以参芪逍遥散为主方，药用当归、白芍、柴胡以养血疏肝；黄芪、党参、茯苓、白术健脾益气；香附、木香理气止痛；陈皮、半夏、焦三仙以和胃助运。黄芪、党参必须重用，否则硫酸锌浊度、麝香草酚浊度难降，白蛋白、球蛋白比例倒置难以复转，黄芪 30~40g、党参 15~30g 为宜，坚持服用，疗效较佳。

（4）乙肝表面抗原阳性，多属毒热蕴结血分，用凉血解毒散结以转阴。用虎杖丸：虎杖、蜂房、龙胆草、紫草、豨莶草、僵蚕、槟榔、蝉蜕，研细末，水泛为丸，每服 6g，对 HBsAg 阳性者有一定转阴效果。如例 11、14。

痫　　证

病例　魏某某，男，32 岁。1992 年 12 月 28 日初诊。

［**主症**］发作性昏仆、抽搐、吐涎 20 年，初因患病毒性脑炎引起，曾在济南市某医院做脑电图 3 次，诊断为癫痫。发作时昏不知人，喉中痰鸣，口吐白沫，肢体搐动，约 5 分钟后自醒，每月大发作 2~3 次，小发作 5~6 次，平素神情呆滞，低热烦躁，大便干结，小便时黄，舌质暗红，苔薄

白，脉弦滑。

[辨证] 肝风挟痰，闭阻清窍。

[治法] 豁痰平肝，息风定痫。

[处方] 定痫丸加减。

天麻 20g	钩藤 30g	半夏 15g	茯苓 30g
橘红 10g	胆星 10g	远志 10g	菖蒲 10g
黄连 9g	僵蚕 15g	麦冬 10g	全蝎 12g
蜈蚣 3 条	川浙贝各 10g	甘草 6g	琥珀粉（冲）1.5g
朱砂粉（冲）1g	竹沥 30g	生姜汁 9 滴	

水煎服。

另：

天麻 120g	钩藤 150g	半夏 120g	茯苓 150g
橘红 100g	胆星 120g	远志 90g	菖蒲 90g
全蝎 100g	蜈蚣 30 条	僵蚕 120g	黄连 90g
青礞石 120g	生熟二丑各 100g	沉香 30g	山药 90g
青黛 45g	琥珀 45g	朱砂 30g	甘草 60g

上药共为细面，以竹沥 120ml、生姜汁 75ml，水泛为丸，每次 9g，每日 2 次，白开水送下。

二诊：1993 年 1 月 30 日。服药 30 剂，1 个月内未大发作，小发作 2~3 次，低热已退，烦躁减轻，二便调，舌质暗红，苔白薄腻，脉弦滑。上方加柴胡 18g、桂枝 10g、白芍 12g、黄芩 10g、生龙牡各 30g，与丸药继服。

三诊：3 月 1 日。服药 30 剂，未出现大发作，小发作次数很少，时间甚短，纳食可，二便调，烦躁除，舌质暗红，苔白略腻，脉弦滑。上方丸药继服。

按：痫证是以突然仆倒，昏不知人，口吐白沫，两目上视，肢体抽搐，或口发叫声为主要临床表现的一种发作性神志失常的疾病。先生治疗该病的主要经验有以下四方面。

一是从肝风挟痰、闭阻清窍立论，主以豁痰平肝、息风开窍，喜用定痫丸。自《内经》以降，历代医家对痫证病因的论述，有先天因素、惊恐、郁火、积痰等多端，但临证辨证求因，确以痰浊内积为主，其发作之时口吐白沫、喉中痰鸣，即是积痰之明证，故前人有"无痰不作痫"之说，其他病因多通过触动积痰而发病。"诸风掉眩，皆属于肝"，其发作之时，昏仆、搐动，为肝风挟痰、蒙蔽清窍所致。正如《临证指南医案·癫痫门》所云："痫证或由惊恐，或由饮食不节，或由母腹中受惊，以致脏气不平，经久失调，一触积痰，厥气内风，卒焉暴逆，莫能禁止，待其气反然而后已。"所以治当以豁痰开窍、平肝息风为主。定痫丸出自《医学心悟》，确是治疗痫证的有效方剂，改丸为汤，意在取效快捷。常另用该方加味为丸，配合汤剂服用，以加强疗效。

二是合用柴胡剂。痫证为反复发作性疾病，多有神情默默、表情呆钝、胸胁苦满等症，故可应用柴胡剂。本例二诊时即合用了柴胡加龙骨牡蛎汤。日本管谷氏用动物实验证明，柴胡桂枝加芍药汤能抑制由戊四氮引起的单一神经细胞水平的位相性去极化，对神经纤维有轻度麻醉作用，对病态动物模型听源性痉挛发作呈有意义的抑制作用。

三是配合攻下逐水，喜用二丑。痰饮为有形之邪，《金匮要略》说："病痰饮者，当以温药和之。"《金匮要略方论本义》说："和者，非专行温补，即配合行、消、开、导之意。"二丑具攻下逐水之效，能使痰饮之邪从二便排出，每将生、熟二丑加入定痫丸料中，为丸常服。

四是配合清热泻火，喜用芩、连。痫证总属神志疾患，五志之火常是诱发因素，前人有"无火不动痰"之说，发作时常有面色潮红、紫红等风阳痰热上涌之征，本例即有低热、烦躁等邪热扰心表现，喜用黄芩、黄连以清热泻火。

口　　疮

病例　李某某，女，60岁。1993年12月23日初诊。

[主症]　口疮反复发作6年，刻下唇内数片溃疡，疼痛，唇外皮肤局部溃烂，口臭，口渴，心烦，纳呆，失眠多梦，大便干，小便时黄，舌质红，少苔，脉细数。

[辨证]　脾蕴湿热，心阴不足。

[治法]　清泻脾热，交通心肾。

[处方]　泻黄散合黄连阿胶汤加减。

| 藿香15g | 生石膏30g | 山栀10g | 防风10g |

| 黄连 10g | 黄芩 10g | 白芍 10g | 阿胶（烊化）10g |
| 知母 15g | 炒枣仁 30g | 甘草 6g | |

水煎服。

二诊：12 月 29 日。服药 6 剂，口疮渐愈，唇外溃破处结痂退去，睡眠转佳，口中和，二便调，舌质红，苔少，脉细。嘱上方隔日 1 剂，继服 10 剂痊愈。1 年后随访，口疮未复发。

按：口疮是口舌疮疡或溃烂的病证。先生治疗该病的经验主要有以下两方面。

一是着眼整体。口疮虽只生在口腔，但因人体是一有机整体，口腔与内脏有密切的联系，如脾开窍于口，心开窍于舌，肾脉连舌系舌本，所以口疮应与整体联系辨治。若口唇溃疡，则从脾蕴湿热论治，用泻黄散为主方加减，该方清泄湿热与发散郁火并用，故藿香、防风应重用；若疮生于舌，则从心火上炎立论，以导赤散为主方加减，若兼心烦，小便黄，或小便热涩，更为该方适应证；若口疮反复发作，灼热疼痛，舌红少苔，脉细数，为心火下灼肾阴，或中焦湿热伤及肾阴，以致虚火上炎，则用甘露饮、知柏地黄汤加减，甘露饮出自《本事方》，由生熟地、天麦冬、黄芩、枇杷叶、茵陈、枳壳、石斛、甘草组成，治阴虚火炎之口疮甚效。若口疮反复发作，色淡，服凉药加重，舌淡苔白，脉沉弱或浮大无力，为阳虚无根之火上浮，则用温阳益气、引火归原之法治之，以附子理中汤或肾气丸为主方加减。

二是内治外治结合，可用五倍子 30g，黄柏、滑石各 15g，研极细末备用，每取适量撒口疮上；或用吴茱萸研末，醋调敷足心。

噎　膈

病例 1　孙某某，男，63 岁，农民。1993 年 10 月 6 日初诊。

[主症] 吞咽不爽 4 个月，在山东某医院拍片诊断为"食管癌"。刻下吞咽较硬食物则梗阻难下，流质饮食尚可咽下，时呃逆、呕吐，口不渴，大便不干，小便调，舌质暗红，苔薄白腻，脉弦滑有力。

[辨证] 痰瘀交阻，胃气上逆。

[治法] 祛瘀化痰，润降止呕。

［处方］大半夏汤加味。

党参 30g	半夏 30g	旋覆花（包煎）15g	代赭石 20g
急性子 30g	沉香（后入）4.5g	白花蛇舌草 60g	桃仁 15g
红花 15g	山慈菇 12g	桔梗 10g	枳壳 10g
甘草 6g			

用蜂蜜 50g，和水 500ml，扬之 240 遍，与药同煎取 300ml，分温再服。

二诊：10月25日。服药 14 剂，吞咽较前通畅，舌质暗红，苔白腻，脉弦滑。上方继服。

三诊：11月20日。服药 20 剂，病情未再发展，能食流质饮食，二便调，舌质暗红，苔薄腻，脉弦滑。上方加三棱 15g、莪术 15g，隔日 1 剂，长时间服用。

病例 2 刘某，男，70岁。1987年4月10日初诊。

［主症］吞咽困难 2 个月。胸闷不舒，呃逆，消瘦乏力，面白少华，腹胀便秘，舌质淡，苔薄白，脉弱。在山东某医院诊断为"食管癌（中段）"，因不适宜手术而转中医治疗。

［辨证］脾胃虚弱，和降失司。

［治法］温中益气，润降止呕。

［处方］大半夏汤加味。

半夏 30g	党参 18g	丁香 3g	柿蒂 9g
急性子 15g	硼砂 6g	瓜蒌 30g	白花蛇舌草 15g
半枝莲 30g	沉香（后入）6g	蜂蜜 60g	

以水和蜜扬 240 遍后煎药服。

二诊：5月6日。服药 20 剂，呕吐、呃逆大减，能进食，大便仍欠通畅。上方加枳实 6g、厚朴 9g，继服。

三诊：7月4日。服药 40 剂，呕吐、呃逆止，进食顺利，大便正常。虑其系癌症患者，需长期治疗，故嘱其间断服用原方，每月 15 剂，坚持服药年余，1988年随访，病情稳定。

病例 3 王某某，女，62岁。1993年12月25日初诊。

［主症］吞咽不爽 3 个月，在济南市中心医院诊断为"食管癌"。刻下吞咽梗阻，稍硬食物难下，呕吐，泛酸，大便稍干，小便调，舌质略红，

苔薄腻，脉弦。

[辨证] 痰瘀交阻，胃失和降。

[治法] 化瘀祛痰，润降止呕。

[处方] 大半夏汤加味。

半夏 30g	党参 30g	旋覆花（包）15g	代赭石 30g
西月石 6g	急性子 30g	白花蛇舌草 60g	黄连 9g
吴茱萸 1.5g	北沙参 30g	蜂蜜 60g	

和水扬之 240 遍煎药。

二诊：1994 年 1 月 10 日。服药 14 剂，吞咽梗阻减轻，呕吐亦轻，泛酸止，二便调，舌质暗红，苔薄腻，脉弦。上方隔日服 1 剂，共服年余，1995 年随访，病情稳定。

病例 4 苏某某，男，50 岁。1993 年 12 月 9 日初诊。

[主症] 吞咽不爽，疼痛 2 个月，在济南市某医院拍片报告"食管炎，有溃疡迹象"。诊见：吞咽不畅，疼痛，嗳气，失眠多梦，二便调，舌质偏红，苔薄白，脉弦滑。

[辨证] 火邪内郁，胃气上逆。

[治法] 清胃泄火，和胃降逆。

[处方] 大半夏汤加味。

半夏 15g	党参 30g	旋覆花（包）15g	代赭石 30g
金银花 45g	连翘 15g	白花蛇舌草 60g	山豆根 15g
鱼腥草 30g	炒枣仁 30g	黄芩 15g	甘草 6g
蜂蜜 200g			

和水扬 240 遍煎药。

二诊：12 月 13 日。服药 4 剂，吞咽疼痛减轻，较前通畅，仍失眠多梦，舌质红，苔薄白，脉弦滑。上方加茯苓 15g、知母 15g、白及 10g，继服。

三诊：12 月 20 日。服药 7 剂，吞咽疼痛基本消失，吞咽通畅，眠可，舌质略红，苔薄白，脉弦细。上方继服。

四诊：12 月 27 日。服药 7 剂，吞咽正常，纳食可，二便调，嗳气止，舌质略红，苔薄白，脉弦细。上消化道钡餐透视未见异常。

按：噎膈是饮食吞咽受阻，或食入即吐的病证。噎指吞咽梗噎不顺；膈指饮食格拒不入，或食入即吐。噎证可单独出现，亦可为膈证之前驱，故往往噎膈并称。先生治疗该病的经验主要有以下四方面。

一是首分标本虚实。初期气、痰、瘀相互交结于食道或胃，故以标实为主，重在治标，予以理气、化痰、行瘀等法，启膈散、通幽汤等为常用之方；病变日久，势必耗伤气阴，阴津枯涸，阳气衰微，故后期以本虚为主，重在治本，予以滋阴润燥、补气温阳，沙参麦冬汤、五汁安中饮、六君子汤、补气运脾汤等为常用之方；在治疗过程中还十分注意邪实与正虚的相互关系，根据标本缓急，采用攻补兼施之法。

二是重视益气润降，喜用大半夏汤。噎证吞咽不爽，往往为膈之前奏，膈证以食入即吐为特征，且饮食不进与长期呕吐，易致胃肠气阴耗伤，胃为阳土，喜润恶燥，所以益气润降、和胃止呕实为噎膈的重要治法之一。大半夏汤出自《金匮要略·呕吐哕下利病篇》，原治"胃反呕吐"，具有益气润降、和胃止呕之功，用该方治噎膈呕吐要点有二，一为半夏重用，须15~30g以上，二为遵从原方用法，用蜜和水扬240遍煎药，否则效差。呕吐甚者，合旋覆代赭汤；呃逆重者，合丁香柿蒂汤；兼肝胃郁热吞酸者，合左金丸。

三是选用具抗癌作用的药物。噎膈的症状与现代的食管癌、胃癌的症状有非常相似之处，对于确诊为上述癌症者，选加硼砂、白花蛇舌草、山慈菇、急性子、山豆根、沉香等味，这些药物经现代临床及实验证实有一定抗癌作用，用之可增强疗效。

四是确诊食道炎或食道溃疡所致噎证者，辨证多属气火郁结，故多用清火解毒之品，如例4，即加入金银花、连翘、白花蛇舌草、山豆根、黄芩等味。

泄 泻

病例1 郭某某，男，30岁，干部。1992年10月25日初诊。

[主症] 大便稀溏5年，曾在山东省、市级医院多次做全消化道钡餐透视，未发现异常，诊断为"慢性肠炎"。刻下大便稀溏，无脓血黏液，日2~3次，恶心，纳呆，乏力，舌质淡，苔白腻，脉细滑。

[辨证] 脾气虚弱，湿邪内阻。

[治法] 健脾益气，利水渗湿。

[处方] 参苓白术散加减。

党参 30g　　　　　　白术 30g　　　云苓 30g　　　苡仁 30g

山药 30g　　　　　　扁豆 30g　　　莲子肉 15g　　炒枣仁 30g

车前子（包煎）15g　砂仁 9g　　　桔梗 9g　　　半夏 15g

陈皮 10g　　　　　　诃子肉 15g

水煎服。

二诊：10 月 28 日。服药 3 剂，无明显不适，舌淡红，苔白腻，脉细滑。上方继服。

三诊：11 月 4 日。服药 7 剂，大便渐成形，每日 1~2 次，乏力减轻，仍纳呆，肠鸣，舌质淡红，苔薄白腻，脉细滑。上方加黄连 10g、干姜 10g、鸡内金 10g、焦三仙各 10g，水煎服。

四诊：11 月 11 日。服药 7 剂，大便渐稠，每日 1 次，乏力减，纳食稍好，肠鸣轻，舌质淡红，苔薄白，脉细滑。上方加诃子肉至 30g、肉豆蔻 30g，水煎服。

五诊：11 月 18 日。服药 7 剂，大便成形，日 1 次，纳食可，乏力轻，恶心、肠鸣瘥，舌淡红，苔薄白，脉缓。上方继服 7 剂。

病例 2　王某某，男，39 岁，干部。1993 年 9 月 13 日初诊。

[主症] 大便泄泻 6 年，日 3~4 次，挟有脓血黏液，无里急后重，胃脘痞满，小腹时痛，纳呆，乏力，口不渴，舌质略红，苔黄腻，脉沉滑。曾在山东省某地区医院做结肠镜检查，诊断为"慢性溃疡性结肠炎"。

[辨证] 寒热错杂，运化失常。

[治法] 平调寒热，祛腐生肌。

[处方] 乌梅丸加减。

乌梅 30g　　　黄连 10g　　　黄柏 10g　　　当归 12g

党参 20g　　　干姜 10g　　　桂枝 10g　　　细辛 3g

川椒 10g　　　山药 30g　　　扁豆 15g　　　苡仁 15g

甘草 6g

水煎服。

另将上药所煎留汁 150ml，将锡类散 9g 溶于其中，保留灌肠，日 1 次。

二诊：10 月 3 日。服药 15 剂，大便次数减至每日 2~3 次，无脓血黏液，胃脘痞满轻，小腹痛减，舌质略红，苔薄黄腻，脉沉滑。上方继服。

三诊：10 月 18 日。服药 15 剂，大便基本成形，日 1~2 次，无脓血黏液，脘痞腹痛消失，乏力减轻，纳食可，舌淡红，苔薄白，脉沉滑。上方继服 15 剂。

按语：泄泻是粪质稀薄、便次增多的病证。基本病机是脾虚湿胜，湿可表现为寒湿互合或湿热相搏；脾胃功能障碍可因外邪影响、脾胃本虚、肝旺乘脾、命门火衰等所致。临床一般以运脾化湿为治疗大法。暴泻者，重用化湿，或温燥，或清化，佐以分利；挟表、挟暑、挟食者，分别佐以疏解、清暑、消导。久泄以脾虚为主，或肝气乘脾，或肾阳虚衰，当分别予以健脾渗湿、抑肝扶脾、温肾补脾。临床中医所诊治泄泻患者，以久泄为多。先生治疗久泄的特色主要有以下两方面。

一是健脾、祛湿、固涩同施。一般久泄，西医诊断为"慢性肠炎"者，其病机不外虚、湿、滑三个方面，虚以脾虚为多见，脾虚不运，则水湿内生，湿邪困遏脾阳，脾虚与水湿互为因果。久泻不已，可致正气固摄无力而滑脱。所以健脾、祛湿、固涩实为治疗久泄之要法。例 1，泄泻 5 年，纳呆、乏力，舌淡苔腻，为脾虚湿恋，用参苓白术散加减，方中党参、白术、茯苓、山药、扁豆、苡仁健脾运湿；桔梗宣气化湿，车前子淡渗利湿，半夏苦温燥湿；诃子、肉豆蔻涩肠健脾。

二是寒温并用，祛腐生肌。对于久泄挟有脓血黏液，西医诊断为"溃疡性结肠炎"者，多从厥阴相火郁闭，不能敷布，脾肠虚寒，寒热错杂，湿邪腐肉败血立论。方用乌梅丸水煎内服，《伤寒论》谓其"又主久利"，用于寒热错杂之久泄甚为合拍。同时用锡类散溶于药液中保留灌肠，该方首载于《金匮翼·卷五》，由西牛黄、冰片、真珠、人指甲、象牙屑、青黛、壁钱所组成，共研极细末吹患处，功能解毒祛腐生新，可治烂喉、乳蛾、牙疳、口舌腐烂，为喉科要药，将其保留灌肠，使药液直接作用于直肠、乙状结肠部位，可祛腐生新，加速溃疡愈合。

腹　痛

病例1　李某某，女，13岁，学生。1992年12月2日初诊。

[主症]脐周疼痛3年，曾在山东省某医院做全消化道钡餐透视，未发现异常，以蛔虫症或其他疾病长期治疗无效。刻下脐周疼痛，恶冷食，纳呆，大便干，排便费力，面色略青，舌淡红，苔薄白，脉弦细。

[辨证]寒凝气滞。

[治法]理气散寒止痛。

[处方]天台乌药散合小建中汤、金铃子散加减。

乌药 12g	炒小茴香 10g	槟榔 10g	炒元胡 15g
川楝子 15g	良姜 10g	香附 12g	桂枝 10g
白芍 15g	青皮 10g	木香 10g	鸡内金 10g
焦三仙各 10g	甘草 6g		

水煎服。

二诊：12月5日。服药3剂，脐腹痛明显减轻，大便转润，排便通畅，纳食转好，舌淡红，苔薄白，脉弦细。

三诊：12月9日。服药4剂，脐腹痛消失，纳食好，二便调，面色较前红润，舌淡红，苔薄白，脉细缓。上方继服3剂，并以香砂六君子丸，每次6g，早、晚各服1次，以巩固疗效。

病例2　杨某某，男，37岁，干部。1994年3月2日初诊。

[主症]脐腹胀痛5年，曾在山东省某医院做全消化道钡餐透视未见异常，B超报告"肝右叶血管瘤"。刻下脐周胀痛，以右侧腹部为重，按之痛甚，纳食可，二便调，舌暗红，苔薄腻，脉弦。

[辨证]寒凝气滞血瘀。

[治法]理气散寒，化瘀止痛。

[处方]天台乌药散合失笑散、小建中汤、金铃子散加减。

乌药 15g	炒小茴香 15g	槟榔 10g	木香 10g
青皮 12g	香附 12g	高良姜 10g	蒲黄 10g
五灵脂 12g	桂枝 10g	赤白芍各 15g	炒元胡 15g
川楝子 15g			

水煎服。

二诊：3月5日。服药3剂，脐腹胀痛减，仍右侧腹部疼痛，舌暗红，苔薄白，脉弦。上方加柴胡10g、丹参30g、檀香10g、砂仁10g，水煎服。

三诊：3月11日。服药6剂，脐周痛大轻，右侧腹痛减，舌质暗，苔薄白，脉弦。上方加三棱、莪术各15g，水煎服。

四诊：3月17日。服药6剂，脐周痛消失，右侧腹痛大轻，纳食可，二便调，舌质略暗，苔薄白，脉弦。上方继服6剂。

病例3 于某，女，18岁，职工。1994年1月10日初诊。

[主症] 少腹胀痛1个月余，因情志不畅引起，以左少腹为重，大便溏，小便略黄而热，纳呆，口不渴，眠则多梦，本次月经延后，舌质略红，苔白稍厚，脉弦细。

[辨证] 肝气不舒，气血不和。

[治法] 疏肝理气，调和气血。

[处方] 柴胡疏肝散合加味乌药汤、金铃子散加减。

柴胡10g	赤白芍各15g	川芎10g	香附15g
木香10g	枳壳10g	炒元胡18g	川楝子18g
当归15g	乌药10g	青陈皮各10g	木通9g
甘草6g			

水煎服。

二诊：1月13日。服药3剂，小腹胀痛明显减轻，小便热轻，舌质略红，苔薄白，脉弦。上方继服6剂，痊愈。

病例4 钟某某，男，18岁，学生。1993年12月13日初诊。

[主症] 晨起小腹疼痛3个月，喜温喜按，大便稀溏，日2次，口不渴，纳食可，小便时痛，舌质淡红，苔薄白，脉弦细。

[辨证] 脾气虚寒，气滞不舒。

[治法] 温中健脾，理气散寒。

[处方] 天台乌药散合理中汤、良附丸、金铃子散加减。

党参20g	白术18g	干姜10g	附子10g
乌药15g	炒元胡15g	川楝子15g	木香10g
砂仁10g	炒小茴香15g	高良姜12g	香附12g

甘草 6g

水煎服。

二诊：12月16日。服药3剂，腹痛减轻，大便仍溏，舌淡红，苔薄白，脉弦。上方加山药30g、扁豆30g，水煎服。

三诊：12月22日。服药6剂，腹痛大减，大便转稠，日1次，小便调，舌质淡红，苔薄白，脉弦细。上方继服6剂，并以附子理中丸，1丸，日2次，以巩固疗效。

按：腹痛是指胃脘以下，耻骨毛际以上部位发生疼痛的病证，可出现于多种疾病之中。一般内科常见的腹痛，多从"痛则不通"立论，治疗亦多从"通"字着眼。《医学真传》说："通之之法，各有不同，调气以和血，调血以和气，通也；下逆者使之上行，中结者使之旁达，亦通也；虚者助之使通，寒者温之使通，无非通之之法也。若必以下泄为通，则妄矣。"先生治疗该病的特色是：细辨虚实寒热，重在疏通气机。引起腹痛的病因病机，不外虚、实、寒、热四端。腹痛属实者，以寒凝、血瘀、肝郁为多见。寒邪易收引脉络、凝敛气机，是腹痛的主要病因。例1脐周痛数年，兼见面色青，恶冷食，舌淡红，脉弦细，为寒凝气滞，用天台乌药散散寒理气止痛。此例大便干结，排便费力，为寒凝气滞所致，治以散寒理气，其便自通。若误用寒凉泻下，易变生他证。此即《金匮要略·腹满寒疝宿食病》篇所说："夫瘦人绕脐痛，必有风冷，谷气不行，而反下之，其气必冲，不冲者心下则痞也。"若寒凝血脉，或气病及血，脉络不通，亦可腹痛。例2脐腹胀痛数年，兼见舌质暗，为寒凝气滞血瘀，用天台乌药散合失笑散散寒理气化瘀。若情志不遂，郁怒伤肝，气机逆乱，腹痛乃作。例3少腹胀痛，月经后期，为气滞兼血瘀，用柴胡疏肝散合加味乌药汤疏肝理气，调和气血。腹痛属虚者，以脾胃阳气不足，脉络失于温养多见。例4小腹痛，喜温喜按，舌淡脉细，为脾气虚寒，用理中汤合天台乌药散以温中健脾、理气散寒。例1、例2，虑及久病多虚，故于散寒理气方中合小建中汤意，以甘温建中，缓急止痛。

痞 满

病例1 王某某，男，25岁，农民。1993年12月27日初诊。

［主症］胃脘胀满半年，不痛，重按隐痛，时嗳气，不泛酸，口干不欲饮，纳食可，二便调，舌淡红，苔薄白，脉弦细。曾在山东省某医院做上消化道钡餐透视，报告为"胃窦炎"。

［辨证］肝气不舒，胃失和降。

［治法］疏肝理气，泻下消痞。

［处方］柴胡疏肝散合调胃承气汤加减。

柴胡 10g	白芍 10g	香附 12g	木香 10g
枳壳 10g	苍术 10g	厚朴 15g	青陈皮各 10g
苏梗 10g	大腹皮 10g	大黄（后入）10g	元明粉（冲）9g
甘草 6g			

水煎服。

二诊：12 月 30 日。服药 3 剂，大便稀溏，日 3 次，但痞满如故，舌脉同前。此胃虚挟湿，气失和降，再以健脾和胃、理气消痞，香砂六君子汤合陈平汤加减。

党参 20g	苍白术各 10g	厚朴 15g	陈皮 10g
木香 10g	砂仁 10g	半夏 10g	苏梗 10g
大腹皮 10g	莱菔子 15g	甘草 6g	

水煎服。

三诊：1994 年 1 月 6 日。服药 7 剂，胃脘痞满减轻，口稍干，纳食可，二便调，仍胃脘按之痛、嗳气，舌淡红，苔薄白，脉弦。上方加高良姜 10g、香附 12g、元胡 15g、川楝子 15g。水煎服。

四诊：1 月 13 日。服药 7 剂，脘痞基本消失，嗳气止，大便略干，晨起口干，纳食可，舌淡红，苔薄白，脉弦。上方去高良姜、香附，加槟榔 10g，继服 7 剂，痊愈。

病例 2 陈某某，男，40 岁，干部。1993 年 10 月 20 日初诊。

［主症］食后脘痞 1 年半，曾在山东省某医院多次做上消化道钡餐透视，报告为"胃窦炎"。刻下食后胃脘痞满，嗳气口苦，时有口舌生疮，身痒，小便稍黄，大便调，舌质淡红，苔薄白，脉弦细。

［辨证］肝热犯胃，气失和降。

［治法］疏肝清热，理气和胃。

[处方] 柴平汤加减。

柴胡 10g	黄芩 10g	半夏 12g	苍白术各 10g
厚朴 12g	陈皮 10g	苏梗 10g	大腹皮 10g
炒莱菔子 15g	枳实 10g	甘草 6g	

水煎服。

二诊：10月23日。服药3剂，胃脘痞满减轻，口苦瘥、小便仍黄，舌淡红，苔薄白，脉弦。上方加木通10g，水煎服。

三诊：10月30日。服药7剂，胃脘痞满大轻，小便调，嗳气止，舌淡红，苔薄白，脉弦细。上方继服7剂，痊愈。

按：痞满是心下痞塞、胸膈满闷、触之无形、不痛或疼痛不甚的病证。临证当以虚实为纲，辨别寒热。痞满时减，复如故，按之不痛，食少，或食入不消，舌淡苔白，脉沉涩或虚大无力者，属虚；痞满不减，减不足言，按之疼痛，能食而便闭，脉弦滑有力者，属实；痞满而口渴喜饮，舌质红，苔黄腻或燥，脉数滑有力者，为热；痞满而口不渴，或渴不欲饮，舌质淡，苔白腻，脉弦、迟、紧者，为寒。先生治疗该病的经验主要有以下三方面。

一是注意消补兼施。辨治痞满虽应以虚实为纲，但由于脾虚运化无力，易产生水湿痰饮，或挟食滞，或土虚木乘；实邪所致者，每因伤正而兼虚候，所以临证所见以虚实夹杂者为多，故又应分清标本缓急，消补兼施。如例1，首诊虚证不明显，但用柴胡疏肝散合调胃承气汤理气泻下后痞满不减，且舌质淡红，苔白腻，脉弦中带细，为脾胃气虚，土虚木乘，兼有水湿，用香砂六君子汤合陈平汤，健脾和胃、理气化湿以消痞。三诊脘痞渐轻，胃脘按之疼痛，仍土虚木乘所致，合良附丸、金铃子散以理气止痛。四诊脘痞愈、痛止，为脾气渐复，气机通畅，但口干、便干，为理气药温燥所致，故去良姜、香附，加槟榔以理气导便。此例实为《伤寒论》厚朴生姜半夏甘草人参汤法而不泥其方。例2为肝热犯胃，气失和降，以疏肝清热、祛湿和胃为主，方中用白术，即寓消补兼施之意。

二是重视理气消导。痞满病机虽非止一端，但毕竟以气机痞塞为基本病机，所以在辨证立法时，要重视理气疏导。如例1，在健脾益气的基础上，先后合入陈平汤、香苏散、良附丸、金铃子散等众多理气疏导之方；例2为肝热犯胃，在用小柴胡汤清解肝热的同时，合入陈平汤、香苏散等方以理气消痞。

三是理气药的应用，多选兼具燥湿、化痰、除胀之品，如苍术、陈皮、厚朴、大腹皮、枳实、莱菔子、苏梗等，因痞满以心下为主，病位主要在脾胃，脾胃受病，易聚湿、生痰，而痰饮水湿之邪易阻气机。

呕　　吐

病例 1　林某，女，23 岁，学生。1993 年 10 月 30 日初诊。

[主症] 恶心、呕吐 4 天，因饮食当风引起，纳呆，大便干，3 日一行，月经正常，舌淡红，苔白稍厚，脉细滑。

[辨证] 风邪外袭，胃有湿浊。

[治法] 疏风和胃，化湿止呕。

[处方] 藿香正气散合大黄甘草汤加减。

藿香 10g	白芷 10g	陈皮 10g	苏叶 10g
半夏 18g	云苓 15g	苍术 10g	厚朴 10g
大黄 10g	甘草 3g	生姜 15g	

水煎服。

二诊：11 月 2 日。服药 3 剂，未再呕吐，大便已通，纳呆，时泛恶，舌淡红，苔白稍厚，脉细滑。上方去大黄，加鸡内金 10g，谷麦芽各 15g，继服 4 剂，痊愈。

病例 2　苏某某，男，30 岁，农民。1992 年 12 月 28 日初诊。

[主症] 恶心、呕吐 1 年余，呕吐胃内容物及黄色黏涎，纳呆，吞酸，渴不欲饮，大便略干，小便稍黄，舌质偏红，苔黄腻，脉弦细滑。

[辨证] 胃有湿热，失于和降。

[治法] 清热和胃，降逆止呕。

[处方] 藿香正气散合温胆汤、左金丸加减。

藿香 10g	白芷 10g	陈皮 10g	紫苏 10g
半夏 20g	云苓 30g	苍术 10g	厚朴 10g
大腹皮 10g	竹茹 10g	黄连 9g	吴茱萸 6g
代赭石 30g	甘草 6g		

水煎服。

二诊：1993年1月4日。服药7剂，恶心减轻，呕吐次数减少，吞酸除，纳食可，二便调，舌质略红，苔薄微黄，脉弦。上方继服14剂，痊愈。

病例3 刘某，男，17岁，学生。1993年10月27日初诊。

[主症] 发作性呕吐7年，初因饮食过饱引起，当时治疗好转，后可因饮食不当间断发作。刻下呕吐胃内容物及涎沫，胃脘时痛，食后痛重，泛酸，渴不欲饮，呕时头痛，舌淡红，苔薄白，脉弦细滑。

[辨证] 肝寒上逆，胃失和降。

[治法] 温肝暖胃，化饮止呕。

[处方] 吴茱萸汤合小半夏加茯苓汤加减。

半夏15g	云苓30g	生姜15g	吴茱萸9g
黄连6g	藿香9g	砂仁9g	香附12g
高良姜9g	竹茹10g	代赭石30g	甘草6g

水煎服。

二诊：10月30日。服药3剂，恶心减轻，呕吐次数减少，脘痛吞酸轻，时头痛，舌淡红，苔薄白，脉弦细滑。上方加川芎10g，继服6剂，痊愈。

病例4 苏某某，男，30岁，干部。1993年12月12日初诊。

[主症] 恶心、呕吐2年余，曾在当地医院做上消化道钡餐透视、肝胆B超等检查，均未发现异常，拟诊为"神经性呕吐"。刻下晨起恶心，干呕，胃脘不适，纳呆，全身乏力，腰背酸痛，失眠多梦，大便溏，舌质略暗红，苔薄黄微腻，脉弦细。

[辨证] 脾胃虚弱，痰热内蕴。

[治法] 健脾和胃，化痰降逆。

[处方] 六君子汤合温胆汤、苏叶黄连汤加减。

党参15g	白术15g	云苓30g	半夏20g
陈皮10g	竹茹10g	枳实10g	苏叶6g
黄连6g	代赭石30g	甘草6g	生姜15g

水煎服。

二诊：12月16日。服药4剂，恶心、呕吐减轻，仍乏力，腰酸，舌淡红，苔薄白，脉弦细。上方加杜仲15g、川断15g，继服。

三诊：12月23日。服药7剂，恶心、呕吐基本消失，纳食转好，乏力减轻，腰酸大轻，仍失眠梦多，舌质淡红，苔薄白，脉弦细。上方加酸枣仁30g，继服14剂，诸症消失。

按：呕吐是由于胃失和降、气逆于上，迫使胃内容物从口而出的病证。临床治疗呕吐，多从虚实辨证。由于呕吐病机主要是胃失和降，气逆于上，所以对于邪实者，大抵重在祛邪，使邪去呕自愈，如外邪犯胃者，宜疏邪和胃；饮食停积者，宜消食导滞；痰饮内阻者，宜温化痰饮；肝气犯胃者，宜调肝解郁。偏于虚者，重在扶正，对于脾胃虚弱者，宜温运脾胃；胃阴不足者，宜养阴润燥。均可兼以降逆止呕。先生治疗该病的特色主要有以下三方面。

一是和胃降逆，虚实兼顾。《景岳全书》说："呕吐一证，最当详辨虚实。"然而，由于邪气犯胃，往往损及胃气；而脾胃虚弱者，痰饮水湿易自内生，故治疗时当祛邪不忘胃气，或扶正兼以祛邪。如例3，呕吐涎沫，头痛，为胃虚肝寒，挟饮上犯，《金匮要略》说："干呕，吐涎沫，头痛者，茱萸汤主之。"故用吴茱萸汤合小半夏加茯苓汤温肝暖胃，化饮降逆。例4，兼见乏力、纳呆、脉弱，为脾胃虚弱，又见舌红、苔腻，为痰热内蕴，故用六君子汤健脾和胃，合温胆汤、苏叶黄连汤清热化痰、降逆止呕。

二是重视祛浊。外感之秽浊邪气，内生之痰饮水湿，皆属浊邪，最易阻遏胃气，使胃失和降，气逆于上而致呕吐，故祛浊为治疗呕吐祛邪之重点，偏寒者，用藿香正气散，偏热者用温胆汤、苏叶黄连汤。例1为风邪外袭，内有湿邪，用藿香正气散疏邪和胃、化湿降逆；例2，胃中湿热，阻遏胃气，用藿香正气散、温胆汤、苏叶黄连汤清化湿热、和胃降逆；例3，肝胃虚寒，水饮上犯，合小半夏加茯苓汤化饮降逆；例4，脾虚兼痰热，合温胆汤、苏叶黄连汤清化痰热、降逆和胃。

三是灵活运用泻下止呕法。《金匮要略·呕吐哕下利病》篇有"病人欲吐者，不可下之"之诫，但此是针对呕吐能排出胃脘胸膈的实邪而言。该篇又说："哕而腹满，视其前后，知何部不利，利之即愈。"其虽为呃逆立法，但对呕吐之治亦具指导意义，因为人体是一有机整体，上下互相联系，上既不通，气机升降出入失常，势必上逆而呕，倘使气机通畅，胃气亦随之而和降。例1呕吐而大便干结。3日一行，合大黄甘草汤泻下通便，畅顺气机，正是《金匮要略》"食已即吐者，大黄甘草汤主之"之法。

耳鸣、耳聋

病例1 王某，女，30岁。1993年12月22日初诊。

[主症] 耳鸣如蝉5年，初因出差长途劳顿所致。诊见：耳鸣如蝉，劳累加重，头痛失眠，纳呆乏力，大便干结，2日一行，小便时黄，带下色黄，两目黯黑，舌质暗红，苔黄腻，脉弦细滑。

[辨证] 肝胆湿热，瘀血内阻。

[治法] 清利肝胆，活血化瘀。

[处方] 龙胆泻肝汤合桃红四物汤加减。

龙胆草 10g	山栀 10g	黄芩 10g	柴胡 10g
车前子 15g	泽泻 12g	木通 10g	生地 15g
当归 15g	赤芍 15g	川芎 12g	桃仁 12g
红花 12g	大黄 9g	磁石 30g	五味子 10g
石菖蒲 10g	甘草 6g		

水煎服。

二诊：12月26日。耳鸣减轻，大便调，日一行，小便已不黄，头痛、失眠亦轻，仍两目黯黑，舌质暗红，苔薄黄腻，脉弦细滑。上方减大黄至6g，加土元10g，继服。

三诊：1994年1月3日。服药7剂，耳鸣明显减轻，身体较前有力，头痛瘥，睡眠转好，二便调，带下正常，两目黯黑减轻，舌质略暗，苔薄腻，脉弦细。上方去木通、龙胆草，继服。

四诊略。

五诊：1月17日。服上方14剂，耳鸣瘥，身体无不适，纳食可，二便调，两目稍黯，舌质略暗红，苔薄白，脉弦细。服大黄䗪虫丸以善后。

病例2 郭某某，男，42岁。1993年12月8日初诊。

[主症] 耳鸣3年，如蜂鸣，腰部酸软，失眠多梦，纳呆，大便调，

小便时黄，口干欲饮，舌质黯红，苔薄白，脉弦细。

［辨证］肾阴亏虚，瘀血内阻。

［治法］滋阴补肾，活血化瘀。

［处方］耳聋左慈丸合桃红四物汤加减。

熟地 30g	山茱萸 15g	山药 15g	云苓 15g
丹皮 12g	泽泻 10g	磁石 30g	五味子 10g
当归 15g	川芎 15g	桃仁 12g	红花 12g
炒杜仲 15g	怀牛膝 15g	川断 15g	

水煎服。

二诊：12月11日。服药3剂，耳鸣略减，腰痛轻，睡眠转好，二便调，纳食可，舌质暗红，苔薄，脉弦细。

三诊：12月18日。服药7剂，耳鸣减轻，腰痛消失，睡眠好转，舌质暗，苔薄，脉弦细。上方加土元10g，继服。

四、五诊略。

六诊：1994年1月10日。服上方21剂，耳鸣大轻，腰痛、失眠瘥，纳食可，二便调，舌质略暗，苔薄，脉弦细。上方继服7剂以善后。

按：耳鸣、耳聋都属听觉异常的病证。耳鸣是自觉耳内鸣响，或如蝉鸣，或如潮声，妨碍听觉；耳聋是不同程度的听力减退，甚至听觉丧失。先生治疗该病的主要经验有以下三方面。

一是辨虚实。耳鸣、耳聋总与肝、胆、肾的病变有关，因肝脉绕于耳，胆经入于耳，肾气通于耳。其病因病机虽然复杂，但不外乎虚、实两端，辨别虚实实为论治的关键。实者，多为肝胆火盛，或痰火郁结，上扰蒙蔽清窍；虚者，多为肾阴不足，清窍失荣。临证之时，纯虚纯实者有之，但虚实夹杂或真实假、真虚假实者亦不少见，重在细致辨析。如例1，耳鸣如蝉，初因过劳所得，且劳倦加剧，纳呆乏力，颇似虚证；但舌红苔黄腻，小便黄，带下黄多，故辨为肝胆痰火上扰、蒙蔽清窍，用龙胆泻肝汤为主方治之取效。倘若误以为虚证而用补法，势必犯实实之诫。

二是重视瘀血病机。历代医家从瘀血论治耳鸣、耳聋者并不多见。取法《证治准绳》柴胡聪耳汤用水蛭、土元治耳鸣、耳聋经验，重视瘀血在耳鸣、耳聋发病中的机制，乃因肝胆火盛上扰，或痰火郁结蒙蔽，或肾阴不足，耳窍脉络失荣，皆可致瘀血停滞。本组2例均有舌质暗红，或两目黯黑等瘀血征象，故合桃红四物汤、下瘀血汤祛瘀通络而取效。

三是善用潜镇开窍，喜用磁石、石菖蒲、五味子。耳鸣、耳聋无论虚证、实证，均有痰火风阳上扰蒙蔽的病机，故用磁石、石菖蒲、五味子，加入辨证方药中以潜镇开窍。

痿　证

病例　赵某，男，23 岁。1993 年 10 月 18 日初诊。

［主症］发作性四肢瘫软无力 3 年。发作似与过度疲劳、饮酒、饥饿有关，突感全身乏力，四肢瘫软，肢节疼痛，不能站立，心慌汗出，经静脉补钾可迅速缓解，曾在山东省某医院诊断为"周期性麻痹"。舌质淡，苔薄白，脉弦细。

［辨证］脾肾亏虚，风寒痹阻。

［治法］补脾益肾，祛风散寒。

［处方］振痿汤加减。

黄芪 40g	人参 10g	白术 15g	陈皮 10g
熟地 30g	当归 15g	柴胡 10g	升麻 10g
麻黄 10g	桂枝 12g	葛根 30g	生姜 30g
炙甘草 10g	熟附子（先煎 1 小时）60g		

水煎服。

上方共服 100 余剂，随访 2 年未复发。

按：痿证是指肢体筋脉迟缓，软弱无力，甚至手不能握物，足不能任身，日久渐至肌肉萎缩，不能随意运动的一类病证。本例乃"周期性麻痹"引起的痿证，先生治疗该病的主要经验有以下两方面。

一是发病责之脾、肾、肝三脏亏损。因脾为后天之本，主肌肉、四肢，若脾胃虚弱则精微生化不足，不能灌溉四肢、营养百骸；肾主骨生髓，肾虚则骨失所养，腰背不举，支撑无力；肝藏血、主筋，肝血不足，筋失所养，则筋脉迟缓、关节不利，故平素脾肾肝虚损之人，偶遇过劳、饥饿、饮酒等诱因，正气溃败，则突然发病。若兼见肢体疼痛者，为气虚不固、风寒痹阻。

二是恒以健脾补肾、壮肝振痿为法，参以祛风散寒，自拟振痿汤：生黄芪 30~60g，人参 10~30g，白术 10~20g，熟附子（先煎）30~100g，升麻 6~10g，柴胡 10~20g，葛根 30~60g，当归 10~20g，陈皮 6~10g，麻黄 6~10g，熟地 20~30g，炙甘草 6~10g，水煎服。方中黄芪、人参、白术、陈皮、炙甘草健脾益气；熟附子温补肾阳，其用量较大，需久煎 1 小时以上；熟地滋补肾阴；当归、熟地补肝养血；葛根、麻黄走表振奋肌肉；升麻、柴胡升提中气。若言语不清者，重用升麻、柴胡、葛根；肾阳虚者，选加肉桂、鱼鳔胶、五味子、补骨脂；四肢无力甚者，加鸡血藤、桂枝、地龙；心悸重者，加桂枝、茯苓；如服药后咽干或身热者，加生地、玄参。重症肌无力引起的痿证，亦可用该方加减治之。

虚　劳

病例　陈某某，女，62 岁。1993 年 2 月 22 日初诊。

［主症］面色萎黄、身倦乏力 1 年。在山东省某医院查骨髓象，诊断为"慢性白血病"，现仍进行化疗。诊见：面色萎黄，倦怠无力，腰腿酸软，纳呆，心悸失眠，形体消瘦，半月输血一次，舌质淡，苔薄白，脉滑虚大。

［辨证］肾精亏损，心脾两虚，气血不足。

［治法］补肾填精，益气生血。

［处方］龟鹿二仙胶合八珍汤加减。

鹿角胶（烊化）9g	龟甲胶（烊化）9g	人参 10g	枸杞子 10g
黄芪 30g	当归 15g	白术 15g	云苓 15g
白芍 10g	熟地 30g	川芎 10g	鸡内金 10g
焦三仙各 10g			

水煎服。

二诊：2 月 27 日。服药 5 剂，病情稳定，惟面部虚浮，舌淡，脉滑虚大。上方加生姜皮 10g、大腹皮 10g，继服。

三～七诊略。

八诊：5 月 5 日。上方服 60 余剂，面色较前红润，身倦较前减轻，未再输血，舌质淡，苔薄白，脉虚。上方隔日 1 剂，继服。随访 2 年，病情稳定。

按：虚劳是由多种原因所致的，以脏腑亏损，气血阴阳不足为主要病机的多种慢性衰弱证候的总称。本例系由"慢性白血病"引起的虚劳，先生治疗的主要经验有以下两方面。

一是重视肾精亏损病机。慢性白血病固然有面色萎黄、倦怠乏力、心悸失眠等心脾亏虚、气血不足表现，但其本质是血液生成系统的异常。《素问·生气通天论》谓："骨髓坚固，气血皆从。"《张氏医通》说："气不耗，归精于肾而为精；精不泄，归精于肝而化清血。"《侣山堂类辨》说："肾者水脏，主藏精而化血。"皆说明了肾在血液生成中的重要作用。只有肾精充足，温煦脾土，水谷精微与营气才能变化而赤为血，肾精实为血液生成的原动力，肾精亏损是慢性白血病的根本病机。

二是以补肾填精为主，兼顾心脾气血，主用龟鹿二仙胶。基于肾精亏损是慢性白血病根本病机的认识，治疗则以补肾填精为大法。方用龟鹿二仙胶为主方。精不足者，补之以味，鹿角通督脉而补阳，龟甲通任脉而补阴，阴生于阳，阳根于阴，阴阳并补，精所由生。龟、鹿二味并进，为异类血肉有情之品，能峻补阴阳以生气血精髓；人参大补元气；枸杞子滋补肾阴。诸药合用，阴阳气血交补，共奏填精壮髓、益气补阳之功。若兼气血亏损，则合八珍汤，如本例；若心脾两虚，则合归脾汤；若兼肝脾肿大，加三棱、莪术、桃仁、红花、牡蛎；淋巴结肿大者，加夏枯草、海藻、昆布、法半夏；若兼发热，加白花蛇舌草、银花、连翘、半枝莲。其他如再生障碍性贫血、恶性肿瘤放疗或化疗引起的血细胞减少等，亦可按此法论治。

腰　　痛

病例 1　李某某，男，46 岁。1992 年 11 月 3 日初诊。

[主症]腰痛 10 余年，在济南某医院拍腰椎正、侧位片未发现异常。诊见：腰部疼痛沉重，俯仰受限，静卧更甚，活动后减轻，左髋部亦痛，但不向下肢放射，纳食可，二便调，舌质淡红，苔白腻，脉弦滑。

[辨证]肾气不足，寒湿痹阻。

[治法]益肾祛风，散寒除湿。

[处方]独活寄生汤合肾着汤加减。

独活 15g	桑寄生 15g	杜仲 15g	川断 15g
牛膝 15g	狗脊 15g	桂枝 10g	细辛 6g
当归 15g	干姜 10g	茯苓 30g	白术 15g
秦艽 10g	甘草 6g		

水煎服。

二诊：11月9日。服药6剂，腰痛减轻，仍沉重，舌质淡红，苔白腻，脉弦。上方继服。

三诊：11月24日。服药15剂，腰痛消失，腰沉重大轻，纳食可，二便调，舌质淡红，苔薄白，脉弦细。上方继服15剂，痊愈。

病例2 孔某某，女，30岁。1992年10月28日初诊。

[主症] 腰部酸痛3年，自分娩后调养失宜引起，在济南市某医院做腰椎X线拍片检查未见异常。诊见：腰脊酸痛，连及尾骶及足跟，劳累加重，休息减轻，纳食可，二便调，舌质淡红，苔少，脉弦细。

[辨证] 肾阴亏虚，督脉失养。

[治法] 滋阴补肾，填精壮督。

[处方] 独活寄生汤合左归丸加减。

独活 10g	桑寄生 15g	炒杜仲 15g	川断 15g
狗脊 15g	牛膝 15g	秦艽 15g	熟地 30g
山茱萸 15g	山药 15g	枸杞子 15g	鹿角胶（烊化）10g
龟甲胶（烊化）10g			

水煎服。

二诊：11月6日。服药7剂，腰痛大轻，尾骶痛及足跟痛亦轻，舌质略红，苔薄，脉弦细。上方加威灵仙10g，继服。

三诊略。

四诊：11月23日。服上方15剂，腰脊疼痛瘥，尾骶及足跟痛消失，纳食可，二便调，舌质略红，苔薄白，脉细。上方继服7剂以巩固疗效。

病例3 潘某某，女，54岁。1993年3月2日初诊。

[主症] 腰痛5年，在山东省某医院做CT诊断为"腰椎间盘突出症"。诊见：腰痛，劳累后加剧，左髋、腿部亦痛，腰腿发凉，纳食可，大便稀

溏，小便清长，舌质暗淡，苔薄白，脉弦涩。

[辨证] 肾阳不足，寒湿挟瘀痹阻。

[治法] 温肾壮督，散寒除湿，祛瘀止痛。

[处方] 独活寄生汤合活络效灵丹加减。

独活 15g	桑寄生 15g	炒杜仲 5g	川断 15g
牛膝 15g	狗脊 15g	桂枝 15g	细辛 6g
熟地 30g	鹿角霜 15g	附子 15g	当归 15g
丹参 30g	制乳没各 9g	木瓜 15g	

水煎服。

二诊：3月10日。服药7剂，腰痛略有减轻，腰腿发凉轻，仍大便溏，日2次，舌质暗淡，苔薄白，脉弦涩。上方加干姜10g、白术15g、茯苓15g、川乌（先煎）9g，继服。

三诊：3月17日。服药7剂，腰腿痛续减，大便转稠，日一行，舌质暗淡，苔薄白，脉弦涩。上方去干姜、白术、茯苓、附子，加草乌（先煎）9g，继服。

四~七诊略。

八诊：4月25日。服上方35剂，腰痛大轻，腰腿冷痛瘥，纳食可，二便调，舌质淡红，苔薄白，脉弦细。上方3倍量，放入优质白酒1.5kg中，泡1周后服，每次10ml，每日2次。

按：腰痛是指背部第12肋骨以下至髂脊以上部位发生疼痛为主证的病证。先生治疗该病的主要经验有以下两方面。

一是强调肾虚为本，不忘邪实之标。凡痛皆由"不通"所致，但腰痛却强调肾虚为本。缘循于腰部的经脉，无不贯脊属肾，故肾气充盈，实为维系腰部脉络通畅的关键。肾虚可致腰部脉络失荣，故《景岳全书》谓："腰痛肾虚十居八九。"肾虚则腰部脉络空虚，使风寒湿邪乘虚侵入，内伤所生瘀血诸邪留着不去，正如《仁斋直指方》所谓："肾虚为腰痛之本，肾气有虚，凡冲寒、受湿、伤冷、蓄热、血涩、气滞、水积、坠伤，与夫失志、作劳，种种腰痛，递见而层出矣。"导致肾虚的病因，不外乎房室不节、劳役过度及妇女胎产失养几方面；邪实以寒湿及瘀血为多见。临证之时，若腰部悠悠酸痛或仅酸而不痛，多为肾虚；隐痛重着，阴雨转加，多为湿；冷痛拘痛，多为寒；走注而痛多为风；局部刺痛或肿痛，按之痛甚，多为瘀；痛处喜冷，遇热疼甚，多为热。

二是治疗重在补肾，兼祛实邪，善用独活寄生汤。独活寄生汤出自《千金要方》，功能祛风湿、补肝肾、益气血、强筋骨。将其灵活化裁，以独活、桑寄生、杜仲、川断、牛膝、狗脊为基本方，通治各种腰痛。若气血亏虚，则合八珍汤，即用原方；若腰脊正中痛，或痛连腰骶，或妇女产后腰脊痛连及足跟，因督脉行于腰脊正中，足少阴肾经循于足跟，故为肾虚督脉失养所致，则合左归丸以补肾填精壮督，如例2；若兼手足心热，舌红少苔，脉细数，为偏肾阴虚，则合左归饮；若腰膝冷痛，舌淡苔白，脉沉细，为偏肾阳虚，则合右归饮；若腰部冷痛沉重，苔白腻，为寒湿痹阻腰部，则合甘姜苓术汤，"燠土以胜湿"，如例1；若久病腰痛，或见瘀血征象，或由"腰椎间盘突出症"所致者，则为挟瘀，合加味活络效灵丹以祛瘀止痛，如例3；若肾阳不足者，则加肉桂，即宗《丹溪心法》"久腰痛必用官桂以开之方止"的经验。

消　渴

病例1　罗某某，女，53岁。1993年1月17日初诊。

[主症] 口渴多饮，多食易饥5年，在山东省某医院诊断为"1型糖尿病"，尿糖（+~+++），血糖9.8~16.6mmol/L。诊见：口渴多饮，多食善饥，小便频数，大便干结难下，2日一行，失眠多梦，耳鸣如蝉，形体消瘦，舌质红，苔薄白，脉细滑。

[辨证] 脾肾亏虚，胃中蕴热。

[治法] 补脾益肾，清泄胃热。

[处方] 八味降糖饮合白虎加人参汤加减。

生地30g	山茱萸15g	山药30g	黄芪30g
玄参30g	苍术15g	葛根30g	丹参30g
石膏45g	知母30g	太子参30g	天花粉30g
大黄10g	黄连10g	磁石30g	五味子10g
炒枣仁30g			

水煎服。

二诊：1月25日。服药7剂，口渴减轻，饥饿感轻，大便微溏，日一行，睡眠转好，耳鸣减轻，舌质红，苔薄白，脉细滑。上方去大黄、酸枣仁，继服。

三诊：2月18日。上方服15剂，口渴大轻，纳食不甚多，大便调，小便稍频，耳鸣瘥，舌质红，苔薄白，脉细滑。上方去磁石、五味子、石膏，继服。

四、五诊略。

六诊：3月20日。上方服30剂，口渴消失，饥饿多食瘥，大便调，小便正常，舌质略红，苔薄白，脉细滑。其间查空腹血糖6.9~8.0mmol/L。上方隔日服1剂，再服30剂以善后。

病例2 孙某某，女，50岁。1993年2月25日初诊。

[主症]口干多饮1年余，在山东省某医院诊断为"2型糖尿病"，服格列本脲、消渴丸、达麦康等药，症状减轻，尿糖（+~++++），空腹血糖8.6~10.5mmol/L。诊见：全身乏力，口干，饮不甚多，纳可，脘部灼热，尿频，无尿痛尿热，失眠多梦，两目干涩，舌红，有裂纹，苔少，脉弦细滑。

[辨证]肝肾阴虚，中焦蕴热。

[治法]滋肾柔肝，健脾清热。

[处方]八味降糖饮。

生地 30g	山茱萸 15g	山药 30g	黄芪 30g
玄参 30g	苍术 15g	丹参 30g	葛根 30g
天花粉 30g	枸杞子 15g	菊花 10g	黄连 6g
炒枣仁 30g	五味子 10g		

水煎服。

二诊：3月8日。服药10剂，口干大轻，乏力稍减，睡眠转好，目涩减轻，仍胃脘灼热，烧心。上方去酸枣仁，加山栀10g，继服。

三~五诊略。

六诊：4月10日。上方服30剂，口干瘥，目涩消失，胃脘热亦瘥，纳食可，二便调，舌质略红，苔薄白，脉细滑。查空腹血糖6.8mmol/L。

病例3 白某某，男，70岁。1993年2月24日初诊。

[主症]口渴多食多尿10余年，四肢麻木刺痛2年，在济南市某医院

诊断为"2型糖尿病""糖尿病并发神经炎"，查空腹血糖 12.3mmol/L。诊见：口干，饮水不甚多，纳食可，小便较频，夜尿多，四肢麻木刺痛，夜间痛甚，难以入睡，形体消瘦，大便干结，数日一行，舌质暗红，少苔，脉弦细滑。

［辨证］脾肾亏虚，风寒血瘀。

［治法］补肾健脾，祛风散寒化瘀。

［处方］八味降糖饮合黄芪桂枝五物汤加减。

熟地 30g	山茱萸 15g	山药 30g	黄芪 30g
玄参 30g	苍术 15g	丹参 30g	葛根 30g
桂枝 15g	赤芍 15g	当归 15g	豨莶草 30g
桃仁 15g	红花 15g	秦艽 15g	威灵仙 15g

水煎服。

二诊：3月10日。服药10剂，口干大轻，四肢痛麻略减，睡眠稍好，大便调，小便频，夜尿2次，舌质暗红，少苔，脉弦细滑。上方加桑枝 30g、牛膝 30g，继服。

三诊：3月17日。服药7剂，口干瘥，肢麻疼痛明显减轻，大便调，纳食可，舌质暗红，苔薄白，脉弦细滑。上方加鸡血藤 30g，继服。

四、五诊略。

六诊：4月20日。服上方30剂，四肢痛麻消失，口不干，大便调，小便稍频，纳食可，睡眠好，舌质略暗，苔薄白，脉弦细。查空腹血糖 6.9mmol/L。

按：消渴是以多饮、多食、小便多，久则身体消瘦，或尿有甜味为主症的病证。先生治疗该病的经验主要有以下三方面。

一是从脾肾亏虚立论，主以八味降糖饮。消渴病的病因，多为恣食肥甘酒醴，酿湿生热，热邪内炽，消谷耗津；或心境忧愁，内火自燃，阴津耗伤；或房室不节，肾阴亏耗；或热病火燥伤津而致，所以历代医家从燥热阴虚立论者多。除此之外，脾气亏虚在消渴病发病中的作用也不可忽视，《金匮要略》就有"虚则卫气不足，劳则营气竭"，即气虚致消渴的论述；金元张洁古、明代戴思恭分别用白术散、黄芪汤，开补脾益气治消渴之先河；近代北京名医施今墨亦谓："除滋阴清热外，健脾补气实为关键的一环。"通过多年临床实践，结合前贤经验，自拟八味降糖饮：生地、山茱萸、山药、黄芪、玄参、苍术、葛根、丹参。方中生地、山茱萸、玄参滋肾补阴；黄芪、山药、葛根、苍术补脾升津；虑及"熏蒸日久，气血凝滞"（《医学入门》语），加丹参活血化瘀。诸药配伍，共奏补肾健脾、升津润燥活血之功。若胃火较盛，则合白虎加人参汤，甚则合千金黄连丸（黄连、生地）以清泄胃火；若肝阴亦亏，加菊花、枸杞；清窍失濡，耳鸣如蝉，合耳聋左慈丸。临床反复应用，疗效较佳，本组3例皆用该方取效。

二是中焦火炽、大便燥结者，合大黄甘草汤急下存阴。下法之用于消渴，前贤看法不一，如张景岳《景岳全书》曾言："既无停积，则止宜清火，岂堪攻击。"张氏所言，前提是"无停积"；其实，若肠道燥热内结，可进一步耗竭胃肾阴津，加重病情，故可暂用下法，此即《伤寒论》急下存阴之法。如例1，大便数日一行，为其所苦，加大黄以泄热通便，便通即去之。

三是合并肢痛麻木者，从风寒侵袭、血瘀阻络着眼，合用黄芪桂枝五物汤，加祛风通络之品，亦常获效，如例3。

呼吸系统疾病

银翘二根蚤休汤

[组成] 金银花 15~30g　连翘 10~15g　板蓝根 10~30g　山豆根 10~15g　蚤休 10~30g　牛蒡子 6~10g　蝉蜕 6~10g　荆芥 6~10g　僵蚕 6~10g　玄参 10~30g　桔梗 6~10g　甘草 6~10g

[用法] 水煎服。

[功效] 清热解毒，利咽消肿。

[主治] 急性咽炎，急性扁桃体炎，扁桃体肿大、化脓。症见咽喉焮红疼痛，乳蛾肿大，或发热恶风，舌红，苔薄黄，脉浮数，属风热邪毒壅结者。

[方解] 金银花、连翘清热解毒；板蓝根、山豆根、蚤休、桔梗、甘草解毒利咽；僵蚕散结消肿；牛蒡子、蝉蜕、荆芥疏散风热，发散郁火。

若大便干结，加大黄 6~10g；恶风重，加防风、薄荷各 6~10g；咽喉干燥者，加麦冬 15g；反复发作者，加生地、麦冬各 15g，牡丹皮 10g。

定哮汤

[组成] 苏子 10~30g　莱菔子 10~15g　白芥子 6~10g　葶苈子 10~30g　全蝎 6~15g　僵蚕 6~10g　川芎 6~15g

[用法] 水煎服。

[功效] 降气化痰，止痉定哮。

[主治] 支气管哮喘，喘息型支气管炎。症见喉中痰鸣，咳痰量多，喘憋气急者。

[方解] 苏子降气行痰，止咳平喘；莱菔子消食导滞，行气祛痰；白芥子温肺利气，快膈消痰；葶苈子消痰行水，降气平喘；全蝎、僵蚕息风止痉，缓解支气管痉挛；川芎活血行气，使血行气畅。

若哮喘发作，吐痰清稀，色白多沫，舌淡苔白滑，脉弦紧，证属寒哮者，可合以射干麻黄汤或三拗汤、小青龙汤；若吐痰稠黄胶黏，或白厚成块，舌红苔黄腻，脉滑数，证属热哮者，则合以定喘汤或麻杏石甘汤、越婢加半夏汤。

心血管系统疾病

强心饮

[组成] 黄芪 15~30g　党参 10~20g　丹参 10~20g　益母草 10~30g　附子 10~20g　仙灵脾 10~15g　黄精 10~30g　麦冬 10~15g

[用法] 水煎服。

[功效] 益气温阳，养阴活血。

[主治] 室性早搏，左束支传导阻滞。症见心悸胸闷，汗出短气，舌质淡，脉结，属气阴不足、阴亏血滞者。

[方解] 黄芪、党参、附子、仙灵脾益气温阳；黄精、麦冬益气养阴；丹参、益母草活血祛瘀，畅通心脉。

整脉饮

[组成] 生地 10~30g　麦冬 10~30g　桂枝 10~15g　甘草 6~10g　丹参

10~30g　三七粉（冲）3g　黄芪 10~30g　大青叶 10~30g　苦参 10~15g

［用法］水煎服。

［功效］益气通阳，养阴解毒。

［主治］病毒性心肌炎引起的过早搏动。症见心悸胸闷，胸前隐痛，乏力口干，舌尖红，苔薄白，脉结或代，属阴阳两伤、热毒未清者。

［方解］生地、麦冬滋养心阴，黄芪补益心气；桂枝、甘草辛甘合化，鼓舞心阳；大青叶、苦参清解热毒；丹参、三七粉活血祛瘀，畅达血脉。

五参汤

［组成］党参 10~30g　苦参 10~30g　沙参 10~30g　玄参 10~30g　丹参 15~30g

［用法］水煎服。

［功效］益气养阴，清热活血。

［主治］病毒性心肌炎后，室性早搏，属气阴两虚、余热未消者。

［方解］党参、沙参、玄参益气养阴；苦参清解余毒；丹参凉血祛瘀，畅行血脉。

若心悸较甚者，可合以炙甘草汤；亦可将本方合用于其他辨证方药中。

消化系统疾病

燥湿清中汤

［组成］陈皮 10~15g　半夏 10~15g　茯苓 10~20g　苍术 10~15g　川朴 10~15g　木香 10~15g　香附 10~15g　砂仁 6~10g　丹参 10~15g　檀香 6~10g　高良姜 6~10g　百合 30~45g　乌药 10~15g　黄连 6~10g　黄芩 6~10g　山栀 6~10g

［用法］水煎服。

［功效］燥湿清热，理气和中。

［主治］慢性胃炎，胃溃疡，顽固疼痛，久治不愈，属气阻血滞者。

［方解］陈皮、半夏、茯苓、苍术、川朴燥湿健脾、理气和胃；木香、香附、砂仁、乌药、檀香理气调中止痛；高良姜温中止痛；百合养阴生津，防燥湿药伤胃阴；丹参活血以祛久痛入络之瘀；黄芩、黄连、山栀清

热燥湿。

若湿邪偏重，则重用温化燥湿药；若热邪偏重，则重用清热燥湿药；若气滞重，则重用理气药；若血瘀之象明显，则重用丹参；疼甚加元胡、川楝子；泛酸加吴茱萸、煅瓦楞。

消胃石散

[组成] 火硝 30g　白矾 30g　滑石 30g　鸡内金 30g

[用法] 共为细面，每次 6g，日 3 次，温开水送下。

[功效] 消食化石，软坚散结。

[主治] 胃柿石症，因服食柿子、山楂而致胃柿石、胃山楂石者。

[方解] 火硝即硝石，《神农本草经》谓其"主五脏积热、胃胀闭，涤去蓄结饮食，推陈致新"；白矾解毒消痰；滑石"荡胃中积聚寒热"；鸡内金消食化石。

硼砂散

[组成] 硼砂 60g　火硝 30g　硇砂 6g　礞石 15g　沉香、冰片各 9g

[用法] 共研细末，每次含化 2g，徐徐咽下，每隔 30~60 分钟 1 次，一般服后 6 小时可见效。当患者黏沫吐尽，能进食时，可改为 3 小时 1 次，连服 2 天，停药。

[功效] 降气消痰，开道散结。

[主治] 食管癌梗阻，滴水难下。

[方解] 硼砂解毒化痰，"破癥结喉痹"（《日华子本草》），"除噎膈反胃、积块结瘀"（《本草纲目》）；火硝祛蓄结，推陈致新；硇砂软坚消积，化痰散瘀；礞石下气消痰，治"癥块久不瘥"（《嘉祐本草》）；沉香行气降逆，破"癥癖"（《日华子本草》）；冰片开窍祛腐，"大通利关膈热塞"（《本草衍义》）。

虎杖散

[组成] 虎杖 100g　蜂房 60g　紫草 100g　龙胆草 100g　豨莶草 100g　僵蚕 40g　槟榔 100g　蝉蜕 100g

[用法] 共为细面，每服 9g，每日 3 次，温开水送下。

[功效] 清肝凉血，解毒杀虫。

［主治］乙肝表面抗原阳性。

［方解］虎杖、龙胆草、紫草、豨莶草清热解毒，凉血清肝；蜂房攻毒杀虫；僵蚕解毒散结；槟榔行气消积杀虫；蝉蜕治"疔毒毒疮"（《本草纲目》）。

强肝丸

［组成］当归 10~15g　白芍 10~15g　丹参 15~30g　郁金 15~30g　黄芪 15~30g　党参 10~15g　泽泻 10~15g　黄精 10~15g　山楂 10~12g　陈曲 10~12g　山药 10~15g　生地 10~15g　板蓝根 10~15g　秦艽 10~12g　茵陈 10~30g　甘草 6~10g

［用法］水煎服，或共为细面，水泛为丸，每次 9g，早、晚饭前用白开水送服；6~8 周为一疗程；停药 1 周再进行第二疗程。

有胃或十二指肠溃疡、慢性胃炎者，减量服用；妇女月经期暂停服用。

［功效］补脾益气，调肝解郁，清热利湿。

［主治］慢性病毒性肝炎。症见右胁隐痛，脘闷腹胀，倦怠无力，纳呆恶心，大便溏泄，苔薄白或白腻，脉弦细或濡缓，肝郁脾虚，湿热未尽者。

［方解］黄芪、党参、黄精、山药健脾益气；当归、白芍、丹参调肝养血；生地、板蓝根、秦艽、茵陈清热解毒祛湿；神曲、山楂消食和胃。

水红花子汤

［组成］水红花子 10g　马鞭草 30g　干漆炭 5g　三棱 10g　莪术 10g　瓦楞子 24g　鸡内金 10g　山药 24g　大枣 5 枚

［用法］水煎服。

［功效］活血消积。

［主治］慢性肝炎后期，肝大或肝脾均大，质较硬，胁肋隐痛，舌质紫或有青紫瘀斑，脉沉弦或涩，属血瘀气滞者。

［方解］水红花子性味咸、凉，消积止痛利水；马鞭草入肝经解毒散瘀；干漆炭破血逐瘀、通经杀虫；三棱、莪术、瓦楞子逐瘀软坚散结；鸡内金、山药、大枣消积健脾和胃。

二甲化瘀散

[组成] 山甲珠、制鳖甲、丹参、生牡蛎各 15g　三棱、莪术、红花、元胡、陈皮各 10g

[用法] 共为细面，每次 6g，每日 3 次；或水煎服。

[功效] 活血化瘀，行气利水。

[主治] 肝硬化腹水。症见腹大坚满，脉络怒张，右胁或两胁刺痛，面色晦滞，胁下可有痞块，质硬，或颈、面、胸、背有蜘蛛痣，舌质紫或有瘀斑，脉弦细涩，属肝脾血瘀水停者。

[方解] 牡蛎、制鳖甲软坚散结；穿山甲攻坚通络；丹参、三棱、莪术、红花活血逐瘀；元胡活血理气止痛；陈皮理气和胃。

若腹水较重，酌加大腹皮、赤苓、猪苓、车前子、泽泻。

胆道排石汤

[组成] 金钱草 30g　郁金 30g　鸡内金 10g　茵陈 30g　木香 15g　枳实 12g　大黄 10g　芒硝（冲）6g

[用法] 水煎服。

[功效] 清热利湿，行气止痛，利胆排石。

[主治] 胆石症。症见右胁下剧痛，脘痞腹胀，纳呆恶心，舌红苔黄，脉弦数，证属肝胆湿热、灼津成石者。

[方解] 金钱草、郁金、鸡内金、茵陈清热利湿，利胆排石；木香、枳实行气止痛；大黄、芒硝泄热通腑排石。

若合并胆囊炎者，加金银花 30g、连翘 15g、黄芩 12g；寒热往来者加柴胡 20g、黄芩 10g。用药后疼痛加剧及稀便为药物作用，前者可能为排石征象；如长期服药对食欲有影响时，可间断服药。本方对肝胆系统较小结石或泥沙样结石疗效较好。

泌尿系统疾病

乳糜尿汤

[组成] 草薢 30g　海金沙 30g　石韦 30g　茯苓 15g　生地 15g　萹蓄

15g 女贞子 12g 红花 9g 黄柏 6g

[用法] 水煎服。

[功效] 清热利湿，分清别浊。

[主治] 乳糜尿。症见小便浑浊呈乳白色，有时带有凝块，每服腥荤食物则加重，苔黄腻，脉濡数，属湿热下重者。

[方解] 萆薢清利湿浊；萹蓄、石韦、黄柏清热利湿；生地、女贞子、黄柏滋阴降火；海金沙、茯苓淡渗利湿。

若倦怠、纳差、浮肿者，加党参、白术各 15g，芡实 30g；血尿者，加白茅根、坤草各 30g，棕榈炭 10g、仙鹤草 15g；尿蛋白不消者，加石莲子、女贞子各 30g，金樱子、白术、菟丝子各 15g；腰痛者，加桑寄生、狗脊、川断各 15g，肉苁蓉 10g。

八正解毒汤

[组成] 土茯苓 30g 木通 6g 车前草 15g 萹蓄 10g 大黄 6g 山栀 10g 滑石 30g 瞿麦 10g 黄连 10g 黄芩 10g 黄柏 10g 甘草 6g

[用法] 水煎服。

[功效] 清热解毒，利湿通淋。

[主治] 急、慢性前列腺炎。症见小便频数，尿痛而热，小便黄赤，或腰痛，少腹、会阴坠痛不适，或尿末滴白，苔黄腻，脉数，属湿热下注者。

[方解] 土茯苓、黄芩、黄连、黄柏、山栀清热解毒；木通、车前草、萹蓄、滑石、瞿麦利水通淋；甘草和中缓急。

若少腹重坠者，加乌药、柴胡各 10g；腰痛加川断、桑寄生各 10g；尿末滴白，加萆薢 30g。

神圣代针散

[组成] 川芎、白芷、防风、制乳没、红花、连翘各 10g 细辛 3g 甘草 6g

[用法] 水煎服。

[功效] 活血祛风，清热散结。

[主治] 急性睾丸炎，附睾炎。症见睾丸或附睾肿大起核疼痛，会阴、少腹、腰部坠痛不舒，属热郁血滞受风者。

[方解] 川芎、红花、制乳没活血祛瘀，散结消肿；白芷、防风、细辛祛风散结，消肿止痛；连翘解毒散结；甘草调药和中。

若大便不畅或干结，加大黄 10g、炮附子 12g；睾丸或附睾结块者，加橘核、荔枝核各 10g；少腹坠胀加乌药、青皮各 10g；疼痛甚者加元胡、川楝子各 10g。

内分泌系统疾病

八味降糖饮

[组成] 熟地 15~30g　山茱萸 10~15g　山药 15~30g　黄芪 15~30g　玄参 15~30g　葛根 15~30g　苍术 10~15g　丹参 10~30g

[用法] 水煎服。

[功效] 滋阴补肾，益气活血。

[主治] 糖尿病，症见倦怠乏力，口渴，易饥，小便频数，舌红少苔，脉细，属气阴两虚者。

[方解] 熟地、山茱萸滋补肾阴；山药、黄芪、苍术健脾益气；葛根解热生津；丹参活血祛瘀。

若口渴较甚，熟地改生地，加沙参、麦冬各 15g；多食易饥，加黄连 10g、石膏 30g、知母 15g；大便干结，加大黄 6g，便通即止。

甲亢平

[组成] 黄精 15g　生地 15g　当归 15g　黄芪 30g　香附 15g　香橼皮 12g　夏枯草 10g　龙胆草 6g　车前草 30g　黄连 10g　蒸首乌 15g　泽漆 15g

[用法] 水煎服。

[功效] 益气养阴，清肝消瘿。

[主治] 甲状腺功能亢进症。症见形体消瘦，心烦易怒，时汗出，突眼睛，舌红少津，脉弦细数，证属肝郁有热、气阴两虚者。

[方解] 黄芪、黄精、生地、当归、首乌益气养阴，调补肝血；黄连、夏枯草、胆草清肝火，散郁结；香附、香橼皮疏肝理气；泽漆、车前草消痰利水，治眼突。

若颈部肿大者，加贝母 10g、海藻 30g、牡蛎 15g；自汗多者加白术 10g、防风 6g、浮小麦 15g。

运动系统疾病

丁氏清络饮

[组成] 白薇 10g　赤芍 15g　生地 45g　秦艽 12g　威灵仙 10g　忍冬藤 30g　石斛 10g　丝瓜络 15g　地龙 10g　羌独活各 10g　丹皮 10g

[用法] 水煎服。

[功效] 滋阴清热，通络止痛。

[主治] 类风湿关节炎、风湿性关节炎。症见关节红肿热痛，午后潮热，自汗盗汗，肌肉萎缩，口渴欲饮，舌红少苔，脉细数，属阴虚湿热者。

[方解] 白薇、石斛、生地、丹皮、赤芍滋阴凉血清热；忍冬藤、地龙、丝瓜络通络止痛；秦艽清热舒筋；羌活、独活、威灵仙祛风湿止痛。

清热化湿汤

[组成] 茵陈 30g　苍术 12g　黄柏 10g　云苓 18g　秦艽 15g　羌独活各 10g　木瓜 10g　苡仁 30g　滑石 30g　忍冬藤 30g

[用法] 水煎服。

[功效] 清热利湿，通络止痛。

[主治] 类风湿关节炎，风湿性关节炎。症见关节红肿热痛，饮食无味，泛泛欲吐，便溏，苔厚腻，脉滑数或沉缓，属湿热内盛者。

[方解] 茵陈、苡仁、滑石、云苓清热利湿；苍术、黄柏燥湿清热；忍冬藤、秦艽、羌独活、木瓜祛风湿止痛。

若身热者，加石膏 30g、知母 15g；关节红肿者，加金银花 30g、蒲公英 15g、板蓝根 15g；关节肿甚积液者，加土茯苓 30g、车前草 15g。

壮阳化湿汤

[组成] 麻黄、桂枝各 10g　附子、黄芪各 15g　秦艽、苍术、羌独活、海桐皮各 12g　云苓 15g

［用法］水煎服。

［功效］祛风散寒，除湿止痛。

［主治］类风湿关节炎，风湿性关节炎。症见形寒恶冷，肢体关节拘急疼痛，患处不红不热，得热痛减，遇寒痛重，苔薄白，脉弦紧，属风寒湿邪痹阻者。

［方解］麻黄、桂枝发散风寒；附子温经散寒；黄芪益气固表；秦艽、羌独活、海桐皮祛风湿止痛；云苓、苍术除湿。

四神汤

［组成］黄芪15g　忍冬藤30g　生地24g　石斛15g　川牛膝15g　威灵仙15g

［用法］水煎服。

［功效］益气养阴，舒筋通络。

［主治］类风湿关节炎，风湿性关节炎。症见关节掣痛，昼轻夜重，稍有恶风怕冷，寒热征象不突出，苔薄白，脉弦。

［方解］黄芪益气固表；生地、石斛滋阴清热；忍冬藤清热通络；川牛膝、威灵仙利腰膝通关节。

桂枝通络汤

［组成］桂枝10g　赤白芍各15g　鸡血藤30g　木瓜15g　伸筋草12g　制乳香10g　川牛膝15g　元胡10g　煅自然铜10g

［用法］水煎服。

［功效］柔肝舒筋，通络止痛。

［主治］坐骨神经痛。症见经筋掣痛，疼痛由腰部、髋部或腿部开始，向下沿大腿后侧、腘窝、小腿及足背外侧扩散，舌质暗，脉弦紧，属肝血不足、风寒湿瘀痹阻者。

［方解］桂枝、芍药、大枣、生姜、炙甘草调和营卫，通经和络；赤芍行血祛滞通痹，白芍养血柔肝舒筋，配伍以炙甘草则缓急止痛；木瓜补肝舒筋活络；鸡血藤补血行血通络；伸筋草伸筋舒经；元胡、制乳香、川牛膝、煅自然铜活血祛瘀止痛。

若痛甚者，加乌梢蛇6g、蜈蚣3~4条；遇寒痛甚者，加千年健10g、制川乌6g；兼腰痛者，加川断15g，狗脊、桑寄生各12g；湿重者，加苍术 10g、苡仁 30g；因外伤引起者，加桃仁、没药各 10g，三七粉（冲）3g。

振痿汤

［组成］党参 15~30g　生黄芪 15~60g　白术 10~20g　熟附子（先煎）15~100g　升麻 6~12g　柴胡 6~12g　当归 10~15g　陈皮 10~15g　麻黄 6~10g　炙甘草 6g

［用法］水煎服。

［功效］健脾益气，补肾壮阳，振奋肌肉。

［主治］重症肌无力，周期性麻痹。症见全身肌肉痿弱无力，眼睑下垂，四肢畏冷，腰背不举，支撑无力，或耳鸣遗精，足跟痛，或筋骨关节疼痛不利，舌淡，脉沉弱，属脾肾阳虚、风寒痹阻者。

［方解］党参、黄芪、白术、陈皮、炙甘草健脾益气；熟附子补肾壮阳；葛根、麻黄走表振奋肌肉；当归活血养肝；升麻、柴胡升提中气。

若言语不清者，重用升麻、柴胡、葛根；肾阳虚者，选加肉桂、鱼鳔胶、黑芝麻、冬虫夏草、五味子、补骨脂；食欲不振者，加焦三仙、砂仁；四肢无力者，选加鸡血藤、地龙、桂枝；虚汗多者，去麻黄；如服药后咽干或全身发热者，加生地、玄参。

神经、精神系统疾病

乌菟汤

［组成］蒸首乌 15g　菟丝子 15g　桑椹子 15g　桑叶 10g　菊花 10g　炒枣仁 15g　远志 6g　生龙牡各 30g　五味子 10g

［用法］水煎服。

［功效］滋下清上，宁志安神。

［主治］神经衰弱，顽固性失眠。症见头晕头痛，心悸失眠，烦躁易怒，腰膝酸软，舌红，苔薄黄，脉沉弦细，属肝肾阴虚、虚火上扰者。

［方解］蒸首乌、菟丝子、桑椹子、五味子滋补肝肾，填精益髓；桑叶、菊花清上平肝；枣仁、远志、生龙牡宁志安神。

若肾阴虚甚者，加熟地、女贞子；头痛甚者，加川芎；眩晕甚者，加天麻、钩藤；失眠甚者，加夜交藤；食欲不振者，加陈皮、焦三仙、鸡内金。

枣仁茶叶散

［组成］酸枣仁、茶叶各等量

［用法］共为细末，每次 6g，每日 3 次，茶水送下。

［功效］调整阴阳，开窍醒神。

［主治］嗜睡症。症见不分昼夜，时时欲睡，唤之即醒，醒后复睡，精神困顿萎靡，不能自主，胸胁满闷，口苦，苔薄黄，脉弦细，属肝郁胆热者。

［方解］酸枣仁养心调肝；茶叶清胆开窍醒神。

息风镇痛汤

［组成］生地、玄参、麦冬各 15g　赤芍、丹皮、黄芩各 10g　石膏 20g　白芷 10g　全蝎 6g　蜈蚣 2 条　细辛 6g　胆草 10g

［用法］水煎服。

［功效］滋阴清胃，息风镇痛。

［主治］三叉神经痛。症见颜面疼痛，掣及牙齿、目颞部，剧如刀割，口干欲饮，舌红少苔，脉细数，属胃阴不足、风邪袭络者。

［方解］生地、玄参、麦冬、赤芍、丹皮、黄芩、石膏滋阴清热凉血；胆草、白芷、全蝎、蜈蚣息风镇痛平肝。

定痫汤

［组成］天麻 10g　钩藤 30g　半夏 10g　云苓 10g　橘红 10g　胆南星 10g　远志 10g　石菖蒲 10g　全蝎 10g　蜈蚣 3 条　僵蚕 10g　朱砂（冲）1g　琥珀（冲）1g　竹沥 30g　生姜汁 10 滴

［用法］水煎服。

［功效］豁痰开窍，息风定痫。

［主治］癫痫发作频繁者。症见昏仆，抽搐，吐涎，或二便自遗，移时苏醒，舌质暗红，苔白腻，脉弦滑，属风痰闭窍者。

［方解］半夏、云苓、橘红、胆星、竹沥、姜汁化痰降逆；远志、菖蒲化痰开窍；天麻、钩藤、全蝎、蜈蚣、僵蚕平肝息风止痉；朱砂、琥珀

镇惊安神。

定痫丸

[组成] 天麻 45g　钩藤 90g　半夏 45g　远志 30g　石菖蒲 45g　全蝎 45g　蜈蚣 20 条　皂角炭 20g　白矾 20g　雄黄 10g　僵蚕 30g　琥珀 10g　朱砂 10g　竹沥 90g　生姜汁 30g

[用法] 前 13 味共为细面，竹沥、姜汁和水泛丸，朱砂为衣，每次 9g，日 2 次，连服半年至 1 年。

[功效] 豁痰息风，开窍镇痉。

[主治] 癫痫经用定痫汤治疗后，发作间歇较长，数月以上发作 1 次者。

[方解] 半夏、云苓、橘红、胆星、皂角、白矾、竹沥、姜汁豁痰降逆；天麻、钩藤、全蝎、蜈蚣、雄黄息风搜络定痫；远志、菖蒲、朱砂、琥珀镇惊开窍安神。

定眩汤

[组成] 天麻 10g　钩藤 30g　菊花 10g　半夏 10g　云苓 30g　陈皮 10g　白术 12g　泽泻 30g　猪苓 15g　桂枝 10g　牡蛎 30g　磁石 30g　甘草 3g

[用法] 水煎服。

[功效] 化饮平肝，息风定眩。

[主治] 耳源性眩晕。症见阵发旋转性眩晕，或伴恶心呕吐，耳鸣重听，冷汗，眼球震颤，舌质淡，苔白滑，脉弦滑，属痰饮上犯清阳者。

[方解] 天麻、钩藤平肝清热、息风定痉，伍以菊花，则平肝息风缓晕之力益强；白术健脾燥湿，伍以泽泻为泽泻汤，能健脾利水，使饮邪不能复聚；白术与半夏、陈皮配伍，能健脾和胃、逐饮降逆止呕；云苓、猪苓、桂枝通阳化气利水；牡蛎镇痉化痰，伍以泽泻即《伤寒论》治腰以下有水气之牡蛎泽泻散意；磁石镇静安神，善治耳鸣；甘草和药调中。

血液系统疾病

扶正解毒消瘤汤

[组成] 黄芪 30g　党参 20g　白术 12g　元参 12g　夏枯草 15g　当归 15g　陈皮 10g　半夏 10g　胆星 10g　白花蛇舌草 90g　生牡蛎 30g　三棱 15g　莪术 15g　山慈菇 15g

[用法] 水煎服。

[功效] 扶正解毒，化痰消瘤。

[主治] 淋巴肉瘤（霍奇金淋巴瘤及非霍奇金淋巴瘤）。症见无痛性颈部或锁骨上、腋下淋巴结肿大，或咳嗽、胸闷、气促，发热，舌质暗红，苔黄腻，脉滑数，证属热毒痰结、血瘀正虚者。

[方解] 黄芪、党参、白术、当归益气生血；陈皮、半夏、胆星、牡蛎化痰软坚散结；三棱、莪术、白花蛇舌草、山慈菇清热解毒，化瘀散结。

其 他 疾 病

桑麻二至养真丹

[组成] 当归 90g　白芍 60g　川芎 60g　熟地 90g　菟丝子 90g　川羌 60g　天麻 90g　木瓜 60g　女贞子 90g　旱莲草 90g　桑叶 90g　黑芝麻 90g

[用法] 共为细面，炼蜜为丸，每次 10g，每日 3 次，温开水送服。

另用：斑蝥 4 只、百部 40g、补骨脂 50g，放于 75% 酒精 200ml 中，浸泡 1 周后，涂搽局部，每日 2 次。

[功效] 补肾养血，祛风生发。

[主治] 脱发，属肾亏血虚受风者。

[方解] 当归、白芍、川芎、熟地养血和血；女贞子、旱莲草、菟丝子、黑芝麻补肾；桑叶、川羌、木瓜、天麻祛风生发。

萆薢渗湿汤

[组成] 萆薢 30g　赤芍 15g　川牛膝 15g　黄柏 10g　泽泻 15g　滑石

15g　通草 10g　生苡仁 30g　苍术 10g

［用法］水煎服。

另用苦参洗方：苦参 60g、野菊花 30g、蛇床子 30g、金银花 30g、白芷 15g、黄柏 15g、地肤子 30g、石菖蒲 10g、水煎熏洗患处，每日 1 次。

［功效］渗湿清热，泄浊止痒。

［主治］脚气感染，糜烂疼痛，流水瘙痒，证属热毒湿浊下注者。

［方解］草薢渗湿泄浊；苍术、黄柏清热燥湿；泽泻、牛膝、滑石、通草、苡仁淡渗利湿；赤芍清热凉血。

养血润肤汤

［组成］生熟地各 15g　天麦冬各 15g　桃仁 10g　红花 10g　当归 15g　蒸首乌 15g　白蒺藜 15g　白鲜皮 15g　黄芪 15g　升麻 10g

［用法］水煎服。

［功效］养血活血，润肤止痒。

［主治］慢性湿疹瘙痒、老年性瘙痒症。症见皮肤增厚，瘙痒，干燥脱屑，属血燥生风者。

［方解］生熟地、天麦冬、当归、蒸首乌养血润燥；桃仁、红花、白蒺藜、白鲜皮活血祛风止痒；黄芪补气生血；升麻透风止痒。

克癜汤

［组成］蒸首乌 30g　桑椹子 30g　白蒺藜 18g　僵蚕、赤芍、川芎各 12g　三棱、莪术、防风各 15g　露蜂房 10g

［用法］水煎服。

另用三白酊：白矾 6g、白信 6g、白附子 10g、补骨脂 15g，以 95% 酒精浸泡 1 周，搽患处，每日 4~6 次；夜间搽患处醋酸氟轻松软膏 1 次，白天晒太阳 15~20 分钟 1 次。

［功效］养血祛风，活血化瘀。

［主治］白癜风，属血虚血瘀受风者。

［方解］蒸首乌、桑椹子补血养阴；白蒺藜、防风、僵蚕、露蜂房解毒祛风；赤芍、川芎、三棱、莪术活血祛风。

生柏叶散

[组成] 生柏叶 30g　大黄 15g　赤芍 15g　黄柏 15g　雄黄 10g　轻粉 3g

[用法] 共为细面，香油调搽患处，每日 2~3 次。

[功效] 燥湿杀虫，止痛止痒。

[主治] 带状疱疹，疱疹成簇成团，焮热疼痛。

[方解] 生柏叶、大黄、赤芍、黄柏清热燥湿，雄黄、轻粉杀虫止痒。

枇杷清肺解毒汤

[组成] 枇杷叶 10g　沙参 15g　黄芩 10g　桑白皮 10g　山栀 10g　野菊花、金银花、连翘、赤芍、丹皮各 15g　凌霄花 10g

[用法] 水煎服。

另用二黄膏：大黄 30g、硫黄 30g，共为细末，凉开水调为膏状，涂患处，每晚 1 次，次晨洗去。

[功效] 清肺解毒，凉血祛风。

[主治] 痤疮，属肺热蕴毒、血热者。

[方解] 枇杷叶、黄芩、沙参、桑白皮、山栀清肺热；野菊花、金银花、连翘解热毒；丹皮、赤芍、凌霄花凉血祛瘀。

二叶散

[组成] 苏叶、茶叶、苦参、枯矾、白芷、川椒、黄连、黄柏、大黄、青黛、滑石各 10g　干姜 2g　冰片 1g

[用法] 共研极细末，香油调搽患处。

[功效] 清热燥湿，收湿止痒。

[主治] 急性湿疹、传染性湿疹。症见颜面及身体皮肤起粟粒或黄豆大小丘疹，黄水淋漓，或黄水流及之处即起，皮肤焮热剧痒。

[方解] 苏叶、茶叶、白芷、川椒疏风胜湿；苦参、黄连、黄柏、大黄、青黛清热燥湿；枯矾收湿敛疮；滑石清利湿热；干姜、冰片止痒。

若皮肤痒剧，酌加干姜量。

《金匮要略》的学术研究

一、酸甘化阴补肝体，焦苦药物清虚热

《金匮要略·脏腑经络先后病》篇指出："补用酸，助用焦苦，益用甘味之药调之。"此为肝虚证的治法。因肝为藏血之脏，又为将军之官，主疏泄，所以说肝是体阴而用阳，因酸入肝，"损其肝者缓其中"，酸甘可以化阴，故酸甘可以补肝体。如肝虚证的筋脉弛缓，视物模糊，用补肝汤（即四物汤加酸枣仁、木瓜、炙甘草）治疗，就是根据"补用酸，助用焦苦，益用甘味之药调之"的原则所制定的方剂。《临证指南医案·肝风门》曹氏案，用牡蛎、白芍、炒生地、菊花炭、南枣肉，以治肝虚风动，方中生地、菊花均炒用，即取"助用焦苦"之意。且肝阴虚者，必生内热，在酸甘的基础上，佐少量苦寒药，苦甘可以化阴，能增强其养阴清热的作用。再者，焦苦之味近乎辛，一般是以辛药益肝用，如滑氏补肝散（酸枣仁、熟地、白术、当归、山萸肉、山药、川芎、木瓜、独活、五味子）治肝虚胁痛，其症胁下筋急，不得太息，目昏不明，爪甲枯青，

遇劳即甚，或忍饥即发。其方义就是肝体阴而用阳，以甘酸补肝体，以辛味补肝用。

二、攻邪与护理当随其所得

《金匮要略》云："夫诸病在脏欲攻之，当随其所得而攻之。"所得即是病邪相结合的意思。中医治病首重辨证，病邪入里，蕴结不解，必须察其与何邪相兼，治疗时必须同时兼顾，始能提高疗效，这就叫"随其所得"。如仲景用瓜蒂散吐痰以治厥，用承气下燥屎以治谵语，用桃仁承气汤攻蓄血以治狂等，都是攻所合的运用。叶天士治温邪在表，"初用辛凉轻剂，挟风则加入薄荷、牛蒡之属；挟湿加芦根、滑石之流；或透风于热外，或渗湿于热下，不与热相搏，势必孤矣。"这也是辨兼邪、攻所合的典范。

在疾病的护理上也要随其所得，因五脏病各有所喜所恶，这包括服食、居处等，这与《内经》的"顺其志，问所便"，《难经》的"问病人所欲五味"精神是一致的。

三、《金匮要略》论痉似现代的高热痉厥

《金匮要略》所论痉病，都是由于外感风寒病毒，高热伤津，破坏了"精则养神，柔则养筋"的生理功能，以致筋脉失养，所以成为痉病。张景岳说："筋脉拘急故反张，血液枯燥故筋挛。"

《金匮要略》将痉病分为刚痉与柔痉和阳明实热痉，刚、柔二字是对比之词，以发热无汗、口噤项背强直者为刚痉；发热汗出，脉沉迟，口噤项背强直者为柔痉。外感邪毒转化为阳明实热，热盛耗阴，而发生痉病。刚痉用葛根汤，柔痉用瓜蒌桂枝汤，阳明实热痉用大承气汤，急下清热以存阴，也即《素问·至真要大论》所说"热淫于内，治以咸寒"之意。以上三方其中心目的皆在于退热，热退则痉挛自止。所以本篇所论的痉病，实际上就是高热痉厥。

四、湿病分内外，治疗有异法

湿一般分外湿和内湿两类。机体虚弱，感受外在湿邪而得者，为外

湿，以关节痛重为主症，也叫作湿痹。脾胃虚弱，肾阳不足，湿自内生者，为内湿。《金匮要略》主要讨论外湿，外湿致病，多兼他邪，如挟风、挟寒、挟热等。湿与风合，则为风湿；湿与寒合，则为寒湿；湿与热合，则为湿热。

治疗湿病，外湿宜发汗，内湿宜利小便，如不到真正湿郁化热，蕴结成实，湿去燥存而纯属里证时，断不可用下法。

病在头中，寒湿在上，头痛鼻塞而烦者，可用纳药鼻中的办法。古人治鼻塞，多用外治法。如《千金方》治鼻塞，气息不通，共有 8 方，其中 2 方内服，1 方滴灌，其余 5 方都是纳药。《外台秘要》治鼻窒塞不通利，共 7 方，1 方内服，1 方滴灌，其余 5 方均是纳药。后世注家多主张用瓜蒂散，《外台秘要》即有此方。临床常用辛夷消风散（辛夷、细辛、藁本、白芷、防风、川芎、升麻、甘草、木通），有较好疗效。

湿邪痹阻肌表，有表虚、表实之不同。寒湿在表用麻黄加术汤；风湿在表，轻微化热者用麻杏薏甘汤；风湿表气亏虚者，用防己黄芪汤。桂枝附子汤、白术附子汤和甘草附子汤皆是治阳虚不能化湿的风湿相搏证，但阳虚有表阳虚和里阳虚的不同，桂枝附子汤为表阳虚而证重，故桂、附同用，温经通阳以散风湿；白术附子汤为里阳虚而证转轻，故术、附同用，健脾行湿以逐水气；甘草附子汤为表里之阳皆虚，故桂、术、附同用，助阳温经，以除风湿。总之，湿在表宜发汗，但要顾护阳气；寒湿者宜温散；湿有化热倾向者，宜清散；阳虚者宜扶阳，表阳虚宜用桂、附；里阳虚宜用术、附；表里之阳俱虚，宜桂、术、附并用；气虚者宜益气。这是湿痹的治疗用药规律。

五、仲景所论喝病，即后世所谓暑温暑湿

喝，是夏季的热性病，为伤于暑邪而得，就是伤暑证，与《内经》所说的"脉虚身热，得之伤暑"的精神是一致的。所以本篇所讲的喝病，与后世说的由于烈日下远行，猝然昏倒之中暑证有所不同。

暑伤津气之证，仲景未有出方，吴鞠通主张用李东垣清暑益气汤（黄芪、苍术、人参、升麻、泽泻、炒曲、橘皮、白术、麦冬、当归、炙甘草、青皮、黄柏、葛根、五味子）。但王孟英清暑益气汤（西洋参、石斛、

麦冬、黄连、竹叶、荷梗、知母、甘草、粳米、西瓜翠衣）清热涤暑、益气生津，用于伤阴偏重、伤气偏轻者，更为恰当。

伤暑偏于热盛者，仲景用白虎加人参汤。所以叶天士说："暑温发自阳明，古人以白虎汤为主方。"吴鞠通说："手太阴暑温，而汗不止，烦渴而喘，脉洪大有力者，白虎汤主之。脉洪大而芤者，白虎加人参汤主之。"

伤暑偏于湿盛者，身热，痛重，脉微弱。脉微弱，很可能就是濡脉，因浮而柔细为濡，即含有微弱之意。汗出入水中浴是病因；水行皮中是病理。暑湿之证，多由夏季炎热，纳凉太过，以致风寒外束、暑湿内郁所致。一物瓜蒂汤，现在多已不用，根据脉证用三物香薷饮（香薷、厚朴、扁豆）或新加香薷饮（香薷、厚朴、扁豆花、金银花、连翘）较妥。吴鞠通说："暑兼湿热，偏于暑之热者为暑温，多手太阴证而宜清；偏于暑之湿者，为湿温（暑湿），多足太阴证而宜温。"所以白虎加人参汤证是暑温的证治，一物瓜蒂汤证是暑湿的证治。

六、治百合病不忘其虚，滋阴清热为大法

伤寒大病之后，余热未解，百脉失和，再加情志刺激而诱发精神恍惚，捉摸无定，百脉一宗，悉致其病，又因主治药物为百合，故名百合病。百合病是一种阴虚内热的疾患，治疗应遵循虚证的治疗原则，故云："百合病见于阴者，以阳法救之；见于阳者，以阴法救之。"所谓阳法救阴，阴法救阳，即《内经》所说"用阳和阴，用阴和阳"之法，也就是王冰所说"益火之源，以消阴翳；壮水之主，以制阳光"的意思。凡证实体实，可以从正面直折；证虚体虚，必须照顾其反面。百合病属虚证，当补不当泻，所以不可攻其正面，只可补其反面。百合病的正治方剂为百合地黄汤，方中用百合清气分热，养阴安神；生地黄汁清血热，以养阴凉血；阴复热清，百脉自然调和而愈。另外根据疾病的不同症状表现和病机变化，进行加减治疗。

七、阴阳毒外候不同，论治法解毒活血

阴阳毒是感受时疫毒疠之气而得，是一种急性热病发斑症。由于人体

体质不同，而出现不同证候。有阳性表现的，叫作阳毒。脸上发红，兼有颜色鲜明的斑块，是热毒侵及血分所致。热毒结于咽喉，肉腐成脓，故咽喉疼痛，甚至吐脓血。有阴性表现的，叫作阴毒。面色发青，是疫毒侵及血脉，瘀血凝滞不通所致。全身气血瘀滞，故全身疼痛，皮下紫斑，好像被打一样。阳毒用升麻鳖甲汤解毒活血，阴毒用升麻鳖甲汤去雄黄、蜀椒主治。

所谓阴阳，不是指寒热和表里而言，而是一种疾病出现的两种不同外候。二者外证虽然不同，而病原是一样的。仲景只出一方，略为加减而统治之，是有一定意义的。

阳毒是正常的斑证，阴毒是体虚不能透发，或被寒气侵袭斑出不透的证候，所以阴毒实较阳毒为重。巢氏《诸病源候论》说："若发赤斑者，十生一死，若发黑斑者十死一生。"叶天士说："按方书谓斑色红者属胃热，紫者热极，黑者胃烂。"治阳毒多主张用《活人书》的阳毒升麻汤、化斑汤（石膏、知母、甘草、粳米、犀角、玄参）亦较恰当。治阴毒，用阳毒升麻汤加活血祛瘀药。余师愚《疫病篇》说："骨节烦痛，腰如被杖，宜本方（指清瘟败毒饮）增石膏、玄参加黄柏，误用温散，死不终朝矣。"可作临床参考。

八、辨疟重寒热多少，汗吐下据脉施法

根据疟疾寒热的多少，《金匮要略》分为瘅疟、温疟和牝疟三种类型。瘅疟但热不寒，少气烦冤，手足热而欲呕，仲景未出方，后世多主张用白虎加人参汤或竹叶石膏汤。温疟但热不寒，身体烦疼，时呕，或热多微恶寒，用白虎加桂枝汤，亦可加蜀漆。牝疟寒多热少，或但寒无热，用蜀漆散，从此可以看出，治疟疾应以蜀漆或常山等截疟为主，再根据体质的阴阳偏盛情况，临床表现的寒热多寡，采取不同措施，以达到扶正祛邪止疟的目的。如疟疾久而不愈，可使脾脏肿大，左胁下有痞块，可用鳖甲煎丸以活血化瘀、扶正软坚消积。

疟病，病邪不离少阳，少阳主脉是弦，故疟病主脉亦弦。因病邪有深浅，人体质有不同，故病情有偏寒、偏热之区别，脉象表现不一样，脉弦兼数是热偏盛，可用白虎汤加味以清热为主。脉弦而兼迟者，是寒邪偏

盛，可用蜀漆散温阳截疟。脉弦小兼紧者，病在里能伴有宿食现象，"腹满寒疝宿食"篇说："脉紧如转索无常者，有宿食也。"可用下法。脉弦而兼迟的，为寒偏盛，当用温法。脉弦而紧的，是表寒盛，可用发汗法或针灸疗法。弦脉忽转为浮大的，是病邪在上，当用吐法。凡疟病初起脉不数，以后渐渐转成弦而且数的，这是热邪偏盛，热极必伤胃中的津液，可斟酌病情需要的饮食，加以调摄，以帮助药物治疗。

九、认知中风渐深化，真中类中两不同

对于中风病的病因病理，唐宋以前大多从"内虚邪中"之论。金元以后，开始有不同的看法，如刘河间主张"心火暴盛"；李东垣认为"正气自虚"；张景岳有"非风"之论；叶天士认为"内风乃身中阳气之变动"，"因精血衰耗，水不涵木，故肝阳偏亢，内风时起"；张伯龙、张山雷、张锡纯则认为"木火内动，肝风上扬，气血并走于上，冲激于脑"，并认为《内经》所说的"大厥""薄厥"，就是现在的类中风。所以金元以后，对中风病的病因病理认识、辨证和治疗都有很大的发展，认识在逐渐深化。

元代王安道将中风病分为真中风和类中风。真中风是正气虚弱，风邪外中，以外风为主。类中风是以内风为主，实与外界六淫风邪无关，乃机体之病理变化，风自内生，如心火暴盛，或湿痰久郁生热，热极生风；或肝肾素亏，肝阳上亢，阳动化风；或正气自虚，血液运行迟缓，瘀血阻塞经络等。在症状上多发病急骤，猝然昏倒，不省人事，或不经昏倒，而出现口眼歪斜、半身不遂、语言謇涩等。《金匮要略》所论中风，是以真中风为主。《内经·皮部论》说："邪客于皮则腠理开，开则邪入，客于络脉，络脉满则注于经脉，经脉满则入于脏腑也。"《金匮要略》继承这一思想，将中风病分为中络、中经、中腑、中脏，对后世中风病的分类打下了基础。由于正气不足，气血亏虚，贼风邪气，乘虚袭入，由浅入深，由经络而脏腑，因而出现不同的症状。从所附方剂来看，如表里通治的有侯氏黑散，扶正祛邪的有《古今录验》续命汤，清热息风的有风引汤，养血祛风的有防己地黄汤。这些方剂都为真中风而设，总的目的在于扶正祛邪。但正虚何处？在气在血？是需要仔细辨证的。至于用头风摩散以治头风，用近效术附汤以治阳虚头痛，用千金三黄汤以治手足拘急、肢节疼痛等，虽

然与中风病无关，但大多也是因风而致的疾患，故附列于此。

十、治疗虚劳重脾肾，阴阳两虚建中气

虚劳病是因虚致损，积损成劳，有阴（血）虚、阳（气）虚和阴阳两虚的不同，单纯的阴虚或阳虚，病情单纯稍轻，辨证较易，治疗也较容易，但二者相较，一般来说是阳虚易治，阴虚难疗。阴阳两虚，病情复杂而重，辨证较难，治疗也比较困难。所以《金匮要略》是略于治单纯的阴虚或阳虚，而详于治阴阳两虚，这是仲景详于特殊，略于一般的著书原则。从《金匮要略》的治疗内容，有以下几点体会。

一是五脏气血虚损成劳，在治疗上应注重脾、肾二脏。因肾为先天之本，内藏真阴真阳，是其他脏腑功能活动的动力，所以无论是房室太过，或他脏所伤，穷必及肾。脾为后天之本，是气血营卫生化之源，五脏六腑皆赖以养。《素问·平人气象论》说："人以水谷为本，故人绝水谷则死，脉无胃气亦死。"李东垣说："元气之充足，皆由脾胃之气无所伤，而后能滋养元气，若脾胃之气既伤，而元气亦不能充，而诸病是所由生也。"所以虚劳病的后期，无不关系到脾肾，补肾就是固其根本，健脾就是资其化源，虚损始有恢复的可能。治疗虚损的原则，《难经·十四难》说："损其肺者益其气；损其心者调其营卫；损其脾者调其饮食，适其寒温；损其肝者缓其中；损其肾者益其精。"本篇也作了原则性的举例说明。

二是阴阳两虚，由阳虚导致阴虚，阴阳失调者，重点调理脾胃，建立中气，建中央以运四旁，从而达到平衡阴阳的目的。尤在泾说："和阴阳调营卫而必以建中者何也？中者，脾胃也，营卫生成于水谷，而水谷转输于脾胃，故中气立，则营卫流行，而不失其和。又中者四运之轴，而阴阳之机也，故中气立，则阴阳相循，如环无端，而不极于偏。"所以补脾胃、建中气，以治阴阳两虚的错综复杂病证，是本篇的一个特色，值得我们很好地注意。

三是虚劳病而虚实夹杂者，虚是正气虚，实是邪气实，根据虚实的具体情况，虚多邪少者，宜扶正以祛邪，寓祛邪于扶正之中，如薯蓣丸；邪实重而致虚者，宜以祛邪为主，祛邪即所以扶正，邪不去则正不复，大黄䗪虫丸所以能缓中补虚，正是此意。

四是本篇侧重甘温扶阳，重点在于治阳虚，略于甘寒养阴治阴虚，所以对肺痨的治疗，应参考后世各家。

十一、肺痈病理三阶段，卫气营血辨证现

肺痈的病因是风热邪毒侵及于肺所致，其病理演变可分三个阶段。初期邪在皮毛卫分，以发热恶寒汗出，咳嗽，口燥咽干，脉浮数为主症，在治疗上宜以透邪清肺为主。风舍于肺，其人则咳，口干喘满，咽燥不渴，时唾浊沫，时时振寒，发热，为邪在气分，治则清热解毒、清气泻热为主。继则热过于营，热伤血脉，热壅血凝成痈，以咳嗽喘满胸痛，吐脓痰腥臭，口干咽燥而渴，热势增重，或有振寒，或但热不寒，脉象滑数为主症。治宜清热解毒、化瘀祛痰为主。终则痈破脓溃，咳吐大量脓痰如米粥，腥臭异常，有时咳血，脉象数实为主症，治宜排脓解毒为主。叶天士卫气营卫辨证就是受此启发而形成。温病学中的卫气营血辨证实际是创始于《内经》，发展于张仲景，完善于叶天士。

现在诊断肺痈，一是靠临床表现，二是主要靠物理诊断。古人限于条件，也摸索出一些诊断方法。如潘氏《医灯续焰》说："试肺痈法，凡人胸中隐隐痛，咳嗽有臭痰，吐在水中，沉者是痈脓，浮者是痰。"丹波元坚说："用双箸验之，其断为两截者是脓，其黏而不断者是痰。"《医宗金鉴》试肺痈法：令病者嚼生豆粒而不觉生豆气者是肺痈。这些方法，都可作为临床参考。

十二、肺痈初期宜清宣，中期清解末排痰

肺痈初期，因风热邪毒侵袭于肺，咳喘不得卧，并兼风热表证，宜用银翘散加味疏风清热、宣肺透邪。表邪解除以咳喘为主者，可用葶苈大枣泻肺汤，或于本方加宣散清热药，以表里双解。在肺痈中期即成痈期，以咳嗽喘满，咽燥不渴，咳即胸痛，壮热振寒，或但热不寒，咳吐脓痰腥臭，脉滑数为主症，治宜清热解毒、化瘀祛痰，用千金苇茎汤加清热解毒活血药为主方。肺痈末期即溃脓期，以咳吐大量脓痰，状如米粥，腥臭异常，或吐脓血，脉滑数为主症，治宜排脓解毒，以桔梗汤合千金苇茎汤加减为主方。

肺痈化脓、祛痰排脓，极为重要，若脓痰排出不畅，则全身症状势必增重，在用桔梗汤合千金苇茎汤解毒排痰时，临床上总觉其药少力薄，不能胜任，常常再加鱼腥草、金银花、连翘、蒲公英、紫花地丁等清热解毒，疗效较为满意。

十三、上气喘逆分虚实，实则肺胀急祛邪

上气喘逆，喘而面肿，皆有虚实的不同。风寒外束，水饮内停，肺失宣肃，邪气内闭，故上气喘逆、烦躁。因肺合皮毛，为水之上源，主输布津液，通调水道。如肺气壅闭，通调水道，下输膀胱的功能失常，则水液泛滥肌肤，可转化为风水。

实证喘逆，脉象浮大有力，患者烦躁不安，发病急暴，又称肺胀。治宜"急则治其标"，以祛邪为主。饮热犯肺者，用越婢加半夏汤；寒饮犯肺挟热者，用小青龙加石膏汤；寒饮郁肺者用射干麻黄汤；痰浊壅肺者用皂荚丸；饮邪偏表，咳嗽脉浮胸满者，用厚朴麻黄汤；咳喘胸满脉沉者，宜用泽漆汤。

泽漆汤中泽漆味苦性微寒，有行水消痰之功，治面目浮肿，大腹水肿，瘰疬痰核。但一般剂量不宜太大，过量可能产生面色苍白、四肢乏力、头昏呕吐等反应。方中用量为3斤，量似太重，服药应遵《千金方》为是，"煮取五升，一服五合，日三夜一"。

十四、奔豚病首见《灵枢》，与《金匮要略》概念有别

"奔豚"这一病名，首见于《灵枢》和《难经》。《灵枢·邪气脏腑病形》篇说："肾脉微急，沉厥奔豚。"与奔豚气病不甚相符。《难经·五十六难》说："肾之积，名曰奔豚，发于少腹，上至心下，若豚状，或上或下无时，久不已，令人喘逆，骨痿少气。"奔豚气在症状上，与肾之积有相同之处，但无喘逆、骨痿少气。况且《难经·五十五难》说："积者阴气也，其始发有常处，其痛不离其部。"所以肾之积的奔豚，无论气从少腹上冲与否，少腹之积块始终不消。奔豚气病是冲发则块结，冲平则块消。所以二者也不相同。

奔豚气的主症是气从少腹上冲心胸，甚而上至咽喉，并伴有剧烈的腹

痛，时结时散，忽来忽去，如豚之奔突，故名奔豚。其病因，大致可分两类：一是由于情志刺激所发，而病属于肝，多偏于热；二是由于阳虚水饮上冲所致，而病属于肾，多偏于寒。在治疗上，偏于热者为肝气奔豚，以奔豚汤为主方。小品奔豚汤疗虚劳五脏之气乏损，游气归上，上走时若群豚相逐，憧憧时气来便自如坐惊，梦精光竭不泽，阴痿上引少腹急痛，面作热赤色，喜怒无常，耳聋目视无精光。于奔豚汤内去川芎、黄芩加桂心、人参。《集验》奔豚茯苓汤，疗短气之脏不足，寒气厥逆，腹胀满气奔走冲胸膈，发作气欲绝不识人，气力羸瘦，少腹起腾，踊如豚子走上走下，驰往驰来寒热，拘引阴器，手足逆冷，或烦热者，于本方内去黄芩、芍药加茯苓、人参（俱见《外台秘要》）。偏于寒者，为肾气奔豚，以桂枝加桂汤、茯苓桂枝甘草大枣汤为主方。

总之，本证寒热不同，病因各异，或在厥阴，或在少阴，或从惊恐，或从阴寒，当细心分析，灵活施治，始能达到愈病的目的。

十五、胸痹病阳微阴弦，通阳气宽胸化痰

胸痹的病因病理是上焦阳虚，胸阳不振，痰浊饮邪，上乘胸位所致，所以阳微阴弦为主要病理。

胸痹主症是喘息咳唾，胸背痛，短气，寸口脉沉而迟，关上小紧数。此处迟和数不是讲脉象的快慢，而是形容脉象的动态，寸脉以候上（胸），关脉以候中（脾胃），寸部脉沉而迟滞不利，是胸阳不振，即阳微；关部脉稍紧而躁动不静，实质上就是"弦脉"。紧与数相合的形态，就是紧急躁动之象。脉弦说明是痰浊之邪气盛，即为阴弦。胸阳不振，痰浊上乘，所以用瓜蒌薤白白酒汤，以豁痰开胸、通阳行痹。痰浊较重，壅塞较甚，不得卧，心痛彻背者，用瓜蒌薤白半夏汤。王朴庄说："瓜蒌能使心气内洞（指心中空旷无压迫之感）。"故为治本病之主药；薤白辛温通阳，豁痰下气，《灵枢经》说："心病宜食薤。"《本草纲目》说："治胸痹刺痛。"

痰饮内盛，胸阳胃阳并虚者，王旭高用本方合苓桂术甘汤加干姜、白蔻；饮邪上逆，胸阳不振者，叶天士用本方加桂枝、茯苓、生姜。以上二者意义一致。胸痹兼挟气滞者，张聿青用瓜蒌薤白合颠倒木金散加香附、香橼、陈皮、旋覆花等。胸痹而痰浊兼挟瘀血者，《继志堂医案》用瓜蒌

薤白合二陈汤加桃仁、红花、瓦楞子、旋覆花以活血化瘀通络。这些都值得我们取法，对指导临床有重要的意义。再如蒲辅周治心绞痛，用本方加枳实、降香；痰湿盛者，用十味温胆汤加减；有瘀血者，加川芎、桃仁、血竭、琥珀等，也是很好的经验。

唐容川说："用药之法，全凭乎证，添一证则添一药，易一证则易一药，观仲景此节用药，便知义例严密，不得含糊也，故但解胸痛，则用瓜蒌薤白白酒汤。下节添出不得卧，是添出水饮上冲也，则添用半夏一味，以降水饮。此节又添出胸痹满，则加枳实以泄胸中之气；胁下之气，亦逆抢心，则加厚朴以泄胁下之气。仲景凡胸满，均加枳实；凡腹满，均加厚朴。"

十六、绕脐痛风冷便秘，辨腹满寒热虚实

凡身体瘦弱、正气不足之人，绕脐疼痛者，多是受风寒所致。由于体虚脏寒，风冷内入，影响脾胃的运化功能，以致消化力弱，大便不通，应当用温药治疗。绕脐痛有"风冷"与"燥屎"的区别。《伤寒论·阳明篇》说："病人不大便五六日，绕脐痛，烦躁，发作有时者，此有燥屎。"今提出"病人"二字，说明是脏气虚弱，虽大便不行，也多因"风冷"所致，应温运而不应攻下。"有燥屎"的绕脐痛，必然拒按，舌苔燥黄；"风冷"的绕脐痛，必然喜按，舌苔滑白。至于下后气上冲的，与《伤寒论》第15条"太阳病，下之后，其气上冲者，可用桂枝汤"同一意义。下后心下痞者，则为泻心汤证。

腹满的病因很多，如肝气乘脾、脾胃虚寒、实热内阻等，但就其性质，不外寒、热、虚、实。在脏腑关系上，凡属于虚寒的，病多在脾；凡属于实热的，病多在胃（肠）。与《伤寒论》的"实则阳明，虚则太阴"的分类方法是一致的。在辨证上，凡腹满按之不痛的为虚，按之痛的为实；腹满时减，复如故的为虚（寒），腹满不减，减不足言的为实（热）；苔黄厚的为实（热），苔薄白的为虚（寒）。这些都是辨别虚、实、寒、热的要点，临证时还必须结合整体情况，全面考虑，始能得出正确的诊断。在治疗上，凡属于虚寒的，宜温补；凡属实热的宜攻下（寒下），寒而实的宜温下；实而兼表的，宜表里两解。阳明里实，兼太阳表证，腹满发

热，脉浮数的，用厚朴七物汤；阳明里实，兼少阳表证，心下满痛，牵引两胁，或兼寒热往来的，用大柴胡汤；胀重于滞，痛而闭的，用厚朴三物汤；腹满不减，实热内结，用大承气汤；寒实内结，胁下疼痛，大便不通，脉弦紧的，用大黄附子汤。至于胃肠虚寒证，腹中雷鸣切痛，胸胁逆满，呕吐的，用附子粳米汤；腹中寒痛，上彻心胸，上冲皮起，出见有头足，不可触近的，用大建中汤；腹中寒痛，手足厥冷的，用赤丸。

十七、肝着病郁滞气血，叶氏倡在经在络

肝着，是肝之经脉气血郁滞，着而不行，表现胸胁痞闷不舒，甚或胀痛，常喜人按揉或足蹈其胸上。初起病在气分，得热则气机暂为通畅，胸部稍舒，故先未苦时，但欲饮热。及病程较久，病在血分，络脉瘀滞，虽饮热病也无益，故用旋覆花汤，以下气散结、活血通络。

方中以葱白通胸中之气；旋覆花降胸中之气；新绛为茜草所染，用以破血，为肝着之要药。合为下气散结、活血通络之剂。

叶天士在此基础上提出："初病在经，久病入络"；"初病在气，久病在血"。故临床上凡遇"营气痹窒，经脉瘀阻"之证，多用旋覆花汤加归须、桃仁、泽兰、郁金、川楝子、元胡等，每收良效。后世叫作通络法。

王清任曾治一女子，22岁，夜卧，令仆妇坐于胸方睡，已经2年，用通窍活血汤，3剂而愈。此病很像是肝着，唐容川认为："通窍活血汤恰合此方（旋覆花汤）之意，故用之有效。"

十八、大青龙兴云致雨，小青龙倒海翻江

"病溢饮者，当发其汗，大青龙汤主之，小青龙汤亦主之。"溢饮是水饮停于四肢肌腠，其症状是当汗出而不汗出，身体痛重。

饮既在表，故治疗大法，宜因势利导，当发其汗。但应具体分析，溢饮有邪盛于表而兼有郁热者，每见脉浮紧，发热恶寒身疼痛，不汗出而喘，烦躁者，用大青龙汤，以发汗兼清郁热。亦有表寒里饮俱盛者，则见恶寒发热，身体疼痛，胸痞干呕，咳喘者，应用小青龙汤，以发汗兼温化里饮。

大小青龙汤虽同治溢饮，但用大青龙的目的在于发汗，用小青龙的

目的在于行水，方中行说："大青龙兴云致雨，小青龙倒海翻江。"喻嘉言亦说："大青龙升天而行云雨，小青龙鼓波而奔沧海。"这都是说明一主发汗，一主行水。大青龙汤证以发热为主，小青龙汤证以咳喘为主。大青龙汤治无形之热，小青龙汤治有形之寒。柯韵伯说："两青龙俱治有表里证，皆用两解法，大青龙汤是里热，小青龙汤是里寒，故发表之药相同，而治里之药则殊也。"所以前者重用麻黄，配以石膏，在于发汗以清热；后者麻、桂等量，配以干姜、细辛、半夏，在于散寒以温化水饮。

另外无论支饮或痰饮咳嗽，凡兼有外寒者，用小青龙汤均有卓效。对于水饮咳嗽的病因和症状，《外台秘要》有较详细的论述，其卷九引许仁则论咳嗽病说："饮气嗽者，由所饮之物，停滞在胸，水气上冲，冲入于肺，肺得此气，便成嗽，久而不除，渐成水气。"又"饮气嗽，经久不已，渐成水病，其状亦不限四时昼夜，嗽不断，遇诸动嗽物便致困剧，甚者乃致双眼突出，气即欲断，汗出，大小便不利，吐痰饮涎漩沫，无复穷限，气上喘急肩息，每旦眼肿不能平眠。"

十九、消渴病证当鉴别，三消治在肺胃肾

消渴病以三多即多饮、多食、多尿为主要标志，需与厥阴病中的消渴证候及五苓散、猪苓汤等证中的消渴症状进行鉴别。在外感热病中，患者可以出现口干多饮的症状，但不是消渴病。

消渴病从其症状和病理变化上可分为上、中、下三消。上消主肺，《素问·气厥论》说："心移热于肺，传为膈消。"即是上消。中消主胃，《素问·脉要精微论》说："瘅成为消中。"《灵枢·师传》篇说："胃中热则消谷，令人悬心善饥。"即是中消。下消主肾，《灵枢·刺热》篇说："肾热病者，苦渴数饮身热。"《灵枢·邪气脏腑病形》篇说："肾脉微小为消瘅。"即是下消。

上消以口渴多饮为主，重在治肺，但与胃火上炎亦有密切关系。所以程钟龄说："大抵治上消者，宜润其肺，兼清其胃。夫上消清胃者，使胃火不得伤肺也。"治上消主方用白虎加人参汤，以清热生津止渴。

中消以多食善饥、小便数为主，重在治胃。《金匮要略》虽未提出治法，一般多主张用调胃承气汤加减治疗。程钟龄说："治中消者，宜清其

胃，兼滋其肾。""中消滋肾者，使相火不得攻胃也。"

下消以多饮、多尿，或小便如脂膏有甜味为主，重在治肾。肾为水火之脏，内藏真阴真阳，今肾虚而阳气衰微，既不能蒸津液以上腾，又不能行气化以摄水，故上为消渴不止，下为小便反多，以致形成饮一斗，小便亦一斗的情况。故用肾气丸，以补益其阴，温养其阳。赵养葵用六味地黄丸料 1 斤，加肉桂、五味各 1 两，多煎，恣意冷饮，对缓解症状有效。程钟龄说："治下消者，宜滋其肾，兼补其肺。下消清肺者，滋上源以生水也。"《医学实在易》对三消的治疗作了简明扼要的说明："上消白虎中承气，下消肾气丸可贵；赵氏治肾统三消，地黄丸料桂五味。"

二十、三大原则祛水气，血分水分治不同

水气病的治疗不外乎三大治疗原则，发汗、利小便、逐水攻下。"诸有水者，腰以下肿，当利小便；腰以上肿，当发汗乃愈"。无论风水、皮水、正水、石水，归纳起来，不外表里两大类，亦即阳水和阴水两大类。在表属阳水者，宜用发汗法，使水从汗解；在里属阴水者，宜用利尿法，使水从小便而去，这是治水气病的一般大法。至于选方用药，应结合病情，灵活运用。但临床上，也有特殊的情况，例如腰以下的水肿，用利小便的方法有时无效，如再加入一些发汗药或通宣肺气之药后，小便始通，水肿就可迅速消退；腰以上的水肿，本应当用发汗的方法治疗，但有时无效，如再兼用利小便之药，往往见效迅速。曹颖甫说："然亦有当利小便之证，必先行发汗而小便始通者，盖大气不运，则里气不疏，肺气不开，则肾气不降，故常有屡进利水之药小便终不利者，职是故也。并有当发汗之证，必兼利小便而始愈者，盖发汗则表疏，在里之水气不能尽去，势必由下焦决渎运输而始畅，非因势利导，则余邪不清也。"正是说明要知常达变，才能处理恰当，提高疗效。

"夫水病人，目下有卧蚕，面目鲜泽，脉伏，其人消渴。病水腹大，小便不利，其脉沉绝者，有水，可下之。"脉沉绝，是形容脉沉之甚，实际上是脉伏有力，是水蓄较重，正盛邪实，才能用逐水攻下。何报之说："内水腹大，小便不利，脉沉甚，可下之，十枣汤、浚川散（甘遂、牵牛、大黄、芒硝、木香、郁李仁）、神佑丸（即十枣汤料加黑牵牛、大黄、轻

粉）、禹功散（牵牛、茴香）、舟车丸（即神佑丸加青皮、橘红、木香、槟榔等）之类。盖水可从小便利，亦可从大便泄也。"可作参考。但大戟、芫花、甘遂对肾功能有损害，所以凡肾性水肿者，当禁用。以上三法亦即《素问·汤液醪醴论》所讲的"开鬼门、洁净府……去宛陈莝"之法，是祛除水气的三大治疗原则。

二十一、饮气结聚为气分，血分水分治何如

水气病分类除分风水、皮水、正水、石水、黄汗五水外，又按五脏分为心水、肝水、脾水、肺水、肾水五脏水。按气血水三者的关系又分血分、水分、气分。

妇女如先经水断绝，后至四肢浮肿，小便不通，名为血分。"血不利则为水。"水肿而皮如熟李，遍身青肿者，亦为血分。治宜调经为主，用小调中汤（当归、白芍、茯苓、白术、陈皮）煎汤冲服小调经散（当归、赤芍、琥珀、麝香、细辛、肉桂、没药）。如果先病水肿，然后月经断绝，这是水阻其血。治疗以利水为主，可用茯苓导水汤（茯苓、白术、泽泻、猪苓、桑白皮、大腹皮、陈皮、木瓜、木香、苏梗、槟榔、砂仁）。二者比较，血分治疗相对较难，必须先调其经血，经水通利，水肿才能消除。

气分是指水饮与气结聚。《诸病源候论》说："夫气分者，由水饮搏于气，结聚所成。"其主症是心下坚，大如盘，如其兼症为手足逆冷，腹满肠鸣相逐，或身冷或骨痛，或恶寒，或痹不仁，因逆冷、骨痛、恶寒，是少阴证，为麻黄附子细辛汤所主。《伤寒论》说："少阴病，始得之，反发热，脉沉者，麻黄附子细辛汤主之。"又说："太阳病下之后，脉促胸满者，桂枝去芍药汤主之。"这是指太阳病误下之后，邪陷于胸，卫阳不畅达，且心阳已伤，故用桂枝汤去芍药之阴柔。以上气分证与《伤寒论》这两条原文病机切合，故用桂枝汤去芍药与麻黄附子细辛汤的合方。

如果心下坚，大如盘，边如旋盘，是由脾虚气滞引起，伴食欲不振，可用枳术汤行气散结、健脾除湿。张洁古在枳术汤基础上化裁成枳术丸用以治痞证。《洁古家珍方》："枳术丸治痞，消食强胃，枳实麸炒黄色，去穰，一两，白术二两，黄壁土炒过去土，上同为极细末，荷叶裹饭烧熟，

捣和丸如梧子大,每服五十丸,白汤下无时。"

二十二、黄疸病分类为三,辨证治疗重谷疸

《金匮要略》根据黄疸的不同病因和证候,分为谷疸、酒疸、女劳疸三种类型。谷疸、酒疸属脾(胃),女劳疸属肾。《灵枢·经脉》篇说:"脾足太阴之脉,是主脾所生病者,水闭,黄疸。"《素问·平人气象论》说:"已食如饥者,胃疸。"《灵枢·经脉》篇说:"肾足少阴之脉,是主肾所生病者,口热,舌干,烦心,心痛,黄疸。"

黄疸的主症是目黄、尿黄、身黄。《素问·平人气象论》说:"目黄者曰黄疸。"又说:"溺黄赤,安卧者,黄疸。"黄疸的病因,除女劳疸外,多由脾虚胃热、互相郁结而形成。这与《伤寒论》的"伤寒脉浮而缓,手足自温者,此为系在太阴,太阴者当发身黄"的说法是完全一致的。湿为阴土,湿从寒化,则为寒湿,寒湿偏盛,黄色晦暗,或微带青色,是为阴黄;胃为阳土,湿从燥化,是为湿热,湿热偏盛,黄色鲜明如橘子色,是为阳黄。

谷疸的病因,与饮食有关,故名"谷疸"。《诸病源候论·谷疸候》载:"谷疸由失饥大食,胃气冲蒸所致。"女劳疸的病因,是房劳伤肾,欲火结聚所致,故名"女劳疸"。《诸病源候论·女劳疸候》说:"女劳疸由大劳大热而交接,交接竟入水所致也。"酒疸是饮酒过度、湿热郁蒸所致,故名"酒疸"。《诸病源候论·酒疸候》说:"夫虚劳之人,若饮酒多,进谷少者,则胃生内热,因大醉当风入水"形成酒疸。谷疸、酒疸、女劳疸久不愈,可转变为黑疸。

酒疸的主治方剂是栀子大黄汤。女劳疸是以肾虚为主,其正治法当以补肾为主,但往往挟湿热,兼瘀血,可用硝石矾石散消瘀逐湿。谷疸发病率最高,其辨证,湿热俱盛者用茵陈蒿汤,热盛里实者用大黄硝石汤,湿重于热者用茵陈五苓散。但方中桂枝能温血,于肝胆不利,所以在临床上,以用茵陈四苓散为妥。

二十三、衄血预后看季节,气血交病治疗难

衄血的患者(主要指鼻衄),除看其症状脉象之外,还要看与季节气

候的关系。《金匮要略》云："从春至夏衄者，太阳；从秋至冬衄者，阳明。"指出衄血有表热里热之不同，并与季节气候有密切关系。凡表邪不从汗解，必郁而为衄；里热不从下泄，亦必逆而为衄。春季阳气方升，表热居多，所以春夏衄血，多属太阳表邪所致，秋冬阳气方降，里热居多，所以秋冬衄血，多属阳明里热所致。此处所谓"太阳""阳明"，不应作经络看，应作表里看。《伤寒论》说："太阳病脉浮紧，不发汗，其人发烦目瞑，剧者必衄。"又说："阳明病口燥，但欲漱水不欲咽者，此必衄。"即是表里的说明。

以上是一般原则，然而春夏衄血亦有里热者，秋冬衄血亦有表热者，全在临床审证，不可拘泥。

吐血咳血的患者，如为阴虚火旺所致，再加咳逆上气，脉数身热，不得卧，这是阴血亏虚、阳气独亢、气血交病之象。火愈旺则阴愈虚，阴愈虚则火愈旺，阴虚火旺则血上逆，咳嗽气逆则血亦愈上逆，正如尤在泾所说："有不尽不已之势。而吐血不止，终至血脱气亡，故主死。"唐容川说："血随气为运行，气以血为依归，但病血而不病气，则气足以资血源为可治；但病气而不病血，则血足以招气归，亦为可治；惟气血交病，则不可治矣。"陈修园主张用二加龙牡汤（即桂枝加龙骨牡蛎汤去桂加附子白薇）加阿胶治疗，可作参考。

二十四、吐血衄血与下血，虚寒实热两证治

"心气不定，吐血衄血，泻心汤主之。""吐血不止者，柏叶汤主之。"柏叶汤与泻心汤，一寒一温，是治血证两大法门。吐血服寒凉之药久而不止，乃中气虚寒、气不摄血所致，多兼面色萎黄，舌淡苔薄白，脉虚弱，故用柏叶汤温中止血。心火旺盛，壮火食气，导致心气不定；心阴不足，邪火有余，逼血妄行，故吐血、衄血。用泻心汤苦寒清热，降火止血。唐容川说："方名泻心，实则泻胃，胃气下泄，则心火有所消导，而胃中之热气，亦不上壅，斯气顺而血不逆矣。"临床症状常兼面红，舌赤苔黄，心烦便秘，脉数有力。

"下血，先便后血，此远血也，黄土汤主之。"指虚寒性便血，出血部位多在小肠或胃，多见面色萎黄，便血久久不愈，体瘦脉弱，血色紫黯，

掌中烦热等。黄土汤不仅能治下血，另外吐血、崩漏不止等，凡属脾阳亏虚、统摄无权者，均可用之。陈修园以灶心黄土易赤石脂一斤，附子易炮干姜二两炮紫，或加侧柏叶四两，络热加鲜竹茹半斤，可作参考。

"下血，先血后便，此近血也，赤小豆当归散主之。"指出湿热下血证治，出血部位多在大肠或直肠、肛门。其病机为湿热下注，即今之脏毒、痔漏等疾患。用赤小豆当归散清利湿热以止血。唐容川说："赤豆发芽排脓，能通血分之毒。"

以上二方，在临床上不能局限于远血、近血，必须从全面症状出发，加以考虑。如大便下血，腹痛肠鸣，四肢逆冷，面色萎黄，脉象沉弱而迟的，不论近血、远血，或者吐血、衄血、崩漏下血等，皆可用黄土汤。如大便下血不多，或如赤豆汁，或兼脓液、腹中痛、脉数者，则宜用赤小豆当归散，或加清热解毒凉血之品。

二十五、寒饮湿热阻胸中，呕恶不止治不同

"病人胸中似喘不喘，似呕不呕，似哕不哕，彻心中愦愦然无奈者，生姜半夏汤主之。"指出寒饮搏结胸中的证治。胸阳被阻，气机郁滞不利，故发生似喘不喘，似呕不呕，似哕非哕，患者自觉胸中烦闷已极，有无可奈何之感，故用生姜半夏汤辛散寒饮，而舒展胸中阳气。此方热药冷服，以免格拒之患。且邪在高分，难以骤驱，故分4次服，频进少服，以徐徐散之。

薛生白《湿热病篇》说："湿热证呕恶不止，昼夜不瘥欲死者，肺胃不和，胃热移肺，肺不受邪也，宜用川连三四分、苏叶二三分，两味煎汤，呷下即止。"与生姜半夏汤证有异曲同工之妙。一为寒饮搏结胸中，一为湿热蕴结上焦；一则彻心中愦愦无奈，一则昼夜不瘥欲死，病情极为相似。此病邪为寒饮，故用半夏降逆除饮，生姜汁祛寒散结；彼病邪为湿热，故用川连清湿热，苏叶和肺胃。二者均是病邪在上，故均用轻剂频服。王孟英说："盖气贵流通，而邪气搏之，则周行窒滞，失其清虚灵动之机，反觉实矣。必剂以轻清，则正气宣布，邪气潜消，而窒滞者自通，设投重药，不但已过病所，病不能去，而无病之地，反先遭其克伐。"这也是治上焦如羽，非轻不举，轻可去实之意。

二十六、辨脓法历代发挥，治肠痈急慢有别

辨脓之法，经过历代医家的发挥，除热与不热之外，还应注意软、硬、陷、起、痛与不痛，以及皮色变与不变等，才能准确，今略举如下数则，以备参考。

《证治准绳》说："按之牢硬，未有脓也；按之半软，已有脓也；大软，方是脓成也。大按之痛者，脓深也；按之不甚痛者，未成脓也。按之即复者，为有脓也；不复得，无脓也。小按便痛，薄皮剥起者，脓浅也；按之四痛，皮色不变，不高阜者，脓深也。"

《外科正宗》说："轻按热甚便痛者，有脓且浅且稠；重按微热方痛者，有脓且深且稀。按之陷而不起者，脓未成；按之软而复起者，脓已成。"

《外科精要》说："以手指从疮旁按至四畔上，赤黑者按之色不变，脓已结成。"

《医宗金鉴·外科心法》说："以手按之坚硬者，无脓之象；不热者，无脓；热者，有脓；按之大软者，内脓已熟；半软半硬者，脓未全成；按之指起即复者，有脓；不复者，无脓；深按之而速起者，内是稀黄水；深按之而缓起者，内是坏污脓；按之实而痛甚者，内必是血；按之虚而不痛者，内必是气。轻按即痛者，其脓浅；重按方痛者，其脓深；薄皮剥起者，其脓必浅；皮色不变，不高阜者，其脓必稠。"

关于疮痈，在《内经》中即有较详细的记载，《灵枢·痈疽》篇说："营卫稽留于经脉之中，则血泣而不行，不行则卫气从之而不通，壅遏而不得行，故热，大热不止，热胜则肉腐，肉腐则为脓，然不能陷骨髓，不为焦枯，五脏不为伤，故名曰痈。"这是说明疮痈的病理。其病因多为热毒侵于血分所致。《素问·六元正纪大论》说："火郁之发，民病疮疡痈肿。"而痈有外痈、内痈之分，外部疮疡，为之外痈；脏腑疮疡，如肺痈、胃痈、肠痈等，为之内痈。

辨治肠痈，分急性和慢性。急性肠痈，少腹肿痞，在右下腹角压痛剧烈，右腿不敢伸直，并伴有发热恶寒，其脉迟紧的为脓未成，洪数的为脓已成，无论脓已成或未成，而属热证实证者，均可用大黄牡丹汤治疗。方中以大黄、芒硝泻热攻下，开肠中之结滞；桃仁、丹皮凉血破瘀；配大黄

清血分之热以解毒；瓜子即甜瓜子（用冬瓜子亦效），《名医别录》说能治肠内结聚，破溃脓血，为内痈之要药。此为实热肠痈之主方。慢性肠痈，由于营血滞涩，不能外荣肌肤，故身体皮肤干燥粗糙而甲错，肠内痈脓已成，故腹皮紧急，隆起如肿，但按之柔软，此时仍脉数，但身热已退。用薏苡附子败酱散排脓清热。

二十七、金匮转筋除湿热，安蛔缓痛权宜计

转筋是一种四肢拘挛作痛的病证，所以脉象弦急强直，与痉病的"脉直上下行"相同。转筋的部位，一般多见于下肢，即腓肠肌痉挛，严重时其痉挛会从两腿牵引小腹部作痛，则称为转筋入腹。此为湿浊化热伤阴所致，故用鸡矢白散性寒下利，通利二便，清利湿热。

转筋由霍乱吐泻所致者，较为多见，杂病中亦间有之。张路玉说："呕吐泄泻者，湿土之变也；转筋者，风木之变也；湿土为风木所克，则为霍乱转筋，有一毫口渴，即是伏热，种种燥热之药，误服必死。"王孟英说："凡霍乱转筋，脉必兼弦，正以木旺而侮其所胜也。湿盛者，平胃散加木瓜可矣；火盛者，木瓜汤（木瓜一两。水煎服，余汤浸青布裹其腓。本方加桑叶七片尤良）送左金丸为宜。"王孟英又因鸡矢白散之意，而立蚕矢汤一方（晚蚕沙三钱，木瓜三钱，生薏苡仁四两，大豆黄卷四钱，川连二钱，醋炒半夏一钱，酒炒黄芩一钱，通草一钱，吴茱萸六分，炒山栀一钱。以阴阳水煎，稍凉，徐徐服之），屡收其效。转筋也有因阳虚寒盛而致的，《诸病源候论·霍乱转筋候》说："夫霍乱大吐下之后，阴阳俱虚，其血气虚极，则手足逆冷，而荣卫不理，冷搏于筋，则筋为之转。"若因阳微液少，不能濡养筋脉，以致挛急而痛的，当用四逆汤或通脉四逆汤加吴茱萸、木瓜以温经回阳养筋，转筋可随之而解。

无论蛔厥还是蛔虫病腹痛不止，用诸毒药驱虫而效果不好，安蛔缓中止痛是当务之急。蛔厥原是上热下寒、寒热错杂之证，且蛔虫有得酸则止，得苦则安，得辛则伏的特性，故用乌梅丸主治。蛔虫喜甘，蛔虫窜扰，令人吐涎心痛，腹痛不止者，可用甘草粉蜜汤安蛔缓中止痛。蜂蜜、甘草、米粉煎如薄粥，不仅患者喜服，蛔虫闻食也能安静而痛止。以上方药，皆为权宜之计，待疼痛缓解后再用驱虫药，以绝病根。

二十八、早孕判断要准确，恶阻治疗要斟酌

一般妊娠，尺脉多见滑象。《素问·阴阳别论》说："阴搏阳别，谓之有子。"但早期怀孕，尺脉也不一定都滑，《素问·腹中论》说："何以知怀子之且生也，身有病而无邪脉也。"滑伯仁说："三部脉浮沉正等，无他病而不月者，妊子也。"《金匮要略》云："妇人得平脉，阴脉小弱。"是因胎元初结，经血归胞养胎，脉搏还达不到滑的程度，凡适龄妇女，月经素来正常，突然停经 1 个月以后，而出现呕吐、不能食等症状，就是脉象如常，也应考虑是否为早孕。这是对妊娠诊断最困难也最重要的时期，以免误诊或误治。现在结合妊娠实验，在诊断上可有很大的方便。

一般妊娠反应，可不用治疗，过期而自安。如妊娠反应严重，名为恶阻，故须调治，以免影响胎儿生长。妊娠初期，恶心呕吐，不能食，这是脾胃虚弱、胃气上逆所致，可用桂枝汤治疗。桂枝汤是调和阴阳，彻上彻下，能内能外之方。

如果妊娠呕吐不止，病情较重，用一般常规治法又不效，这是胃虚兼有寒饮所致，孕妇多呕吐涎沫稀水，口不渴，有时喜热饮，并见倦怠嗜卧，头眩心悸，不能起床，起则呕吐益甚，脉弦，舌淡苔滑，应用干姜人参半夏丸，以温中益气、降逆止呕。半夏、干姜在《女科要旨》中俱为妊娠禁药，但胃虚寒饮的恶阻，非此不除。陈修园说："半夏得人参，不惟不碍胎，且能固胎。"娄全善说："余治妊娠病，屡用半夏，未尝动胎，亦有故无殒之义，临床之功，何必拘泥。"但对孕妇体质薄弱，又有习惯性流产，胎气不固的，须慎重考虑为是。痰饮恶阻，用加味六君汤（即六君子汤加枇杷叶、藿香、旋覆花、砂仁、枳壳），亦有卓效。

二十九、妊娠水气重利尿，祛除病邪胎自安

妊娠水气，多由胎气影响，气化受阻，水湿停聚所致。水盛于外，阳气不行，故身重或身肿；膀胱气化不行，故小便不利；阳气被阻，不能温煦肌表，故洒淅恶寒。水气内停，清阳不升，故起即头眩。其关键在于小便不利，阳气不通。叶天士说："通阳不在温，而在利小便。"故用葵子茯苓散利尿。

妊娠水气，后世以头面遍身浮肿、小便短少的，名为子肿；但自膝至足肿的，名为子气；遍身俱肿，腹胀而喘，发生在怀孕六七个月时，名为子满；单纯两脚浮肿而皮肤粗厚的，名为皱脚；如皮肤光薄的，名为脆脚。子肿、子气、子满、皱脚、脆脚等证，均是水气湿邪侵及脾肺所致。凡是因水为病的，多见喘促；因气为病的，多见胀满。喘促多属肺，胀满多属脾。《医宗金鉴》主张用茯苓导水汤统治以上诸证。

《金匮要略》云："妇人妊娠，宜常服当归散主之。""妇人养胎，白术散主之。"原文"常服"二字应活看，盖妊娠体瘦、血虚湿热、胎动不安的，可以常服，以调和肝脾、清化湿热，以达安胎保产之目的。若妊娠无病，胎儿正常，则不必服药，否则，非徒无益，反而有害，方后"妊娠常服即易产，胎无苦疾，产后百病悉主之"等说，亦未确。

白术散是治疗脾虚寒湿、胎动不安者。由于妊娠脾虚，寒湿中阻，影响胎气，每见心腹时痛、呕吐清涎、不欲饮食、胎动不安等症，用白术散健脾温中安胎。

当归散和白术散，均为安胎之方，但主要目的，皆在于去病，病去则胎自安。前者为血虚而湿热不化；后者为脾虚而寒湿逗留。前者多体瘦有火，侧重在肝；后者多肥白有寒，侧重在脾。所以在临床上应根据孕妇的体质情况和症状表现来决定治则，选择方药。

三十、何谓产妇郁冒病，腹痛发热辨治清

产后失血，多汗，以致气血两亏，复感寒邪，郁闭于内，邪盛正虚，血虚不能上荣，邪气逆而上冲，遂头眩目瞀，而为郁冒。在证候表现上，是脉微弱无力，呕吐不能食，大便坚，但头汗出。郁冒与一般产后血晕不同，一般产后血晕，有两种情况：一是产后失血过多，面唇色白，血脱不能上荣；二是产后恶露过少，面唇色赤，内有停瘀，瘀血上冲。与郁冒有原则的不同。

郁冒证因阳气上厥，胃气上逆，津液下亏，当用小柴胡汤扶正祛邪、和解阴阳，使上焦得通，津液得下，胃气因和，身濈然汗出，诸症自解。小柴胡汤所治的郁冒除但头汗出、大便坚、呕不能食外，当有舌苔薄白、周身无汗、寒热往来等症状。

产后腹痛有血虚而寒、气血郁滞、瘀血腹痛等。当归生姜羊肉汤、枳实芍药散和下瘀血汤，均治产后腹痛，但有虚、实、寒、热和在气、在血的不同。当归生姜羊肉汤，主治血虚而寒，其症腹中拘急，缓痛和绞痛，喜热喜按；枳实芍药散，主治气滞血瘀，其症痛而且胀，烦满不得卧，痛连大腹；下瘀血汤，主治干血凝着脐下，其症少腹刺痛，拒按，或有硬块，临床应用，必须审辨。《医宗金鉴》说："产后腹痛，若因失血过多而痛者，为血虚痛；若因恶露去少及瘀血壅滞而痛者，为有余痛；若因伤食而痛者，必恶食胀闷；若因风寒乘虚入于胞中作痛者，必兼冷痛形状。"又说："产后少腹痛，其痛若微，乃产时血块未净，名儿枕痛。"值得临床参考。

产后发热常见因瘀血内阻兼阳明里实者，亦有产后中风持久不愈或兼阳虚者。产后七八日，不大便，烦躁发热，日晡加剧，用大承气汤以通便泻热；产后中风，数十日不解，头痛，恶寒，时热，仍用桂枝汤（阳旦汤）以解肌退热；产后中风，邪实正虚，头痛发热，面赤气喘，用竹叶汤以扶正祛邪退热。以上充分说明产后疾患的治法，仍以辨证为主，以临床表现为依据，有此病则用此药，不能拘泥于产后为虚而有所顾忌，因循而贻误病机。但又不可忘其为产后，而猛药乱投，如产后痢疾虚极，用白头翁汤加阿胶、甘草，即是此意。

三十一、梅核气不独妇人，脏躁证养心宁神

由于情志刺激，肝气郁结，气滞痰凝，以致痰气交阻，上逆于咽喉之间，在证候表现上，自觉咽中梗阻，有异物感，咯之不出，吞之不下，饮食无碍，后人称为"梅核气"。用半夏厚朴汤以理气化痰，气舒痰去，则诸证自解。梅核气证，不独妇人患此，男子亦常见，属于痰凝气滞者，用本方加香附、陈皮，或再伍以咸味化痰药，可提高疗效。朱丹溪说："痰结核在咽喉中，燥不能出入，用化痰药加咸药软坚之味，瓜蒌仁、杏仁、海浮石、桔梗、连翘，少佐芒硝，以姜汁蜜和丸，噙服之。"属于阴虚有痰者，又当以养阴化痰为主。

由于情志抑郁或思虑过度，心肝受伤，脏阴不足，心神失养，发为脏躁。其症悲伤欲哭，周身疲惫，数欠伸。此外还多伴有心烦失眠、坐卧不

安等症。《内经》说："肝苦急，急食甘以缓之。"故用甘麦大枣汤以养心缓中宁神。运用本方多加当归、白芍、茯神、酸枣仁、柏子仁、生百合、龙齿、牡蛎之类，以养血宁心安神；兼挟肝气不舒、胸胁胀满者，多加归、芍、柴胡、香附、郁金之类，以疏肝理气，均能提高疗效。

三十二、冲任虚损发崩漏，温养经脉和营血

妇人经停之后，淋漓不断者为漏，经血忽然大下不止者为崩。崩漏的原因很多，以紫黑有块、腹胁胀痛为热瘀；去血过多而无胀痛者，为冲任损伤。此外，亦有脾虚不能摄血者；中气下陷不能固血者；暴怒伤肝，肝不能藏血而妄行者。

妇人年 50 岁左右，冲任皆虚，天癸已竭，月经应当闭止，反下血数十日不止，便属冲任虚损之崩漏证。妇人又伴少腹里急，腹满，是有瘀血。此时患者虚实夹杂，大攻大下不甚适宜，所以应用温经的方法，使瘀血得温则行，因此用温经汤，以温经养血，和营祛瘀，扶正祛邪。

妇人杂病，以虚、积寒、结气为主要病因，凡胞中虚寒，一切经病，或因经水过多，胞虚受寒者；或因受寒，经期不行，少腹冷痛者；或中虚寒，久而不孕者，用此方均有卓效。若胞中不虚，惟受风寒为病者，宜本方去阿胶、人参、白芍、川芎，加防风、藁本、细辛、干姜、茯苓、木香名吴茱萸汤治疗。

如果妇人冲任虚损，经气下陷，崩漏下血，颜色发黑，日久不止，用胶姜汤治疗。胶姜汤方未见，林亿等人认为可能是"妊娠病篇"之胶艾汤。然方中必有阿胶、干姜二物，则其温润养血，可推而知。漏下黑不解，乃血虚而寒所致，陈修园治一人漏下黑水，宗此方用生姜治愈，可作参考。